30년차 치과의사 최유성의 생각

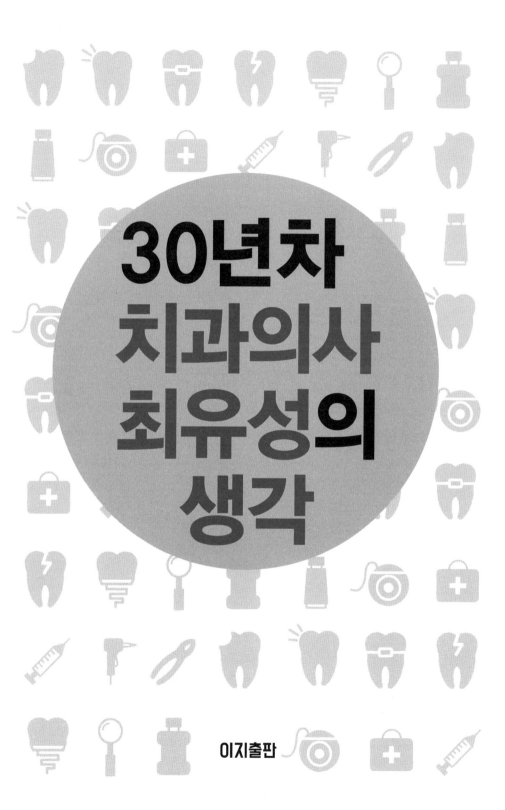

30년차
치과의사
최유성의
생각

이지출판

■ **홍순호** 2015년 치과의료정책연구소 소장

모든 것에는 수명이 있습니다. 그러나 최유성 회장의 치과계에 대한 고민과 열정은 끝이 없는 것 같습니다.

2015년 9월 시작된 정책전문가과정(치과의료정책연구소 주관) 제1기 60여 명의 참석자 중에서 연자들과의 뒤풀이 토론과 대화에서 누구보다도 열심이었던 당시, 정책연구소장으로서 부천시치과의사회 부회장이었던 저자와의 첫 만남을 기억하고 있습니다. 아시다시피 그 후 저자가 현재의 위치에 있기까지 애써 온 수많은 노력과 어려움들을 이 책을 보면서 다시 한 번 생각하게 되었습니다.

"기억은 기록을 이길 수 없다"고 합니다. 저자의 '과거의 수많은 오늘'들을 기록한 이 책은 '치과계의 미래'를 생각할 수 있는 내용이라고 생각합니다, 역사가 중요한 것은 '과거가 미래'이기 때문입니다.

희망합니다, 이 책을 읽으시는 분들이 정책전문가이든 일반회원이든 치과계의 미래에 관심과 노력을 부탁드립니다, 그래서 저자의 작은 날갯짓이 미래의 큰 태풍으로 돌아오길 바랍니다.

■ **박기헌** 치과의료정책전문가과정 1기 대표

2013년 10월, 국회에서 '미국 기업형 치과의 폐해'에 대한 정책토론회가 있었다. 생명은 상품이 되고 윤리는 바닥에 뒹굴었다. 무엇이 우리를 이렇게 만들었는가? 나는 토론회장 뒤에 앉아 막막했다. 치협 회장은 '1인1개소 법안'이 국회 본회의를 통과하는 순간 손수건에 얼굴을 파묻었고, 의사협회장은 의료영리화 반대를 호소하다 목이 메어 한참을 멎었다.

그런 시절, 2015년 홍순호 소장님이 주최한 정책전문가과정에서 최유성 선생을 만났다. 그는 누구보다 치과계 현안을 고뇌했고 힘든 글쓰기도 게을리하지 않았다. 조지 오웰은 어떤 글이든 정치적이라 했다. 글쓰기는 결국 어떤 사회를 지향해야 하는지에 대한 남들의 생각을 바꾸려는 욕구다. 짧지 않은 세월, 현장에서 고뇌하고 행동하며 써 내려온 그의 '글들 묶음'에 찬사를 보낸다.

최근 정부는 12개 거대 보험회사들에 '케어 코디네이트'라는 이름으로 만성질환 건강관리 서비스를 인증했다. 의료단체는 명백한 불법 의료행위이며 개인정보를 상업화한 노골적 의료민영화라 주장했다. '디지털 의료'라는 이름으로 데이터에 기반한 '의료서비스'와 '의사'의 경계가 모호해지고 있다. 이전의 눈에 보이는 의료영리화와 달리 데이터에 의한 무형의 의료영리화다.

비물질 플랫폼 알고리즘이 시공간을 초월해 물질인 인간의 노동을 감독하고 있다. 배달노동자들은 오토바이 앞에 달린 핸드폰 알고리즘의 명령에 따라 움직이는 헬멧 쓴 아바타들이다. 알고리즘 명령을 어기면 불이익을 당하고 직장을 잃는다. 공공성을 띤 의료에 인공지능을 기반으로 하는 사보험 의료서비스는 의료비를 증가시키고 의사들 역시 알고리즘에 의해 아바타가 될 것이다. '의사의 아바타 되기'는 피해야 한다. 포인트는 '데이터와 플랫폼을 누가 가질 것인가?'이다. 공공성을 가진 의료 데이터는 공공의 영역에 속해야 한다.

비물질, 알고리즘이 인간을 지배하는 '긱 노동'의 시대에 책 출간과 함께 최유성 선생의 다음 활약을 기대해 본다.

■ **박현수** 제32대 대한치과의사협회 전국지부장협의회 회장

누구나 인생을 살면서 최소한 한두 가지 직업을 택하게 되고 그 일을 하면서 살아가게 됩니다. 그러나 직업에 대한 만족도가 100%인 사람은 드물 것입니다. 저 역시 마찬가지입니다. 때론 힘들 때도 있고 즐거울 때도 있으며 좌절할 때도 있을 수밖에 없다고 생각합니다. 그래서 가끔 시대의 흐름을 인식하고 선후배 동료들에게 과연 어떤 도움을 주고받았나 생각할 때가 있습니다.

《30년차 치과의사 최유성의 생각》이란 책을 펴내는 최유성 선생은 제가 대한치과의사협회 전국지부장협의회 회장직을 수행하며 알게 되었습니다. 제가 본 최유성 선생은 결코 사사롭지도 못하고 이기적이지도 않고 치과의사라는 직업에 자부심이 가득한, 때로는 아주 다정한 친구 같은 후배입니다.

그는 치과의료계의 정책 등을 심도 있게 연구, 분석하여 불합리한 부분은 과감히 수정하려는 노력을 해왔고, 앞으로도 개인의 영달보다는 공동체를 위해서 노력할 것이라 장담합니다.

모쪼록 이번에 발간하는 《30년차 치과의사 최유성의 생각》처럼 공동체를 위해 희생하고 봉사하는 치과의사 최유성 선생의 모습을 그려 보며

다시 한 번 축하와 격려를 하는 바입니다.

■ 신동열 서울시치과의사회 시덱스 사무총장

치과계 리더로서의 치과계 현실에 대한 고민과 생각 그리고 해결책에 이르는 통찰력이 돋보이는 책입니다. 선진국의 문턱에서 격한 대립과 혼란을 겪고 있는 대한민국에서 치과의사가 품위를 지키며 치과계와 더불어 가야 할 방향을 잘 제시하고 있습니다. 앞으로도 치과계를 위하여 좋은 글과 리더로서의 실천 방향에 대한 깊은 성찰 부탁드립니다.

■ 신용일 부천시치과의사회 회장

회무에 임하는 최유성 회장님에게서 열의와 열정이 넘쳐나는 것을 느꼈으며, 남다른 식견과 관점으로 분회의 상황과 일처리 등에 대한 분석에 놀라움을 갖게 됩니다. 특히, 어느 리더 한 사람만의 행동 방향에 대한 결정이 아니라 주변 회원분들의, 즉 참모진들의 회무 참여시에 역할 분담에 대한 논리적 분석이 매우 날카롭습니다. 그리고 여러 분야 대한 관심과 더불어 그에 대한 해결점을 도출해 내는 모습을 색다른 시선으로 바라보게 됩니다.

이 모든 것이 치과계에 대한 사랑이 넘쳐나지 않으면 할 수 없는 것이라는 생각이 저절로 들게 합니다. 치과계에 헌신하는 최유성 회장님의 노력에 다시 한 번 박수를 보내는 바입니다. 앞으로도 치과계를 위한 회장님의 노력이 지속적으로 빛을 발하게 되기를 간절히 바랍니다.

■ **이기호** 대구광역시치과의사회 회장

너무 방대한 분량이어서 다 읽어 보진 못했으나, 평소의 말씀과 거기서 드러난 소신들만 보아도 무엇이 옳은 것인지에 대한 깊고도 끊임없는 고민이 느껴집니다.

어느 한쪽에 치우치지 않으려고 노력하시고 가능하면 모두가 이해할 수 있는 방향을 향해 애쓰시는 모습 보기 좋습니다. 앞으로도 바른 길을 향해 꾸준하고도 묵직하게 나아가시길 부탁드립니다.

■ **이선장** 경기도치과의사회 총무이사

누군가에게 자신을 내보이는 것은 어려운 일이다. 아픔이 되기도, 상처나 약점이 되기도 한다. 무엇보다 어려운 것은 먼저 자신의 내면을 들여다보아야 한다는 것이다. 오랜 시간 준비하고 용기를 낸 모습에 후배로서 존경스러움을 전한다.

■ **이정우** 인천광역시치과의사회 회장

경기지부 분회 활동과 지부장으로서의 경험을 바탕으로 오늘의 치과계를 바라보는 시선이 역시나 훌륭합니다. 현행 치과계 선거제도, 구강정책과의 현실, 건강보험 수가협상의 문제점, 치과의사 적정 인원에 대한 고민, 비급여 자료 제출의 문제점, 더 나아가 현재 치과의사의 이미지 개선과 치과의사들의 힐링까지….

이 책을 통하여 3만여 회원들의 단합과 국민들로부터 존경받고 봉사하는 치과의사들의 삶이 계속 이루어질 수 있는 계기가 되기를 바라겠습니다.

■ **이종규** 전 부천시치과의사회 회장

35여 년의 짧지 않은 시간을 동기이자 동문으로, 또 치과의사 동료로서 최유성 경기도치과의사회 회장님과 같이 지내오면서, 그의 지적 호기심과 열정에 가끔씩 놀라기도 했습니다. 특히 지난 10여 년 이상을 일반적인 진료실에서의 삶을 넘어 여러 분야에 대한 고민과 성찰과 행동들을 보면서 애정이 생기기도 했습니다. 그의 열정이 식지 않기를 바라며, 친구로서 동료로서 회원으로서 응원과 지지의 마음을 보냅니다.

■ **이희용** 전 부천시치과의사회 회장

16년 전쯤 부천분회 이사 업무를 맡으면서 처음 가까이서 만난 최유성 회장님은 밥도 잘 사주고 고민도 잘 들어주시는 그냥 사람 좋은 동네 형님이셨다. 그로부터 한참 뒤 경기도 회무를 담당하고 경기지부 부회장, 경기지부 회장 업무를 수행해 가면서 때로는 확신에 찬 강단 있는 모습에, 복잡한 현안을 부천시 임원들과 나눌 때는 현실에 바탕을 둔 유연한 사고와 해박한 지식에 이분이 예전의 최유성 형님이 맞으신가 하는 생각에 가끔 놀라기도 하고 든든하기도 했다.

하지만 이번 책자의 글들을 보니, 그런 식견과 행동이 끊임없는 고민과 성찰 그리고 학습의 결과였구나 하는 것을 알 수 있었다. 치과의사회 회무를 담당하면서 사안마다 많이 찾아보고, 공부하고, 고민하고, 그 결과를 글로 피력한 것인데, 그 양과 범위가 이렇게 방대할 줄이야….

이 책의 목차를 보면 지난 몇 년간 치과계를 관통한 굵직한 사안과 여전히 미궁에 빠진 채 우리의 일상을 발목 잡는 여러 중요한 사안들이 열거되어 있다. 책을 읽으며 그 내용을 섭렵하면서 주요 사안들의 배경과 관련 사항들에 관하여 상세한 설명들을 만날 수 있었다.

회무에 입문하는 치과의사들이나 회무를 담당하는 치과의사들은 꼭 한 번 읽어 보시라 권하고 싶은 책이다. 아니 요즘 답답한 일상을 살고 있는 대한민국의 많은 평범한 치과의사들도 모두 한 번쯤 읽어 보면 우리의 과거와 현재 그리고 미래에 대해 생각할 수 있는 소중한 고민서가 될 것이다.

■ **전성원** 경기도치과의사회 부회장

요즘 최유성 회장을 보며 느끼는 인상은 굳은살이 박힌 손과 굵직한 흉터가 남은 구릿빛 피부의 여유롭고 온화한 미소를 지닌 선장의 모습이다. 과거 정책연구이사로 처음 경기지부 회무를 시작할 때의 급하고 예민한 모습은 찾아보기 힘들어졌다. 일신우일신(日新又日新)하며 많이 변했다는 것을 실감한다. 오늘에야 그런 발전의 이면엔 이런 노력과 관심이 있었다는 것을 알게 되었다.

자기 생각을 글로써 정형화하는 것은 쉬운 일이 아니다. 게다가 그것을 드러내고 기꺼이 함께 이야기하는 적극성이 끊임없는 진보를 가져온 것 같다. 최근 몇 년은 치과계에 첨예한 대립이 이어지고, 해결이 안 되는 난제들이 불거진 기간이었다. 이 글은 그 거친 파도와 폭풍우를 몸소 맞았던 한 사람의 기록이기도 하고, 고민과 숙고의 흔적이기도 하다. 많은 동료들이 함께 바라볼 수 있기를 바란다.

■ **조남억** 인천평화복지연대 공동대표

병을 고치면 소의(小醫)요, 병이 생기게 하는 사람을 고치면 중의(中醫)요, 사람에게 병이 생기게 하는 사회를 고치면 대의(大醫)라고 합니다. 입속만 보지 않고 사람과 사회를 보려고 노력하는 그 뜻과 노력과 과정이 중요하고, 그것을 기록으로 남기는 것은 더욱 중요한 역사라고 생각합니다. 비슷한 꿈을 가진 후배들에게 조금이라도 도움을 주고, 함께 꿈을 꾸고, 함께 걸어가려고 하는 대의의 마음이 바로 이 책이 아닌가 싶습니다.

■ **최형수** 경기도치과의사회 감사

그동안 쓴 글과 생각들을 모아보니 성찰할 수 있는 시간이 되었다는 부분에 높은 점수를 주고 싶네요. 초심을 잃지 않고 자성하며 최선을 다하는 최유성 선생이 되길 바랍니다!

　얼마 전 〈헤어질 결심〉이라는 영화를 보았다. 주인공 형사는 이렇게 말한다. "'품위'가 어디서 오는지 알아요?" 그리고 그는 '자부심'이라고 답한다.

　나는 치과의사라는 직업에 자부심이 있는가? 최근 많은 이들이 치과계의 위기를 이야기한다. 영화 속의 또 다른 핵심단어인 '붕괴'라는 단어가 떠오른다.

　미국이나 호주 등 우리보다 치과의사의 여건이 좋다고 알려져 있는 나라에서도 우리만큼이나 스트레스를 받는 측면이 존재하고 있으며, 요사이 우리를 조여오는 상황들은 어차피 우리가 감내해야 하는 상황일 수 있고, 이로 인한 수입의 감소는 개인의 경제적 욕심을 줄여서 적응해야 한다는 의견이었습니다. 그리고 과연 치과의사 집단이 아닌 일반 국민의 관점에서 보았을 때 치과의사의 역할이나 존재가치가 그들이 생각하는 것만큼의 수입을 허용하는 분위기인가의 문제를 곰곰이 생각하게 됩니다. …어떤 경로를 거쳐서 치과의사라는 직업으로 살아오게 되었는지는 개인적으로 차이가 있겠지만, 내가 누구인지를 기억하고, 현재의 자연인 치과의사로서의 사명감과 책임감으로 사회적 역할을 할 수 있기를 바라는 마음입니다.

-'Remember who you are' 릴레이 에세이 중에서

'품위'의 원천인 '자부심' 그리고 '붕괴'

사회가 급변하는 가운데 치과의사들의 삶도 점점 어려워지고 있다. 어쩌다 회무에 입문하게 되었고, 선거에도 출마하게 되어 제법 많은 생각을 해 왔다. 그리고 사안별로 수많은 고민들의 산물인, 각종 단톡방과 페이스북 같은 SNS에 올렸던 글들과 치과계 언론지에 기고했던 글들이 떠오른다.

3만 치과의사들의 수장인 치협 회장은 직선제로 선출되고 있다. 예전과 같이 그저 회원들의 권익만을 대외적으로 주장하는 것은 여러모로 모양새가 빠지는 것은 물론, 대국민 대정부 설득력이 있을 수 없다. 우리의 자부심에 상처를 주는 수많은 난제들을 명쾌하게 해결하기 힘든 이유로 보인다. 그리고 과연 선출직 협회장 개인의 역량에 우리 치과의사들의 운명을 결정하는 많은 난제들을 전적으로 맡길 수 있는가의 의구심이 든다.

2015년 치과의료정책전문가과정을 공부하면서 회무에 대한 거시적 관점을 처음 접했고, 당시 박영국 교수님의 '사회중심가치'라는 개념에 심취했던 기억이 있다. 그로부터 시작된 수많은 숙고의 시간과 다양한 경험들을 모아서 정리해야겠다는 용기를 얻었다.

그리고 붕괴 전의 자부심과 우리의 품위를 위한 작은 흔적이 되기를 소망한다. 자료를 모으면서 누군가에게 작은 길잡이가 될 수 있다면 행복할 것 같다.

생각들을 모으면서

얼마 전에 읽은 '책 쓰기'에 관한 책에서 공감한 내용이 떠오른다. 인생의 성공과 실패의 기준은 자신의 목표점에 대한 성취와 그것을 바탕으로 주위 사람들에게 펼칠 수 있는 선한 영향력에 의해 결정된다는 내용이다.

회고록이나 자서전을 쓰려면 지혜와 용기가 필요하다고 한다. 무엇보다도 자신의 삶을 되돌아보는 성찰, 자신의 시대적 역할에 대한 소명의식, 후대 사람들을 위한 기록정신이나 역사의식, 긍정적이고 미래지향적인 인생관, 여기에 문학적 재능도 필요하다고 한다.

아직 연배나 경력이 감히 그러한 시기가 아니기에, 그저 그동안의 생각을 정리해 보고, 앞으로의 여정을 고민해 보고 싶은 마음이 있는 것은 사실이다. 또한 책으로서의 형식을 갖추어 보는 것은 현재 시점에서 자신의 인생을 되돌아볼 수 있는 소중한 계기가 된다는 말에 용기를 내보기로 하였다. 부족하면 부족한 대로 훌륭한 후배님들의 시야 확보에 조금이나마 도움이 될 수도 있다는 점을 위안으로 삼고자 한다.

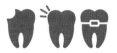

30년차
치과의사
최유성의
생각

1. 삶과 직업

바람직한 치과의사의 삶에 대하여

2016년 1월 경희대학교 구강악안면외과 의국 신년회에서 학술 내용이 아닌 뜬끔없는 발표를 하겠다고 나섰다. 그동안 내 자신이 후배라는 생각으로 살아왔는데 어느 순간 너무나 많은 후배들이 보였고, 젊은 시절 그야말로 청춘을 불사를 만큼 열정이 있었던 구강악안면외과 후배들마저 잘 알아보지 못할 정도로 선배의 반열에 올라 있음을 느꼈기 때문이다.

1986년 치과대학 입학 시절에도 선배님들이 "너희들은 이제 어디에 개원하니?" 하는 소리를 들었는데, 지나고 보니 혜택을 많이 받은 삶이었다. 그래서 '바람직한 치과의사의 삶'이라는 주제로 선후배님들과 이야기를 나누고 싶었다.

우리에게는 어릴 적 꿈이 있었습니다. 그러나 현실적으로 치과대학 혹은 치전원에 입학하면서 직업의 범주에서는 거의 정해진 듯한 삶이었습니다.

이번 구강악안면외과 의국과 동문회의 신년회에서 교수님들과 한자리에서 OB 선후배님들을 대신해서 발표를 하게 된 최유성입니다. 저는 1992년 경희치대를 졸업하고 회기동에서 수련을 받았으며, 2002년부터 부천에서 개원 중에 있습니다.

제가 감히 발표자리를 수락한 이유는 늘 후배로서 선배님들의 모습을 보며 진료와 삶의 방향을 조율하면서 편하게 지내오다가 문득 저를 바라보는 후배들도 꽤 되기에 최근의 치과 개원의로서의 삶에 대해 나누어도 좋을 듯하여 용기를 냈습니다.

다소 외람된 주제인 '바람직한 치과의사의 삶'에 대해 말씀드리고자 하는 이유는 치과학, 특히 구강외과적 주제는 개원의인 제가 여러 선후배님들께 내어놓기에는 최근에 너무나 평이하고, 덜 도전적으로 지내왔기에 불가능할 것 같다는 생각에 궁여지책으로 고민해 본 주제입니다.

언제부터인가 치과의사로서의 삶이 힘들다는 소리가 주위에 만연하면서, 단지 선배세대들에 비하여 상대적인 어려움인지, 절대적 가치의 하락인지는 후배세대로 내려갈수록 피부에 와닿을 것으로 생각됩니다.

근본적인 이유가 무엇일까 고민해 볼 시점이 된 것 같습니다. 치과의사의 과잉배출, 우리 사회의 미성숙한 관념, 우리 치과의사들의 그릇된 태도, 과도기적 사회시스템의 문제점 등을 생각해 볼 수 있었습니다.

특별하게 뾰족한 방안이나 획기적인 생각이 있는 것은 아닙니다. 다만 우리가 그동안 모호하게 느끼고 있던 내용들을 열거해 보고 함께 고민해 볼 수 있으면 좋겠습니다. 얼마 전 신문 서평에서 읽었던 '틀림없이 다른 길이 있을 것이다'라는 생각으로 무문(無門)의 문(門)을 열고 길 없는 길을 떠나는 심정으로 제안드립니다.

치과의료윤리, 구강악안면외과를 공부한 의미 부여, 바람직한 치과 개원의의 상, 후배세대와 소통을 통한 상생하는 치과계, 의료인으로서의 삶의 자세 변화 등에 관하여 말씀드리고, 이를 통하여 공감대 형성과 동질감을 증진시켜서 우리의 단합된 힘을 과시하고자 하는데, 이는 그동안 무심히 잊고 지냈던 우리 경희대 구강악안면외과인의 자부심을 찾는 계기가 되는 데 일조하는 것이 그 목적이 있습니다.

20회 최유성 올림

Remember who you are

지난 여름 어느 일요일 늦은 오후에 얼마 전 미국에서 2년 정도 공부를 하고 최근에 돌아온 대학동기를 만났습니다. 보통의 치과 의사들과는 달리 선교학을 공부하고 왔으며, 평소에 긍정적이고

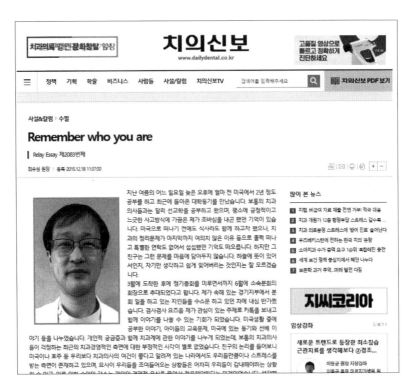

느긋한 사고방식에 가끔은 제가 조바심을 내곤 했던 기억이 있습니다. 미국으로 떠나기 전에도 식사라도 함께하고자 했으나, 치과 정리 문제가 마지막까지 여의치 않은 이유 등으로 훌쩍 떠나고 특별한 연락도 없어서 섭섭했던 기억도 떠오릅니다. 하지만 그 친구는 그런 문제를 마음에 담아두지 않았습니다. 하늘의 뜻이 있어서인지, 자기만 생각하고 쉽게 잊어버리는 것인지는 잘 모르겠습니다.

3월에 도착한 후에 정기총회를 미루면서까지 6월에 소속분회의 회장으로 추대되었다고 합니다. 제가 속해 있는 경기지부에서 분회 일을 하고 있는 지인들을 수소문하고 있던 차에 내심 반가웠습니다. 겸사겸사 요즈음 제가 관심이 있는 주제로 카톡을 보내고 함께 이야기를 나눌 수 있는 기회가 되었습니다. 미국 생활 중에 공부한 이야기, 아이들의 교육문제, 미국에 있는 동기와 선배 이야기 등을 나누었습니다. 개인적 궁금증과 함께 치과계에 관한 이야기를 나누게 되었는데, 보통의 치과의사들이 걱정하는 최근의 치과 경영적인 측면에 대한 부정적인 시각이 별로 없었습니다.

친구의 논리를 들어보니 미국이나 호주 등 우리보다 치과의사의 여건이 좋다고 알려져 있는 나라에서도 우리만큼이나 스트레스를 받는 측면이 존재하고 있으며, 요사이 우리를 조여오는 상황들은 어차피 우리가 감내해야 하는 상황일 수 있고, 이로 인한 수입의 감소는 개인의 경제적 욕심을 줄여서 적응해야 한다는 의견이었습니다. 생각해 보니 그러한 나라들에서는 현재 우리가 생각지도 못한 압박이 존재할 수도 있다는 생각이 들었습니다.

그리고 과연 치과의사 집단이 아닌 일반 국민들의 관점에서 보았을 때 치과의사들의 역할이나 존재가치가 그들이 생각하는 것만큼의 수입을 허용하는 분위기인가의 문제를 곰곰이 생각하게 합니다. 혹시나 우리들이 그동안 누려온 특권들이 우리의 사회적 기여도에 비하여 과분했던 것은 아닌지 돌이켜보는 시간이었습니다. 다만 현재의 역경을 극복하기 위해서 치과에 내원하는 환자의 증가를 위한 사업들은 추구할 만한 사업이고, 치과의사가 아닌 일반인들에게도 공감할 수 있는 내용인 것 같다는 의견이었습니다.

우리는 치과의사란 직업에 대하여 얼마나 자부심을 가지고 있습니까? 감사하게 주어진 천직이라는 생각이 더 많은 시간을 지배하나요? 아니면 여러 가지 여건으로 인한 불만으로 더 많은 시간을 보내시나요? 저만 해도 어떻게 치과의사라는 직업인이 되었는지 정확히 기억이 나지 않을 만큼 다소 얼떨결에 대학에 입학해서 지금까지 긴 시간을 보내온 듯합니다.

최근에 치과계에 대한 생각을 많이 하게 된 계기는 부천시 이사회에서의 활동을 통해서라고 생각합니다. 거창한 논리도 아니고 대의를 위해서도 아니고, 생존의 문제로서 절박한 심정으로 올해 들어 치과계 신문을 정독하고, 부천시 치과의사회 카페 혹은 이사회 멤버들과의 카톡방과 이사회를 통해서 많은 논의와 의견을 피력했던 것 같습니다. 가끔은 한계상황에 다다른 느낌으로 침울하기도 하고, 현실성 없는 이상적인 생각에서 벗어나지 못하기도 했습니다만, 이러한 고민이 분명 필요한 시점이라는 생각은 지금도 진행형입니다.

오래간만에 만난 친구와의 대화를 통해서 변화된 마음가짐은 불평에 기반을 두고 생각한 내용들이 감사한 마음으로 포장되는 듯한 느낌입니다. 어떤 경로를 거쳐서 치과의사라는 직업으로 살아오게 되었는지는 개인적으로 차이가 있겠지만, 내가 누구인지를 기억하고, 현재의 자연인 치과의사로서의 사명감과 책임감으로 사회적 역할을 할 수 있기를 바라는 마음입니다.

2. 회무 입문

회무란 무엇일까?

대한민국 치과의사들의 모임인 대한치과의사협회는 치과대학이나 치의학전문대학원을 졸업하고 국가고시에 합격하여 정부로부터 치과의사면허증을 부여받은 사람들이 그 구성원이다. 의료법에 의하여 설립되고 사단법인의 형태로 존재하며, 국가의 헌법과도 같은 정관에는 그 목적이 다음과 같이 명시되어 있다.

"본 협회는 국민 보건 향상을 위하여 치의학, 치과의료 및 공중구강보건의 연구와 의도의 앙양 및 의권의 옹호, 회원간의 친목과 복지를 도모함을 목적으로 한다."

행정구역에 따라 광역지방자치단체에는 산하에 지부가 있고, 기초단체에는 분회가 존재한다. 3만4천여 치과의사들의 권익과 발전을 위한 행위들을 소위 '회무'라고 한다. 부천시치과의사회와 같은 분회, 경기도치과의사회와 같은 지부, 그리고 대한치과의사협회와 같은 사단법인 임원으로서의 각종 활동을 말하는 것이다.

필자는 1992년 치과의사면허증을 취득한 후 2015년부터 본격적인 회무를 시작하였는데, 일반 정치와 같이 많은 치과의사들의 직접적 관심은 적지만 나름의 보람과 열정을 가진 소수(?)의 행위라는 것이 솔직한 심정이다.

한편으로는 공부가 주업인 학생의 학교활동에서도 누군가는 선생님의 뜻을 전달하고, 동료 학생들의 의견을 수렴하고 전달하는 반장과 같은 임원의 역할은 필수적이라는 마음가짐이 회무에 임하는 임원들의 기본적인 생각이 아닐까 한다.

회무를 시작하면서 초심에 대하여

자식이 잘 되기를 바라는 마음이야 인지상정이지만, 부모로서 올바르게 대하면서 객관적 관점을 유지한다는 것이 그렇게 쉬운 과정은 아니라고 생각한다. 나 자신부터 올바르게 살아가고 있는가를 돌아보면 정말 어렵다는 생각이다. 다만, 진정성을 잊지 않고 사랑하는 마음을 자주자주 확인하면서 노력한다면, 그래도 어느 정도는 낫지 않을까 위안을 삼아본다.

2015년부터 치과계 회무에 참여하면서도 항상 회무에 처음 시작할 때의 초심을 잃지 않으려고 노력하고는 있지만, 순간순간 열정이라는 가면을 쓴 개인적 욕심이 아른거리고 있음을 고백한다. 2010년 어느 날 아이 담임 선생님에게 쓴 편지와 선생님의 정성스러운 답장이 그 이후 많은 버팀목이 되어 주곤 했다.

선생님께

2010년 마지막 달인 12월이 되어서야 그것도 서면으로 인사 드리게 됨을 매우 송구스럽게 생각하며 인사드립니다. 그동안 아이를 학교에 보내놓고 일 년 동안 찾아뵙지 못해 항상 죄송한 마음을 가지고 지내왔습니다.

3월 새학기가 시작된 이후로 아이엄마에게 선생님께 연락드리고 인사를 드리도록 당부하였으나 차일피일 미루다 보니 연말이 다가온 것 같습니다.

사실 집에서야 눈에 넣어도 아프지 않을 정도로 귀여움을 받는 아이들이지만 학교와 같은 교육기관에서 공동체 생활을 하다 보면 선생님 입장에서 대하기 어려운 경우도 많을 것이라 생각됩니다. 내 아이의 입장만을 부모 입장에서 주장한다면 선생님께서 가르치시는 데 애로가 많을 수도 있고, 아이의 교육적 측면에서도 좋을 것은 없다는 생각을 하고 있습니다.

저희 장인어른께서도 초등학교 선생님으로 정년을 맞으셨고, 제 남동생의 아내도 초등학교 선생님으로 근무 중에 있어서 특히 선생님들께서 생각하시는 어려움에 관하여 들을 수 있는 기회가 많았습니다. 다만 아이를 키우다 보니 대부분의 부모와 같은 이기적인 마음이 때때로 자리잡고 있습니다. 우리 아이가 공부를 더 잘하고, 선생님께도 귀여움을 더 받고, 다른 아이들에 비하여 뛰어나다는 칭찬과 상장도 받게 해주고 싶은 마음이지요.

아이가 자라나면서 남보다 뛰어나지는 못해도 사회 구성원으로서 바르게 생활할 수 있는 기틀을 마련해 주는 것이 부모로서의 가장 기본적인 도리라고 생각하면서도, 순간순간 우리 아이만을 위한 부모로서의 이기적인 마음으로 인하여 적잖이 고민하게 됩니다.

그런 이유로 선생님을 찾아뵙기가 약간 두려운 측면도 있는 것 같습니다. 선생님을 찾아뵙고 우리 아이의 좋은 점과 고쳐야 할 점 등 부모로서 볼 수 없는 객관적인 평가나 당부의 말씀을 듣는 것은 너무나 자연스러운 일이며 선생님께 대한 당연한 도리라고 생각합니다. 그러나 부모로서의 이기적인 마음을 선생님께 은연중에라도 바라지 않을까 하는 걱정이 앞서는 것은 어쩔 수 없는 것 같습니다. 이런저런 핑계로 미루다 보니 12월에 이른 것 같습니다. 죄송합니다.

사회가 어수선하다 보니 스승의 날에는 학교에 찾아뵙고 감사드리는 일도 주위의 눈치를 보아야 한다는 소문도 있고, 선생님께서도 괜한 오해를 받을까 조심하신다는 이야기도 들었습니다. 저도 부모님 손잡고 초등학교에 입학한 후 중고등학교를 다니면서 많은 선생님들께 가르침을 받아 이 사회의 일원으로 살아가면서 서글픈 생각이 들곤 하였습니다.

　제 머릿속에 몇십 년이 지난 지금까지 훌륭한 선생님으로 남아 계시는 분들이 있기에 지금 제가 큰 무리 없이 사회생활을 하고 있다고 봅니다. 우리 윤우도 선생님들의 훌륭한 가르침으로 바른 사람이 되었으면 하는 소망을 항상 가지고 있습니다. 또한 오랜 시간이 지난 후에도 윤우의 기억 속에 훌륭한 선생님들의 기억이 남아 있기를 바래봅니다.

　찾아뵙고 인사를 드려야 도리이나 서면으로라도 인사를 드리고 싶은 마음에 감히 몇 자 적어 보았습니다. 두서없는 글이고 결례가 될 수도 있으나 아이를 사랑하는 마음과 선생님에 대한 감사함을 주체할 수 없는 아버지의 마음이라고 이해해 주시기를 바랍니다.

　지난 일 년 동안 윤우를 귀여워해 주시고 좋은 가르침으로 3학년 생활도 무사히 마치게 됨을 진심으로 감사드립니다. 항상 건강하시고 가내 두루 평안하시며 많은 아이들에게 앞으로도 훌륭한 선생님으로 기억되시기를 바랍니다.

윤우 아버지 최유성 올림

※ 원주 아버님!!

원주 아버님의 장문의 편지 너무 감동적입니다.
원주에 대한 깊은 사랑이 진하게 느껴지고
먼저 부족하고 부끄러운 저를 천사처럼 봐주고
따뜻한 시선으로 바라보고 계시는 마음이 제 마음을
뿌듯하게 합니다.
이렇게 정성스런 편지는 난생 처음 거의 없습니다.
더군다나 아버님께서 보내주시리라고는 더욱 여겼지요.
큰 선물을 넘치게 받아 송구한 마음입니다.

원주를 처음 만나고 며칠 동안 받는 느낌과 훈련이 거의
끝나가고 있는 지금과 원주에 대한 느낌은 똑같습니다.
혼자 자란 아이답지 않게 친구들과 잘 어울리고 모든
활동에서도 모든것들을 잘 아우르고 거뜨어 역할을 묵직하게
잘 하고 있습니다.
학습 태도, 게다가 학업에 대한 성취 욕구는 칭찬받아 흠잡는
데가 없는 아이입니다.
여간해서 당치 않게 노력적인 면도 뒤어나다 할 수 있고
사려도 풍부합니다.
반듯한 부모의 뛰어난 자질을 닮아온 원주는 앞으로도
잘 바르게 자랄것입니다.
더욱 예쁘고 행복하게 자랄 수 있도록 잘 지켜봐 주세요.

부족한 저에게 보내주신 따뜻한 마음 잊지 않겠습니다.
감사합니다!!
원주 가정에 큰 행복과 정복이 거득하길 기도드리겠습니다.

                    2010. 12. 21.   원주 담임 드림.

1) 2015년 이종규 부천시치과의사회장 시절 부천 부회장

2005년 부천분회장인 동문 선배님의 배려로 부천분회에서 회무를 시작하였다. 4년 동안 공보와 법제이사직을 수행한다고는 하지만, 월 1회 정기이사회에 참석하면서 부천지역의 동료 치과의사들과 이런저런 이야기를 나누었던 기억이 대부분이다.

2월 분회 총회를 시작으로 신임 회장단은 각 반회 모임을 찾아서 인사를 다니고, 고문, 반장, 임원 연석회의에서 의견을 수렴하는데, 다른 임원들은 가족체전, 보수교육, 송년회 등 행사 참여를 독려하는 것이 주된 임무였다. 각 동문회에 행사 참여나 회비 납부를 독려하는 일 정도였으며, 가끔 발생되는 회원의 고충 사례들에 대하여 지역사회의 동료 치과원장으로서 허심탄회하게 의견을 나누는 일이 많았다. 물론 각 행사의 세세한 계획과 조율은 회장님과 총무, 재무이사님이 주로 진행했다.

그리고 2015년에는 대학동기가 부천분회장직을 위하여 집행부를 구성하면서 분회 회무를 계획하고 있었다. 이에 자발적으로 부회장직을 해보겠다고 제안하였고, 다행스럽게도 마땅한 부회장을 구하지 못한 상황에서 집행부에 합류할 수 있었다. 어느덧 선배의 반열에 오른 듯한 기분으로 요청했던 부천분회 부회장직, 그렇게 부천분회에서의 회무를 수행하면서 느꼈던 점들을 당시 임원들과 나누었던 내용에서 그 의미를 찾아보고자 한다.

아래로부터의 변화 욕구

부천에서 개원한 지 만 13년이 지나면서 개원 초기 과분할 정도로 환자가 많았던 때를 보내고, 현재는 그에 비해 너무나 조용히 지내고 있지만, 그러한 불만을 토로하기에는 연배가 적은 치과의사들의 어려움이 너무나 큰 것 같습니다. 치과계 신문에서 남의 일처럼 혹은 괜한 엄살로만 느껴지곤 했던 개원가의 어려움을 지근거리에서 실제 상황으로 듣게 되니, 조용하지만 그래도 견딜 만한 치과 사정에 감사할 따름입니다.

무릇 세상사가 위정자와 같은 상부에서의 지시에 의한 문제의식은 모래 위의 성과 같아서 실천력 있는 제도로 안착하기가 어렵고, 그 의도가 순수하고 정당하다고 해도 이의 허점을 이용해서 사욕을 채우려는 세력이 있게 마련이라는 생각이 듭니다. 그래서 평소에 내 치과만이 잘 되는 것은 이웃 치과와의 불필요하고 소모적인 경쟁으로 진행될 수 있다는 생각에, 여러 치과계 신문의 선구자적인 분들의 글을 읽고, 모든 치과인들이 진정한 의미의 선의의 경쟁과 상생할 수 있는 길에 관하여 고민해 보았습니다. 제 나름대로 결론을 내긴 어렵고, 힘들고 오래 걸리지만 개개 치과인들이 진정으로 필요성을 느끼고, 소위 아래로부터의 변화가 필수적 요소라는 생각에 이르게 되었습니다. 불변즉망, 즉 변하지 않으면 망하는 시대임을 처절하게 느껴야만 진정한 개혁이 완성된다는 것이지요.

다만 이러한 논의와 협력은 개개 치과인들 사이의 신뢰관계와 대의명분을 공감하는 것이 세세한 기술적인 부분보다도 중요한 시점이라고 생각합니다. 그래서 저와 동기인 이종규 회장님께서 부천시치과의사회를 이끌어 나가면서 지켜야 하는 중립적이고 관행적인 모습에 있어서, 제가 잠깐씩 제한된 범주를 뚫고 나가려는 목적으로 다소 과도한 시도를 일탈적으로 행하는 중입니다.

그렇다고 대단히 거창한 일을 한다기보다는 부천시 이사회에서 계획한 행사에 조금은 과할 정도로 회원들의 참여를 독려한다는 것이지요. 제 짧은 생각에는 이러한 행사를 통해서 부대끼는 회원들간의 유대감이야말로 앞으로 우리에게 필요한 사업들을 추진하는 데 있어서 가장 중요한 원동력이 될 것이라는 믿음이 있기 때문입니다.

새로운 업무 추진에 대하여

모임의 규모나 성격을 불문하고 모임의 기본적 업무, 즉 본래 발생의 목적에 부합하는 활동과 함께 최근 기간 동안 관례와 같이 추진되어 오던 업무를 기존의 수준으로 유지하는 것은 그 모임의 리더 혹은 리더를 중심으로 활동하는 참모세력의 가장 중요한 임무 중의 하나라고 생각합니다.

이전 임기의 주체들이 진행해 온 업무의 유지와 함께 보완 발전해 나가야 하는 것도 필요하고, 최소한의 필수적인 행사와 기본적인 운영상의 진행만이라도 지탄받지 않을 정도로 유지하기가 만만치 않으며, 외부에 크게 표나지 않으면서도 사실상 엄청난 노력과 희생이 소모되는 것이 사실입니다.

여기에서 더 나아가 발전적인 업무를 추가적으로 시행하기 위해서는 기존 업무를 진행하면서와 달리 예상하지 못한 부작용을 염두에 두어야 한다는 부담감이 있습니다. 기존 업무와의 중복성, 새로운 업무의 필요성에 대한 모호성, 구성원들의 참여협조도와 반대의견 수집의 어려움, 예상하지 못한 부작용 등의 장애요인들을 생각할 수 있습니다.

새로운 업무나 사업의 추진동력에 관하여 조금 더 구체적으로 생각해 보면, 먼저 새로운 업무의 필요성을 고민할 수 있습니다. 현 상황에서 과연 필요한 사업인가에 대한 의문과 함께 얼마나 많은 사람들이 공감하는가의 문제, 그리고 실효성 혹은 현실성이 있는가의 문제도 포함합니다. 전례가 있다면 예전 기록이나 당시의 기억들을 더듬어서라도 업무의 범위, 고려사항 등을 예상할 수 있지만, 그러한 자료가 없으므로 막연한 두려움이 앞설 수도 있습니다.

두 번째는 새로운 업무 추진 시기가 현재 상황 시점과 일치하느냐의 문제입니다. 앞서의 필요성의 문제와 중복되는 면도 없지 않으나, 필요성이 인정된 상태에서도 새로운 시도의 필요성이 시기적으로 정말 갈급하여 더 이상 미룰 수 없는가의 문제입니다. 리더를 포함한 참모진 혹은 모임의 전체 구성원들이 다소의 방관과 귀찮음의 굴레를 벗어나게 할 만큼, 그리고 주위 환경과 구성원들의 움직임을 이끌어 낼 정도로 시기가 무르익었느냐의 문제입니다.

세 번째는 모임의 역량에 관한 문제입니다. 새로운 업무나 사업을 위한 관련 자료 조사와 기획, 그리고 구성원들에 대한 홍보 및 그것을 통한 참여 독려, 효율적인 추진력 등을 생각할 수 있습니다. 여기에 리더의 고정관념과 추진의지가 추가되고, 이를 보조하는 참모진들의 열정과 의기투합도 역량으로서의 중요한 필수사항이라고 생각합니다.

　결론적으로 필요성, 시기, 역량에 관한 문제는 각각 별도의 문제라기보다는 서로 연관성이 있는 것으로 생각되며, 새로운 업무의 출발에 요구되는 필요성 여부, 적정시기, 추진역량의 절대적 수치를 측정하기에는 매우 힘든 문제이고, 업무 기획부터 진행, 효율성, 사후평가까지의 책임 소재가 주어질 리더 입장에서는 신중하면서 다소 보수적일 수밖에 없을 듯합니다. 즉 상대적으로 책임 소재에서 조금 자유로울 수 있는 부회장과 같은 참모의 입장에서는 다소 급진적으로 문제제기를 하고, 조금은 이상적인 목표 설정을 할 수 있다는 생각입니다.

　그러나 새로운 업무의 배경 문제, 리더와 조금은 다른 입장에서 바라보는 이들과의 시각 차이 문제 등을 뛰어넘는 더욱 민감한 사항은 리더를 중심으로 한 주위 참모진들의 적극적인 참여와 함께 전체 구성원들의 공감대 형성, 그리고 행동 참여를 이끌어 낼 수 있는가의 문제라고 생각합니다.

　마지막으로 분회 차원의 제약에 관한 의견을 말씀드리면, 지부나 협회 차원의 기획이나 추진에 있어서도 상급기관으로서의 한계점이 있으리라고 생각하고, 분회 차원이기 때문에 분회의 특수한 상황을 이용하고 특수한 방법으로 극복할 수도 있으며, 신속한 적용이 가능하다는 장점도 있으리라는 생각도 듭니다.

그리고 직접적이고 빠른 효과를 체험할 수도 있고, 현장의 의견 수집이 직접적으로 이루어질 수 있다는 점도 분회 차원의 장점으로 꼽을 수 있습니다. 물론 지부나 협회 차원의 큰 그림을 그릴 수 없는 것은 사실이나, 그러한 단점이 역으로 아래로부터의 요구사항의 역할을 할 수도 있으므로 궁극적으로는 더욱 많은 치과의사 구성원들에게 더욱 가깝게 와 닿는 사업으로 재탄생할 수도 있다고 생각합니다. 다만 처음으로 돌아가서 해당 새로운 업무의 정당성과 호응성이 최대 문제인 것이 고민입니다.

제가 이러한 글을 쓰는 이유와 누군가 이 글을 읽어 주기를 바라는 마음은 위에 언급한 새로운 업무의 추진력을 높이기 위한 방법으로라기보다는, 당장의 실현성은 덜할지라도 어떤 누군가가 현재 이 글을 읽고 조금이라도 공감대를 형성한다면, 먼 훗날 상황이 무르익었을 즈음에 새로운 구성원들에 의해 추진될 수도 있지 않을까 하는 작은 소망이 있기 때문입니다.

치협 대의원 총회를 카톡방을 통해 함께

2015년 4월 25일은 대한치과의사협회 대의원 총회가 열린 날입니다. 하루 전인 4월 24일 점심때부터 이종규 회장님이 대한치과의사협회에서 대의원들에게 보낸 대여섯 권의 자료집을 가지고 숙제(?)를 해야겠다는 메시지를 부천시 이사들과의 단체 카톡방에 올렸습니다.

임기를 시작하며 반모임, 동문회 모임, 각종 대외행사와 간담회의 참석으로 바쁜 일정 중에 3월에는 경기도치과의사회 대의원 총회 참석, 4월에는 대한치과의사협회 정기대의원 총회에 참석하느라 최근 몇 달간은 정신이 없으실 것 같습니다.

점심시간에 숙제한 내용을 바탕으로 다음 날 논의될 안건 중 전문의 시험자격에 관한 내용을 20여 명의 이사들과 카톡방에서 논의하였습니다. 많은 이사들이 15시부터 19시까지 각자의 생각을 이야기하며 열띤(?) 논의를 나누고 온라인상에서 투표하기로 했습니다. 다음 날까지 이어진 최종 투표 결과는 복지부안에 대하여 찬성 5, 반대 6으로 나타났습니다.

치협 대의원 총회라는 일정은 우리에게 멀게만 느껴지고, 어쩌면 그들의 이야기이고, 우리의 급박한 현실은 뒤로 한 채 자신들의 기득권 지키는 일 정도로 외면하는 젊은 치과의사들의 냉소적인 분위기가 어느 정도 만연한 분위기에서, 비록 이사회 몇몇 이사진들끼리의 공유이기는 하지만 참신한 시도였다는 생각이 듭니다.

여러 제약과 소모적인 부분이 많은데도 직선제를 요구하는 민초치과의사들의 목소리는 그동안의 답답함이 모여서 폭발한 상황이라고 생각합니다. 치협 대의원은 누가 되고, 그들이 어떤 생각을 가지고 총회에서 논의하고 투표하는 것인지, 과연 그들이 진정한 민의를 대변할 수 있는 대표성을 가지는지, 벼랑 끝에 몰렸다고 생각하는 많은 젊은 치과의사들의 의견을 들으려고 하는 사람을 오피니언 리더로서 인정해 주어야 한다는 생각입니다.

열띤 논의를 마친 다음 날 4월 25일 토요일 10시경 이종규 회장님께서 우리 이사회 카톡방에 대의원 총회 장소 사진과 함께 중간중간의 회의 상황을 거의 실시간으로 올려주셨습니다. 이상훈 전임 회장님과의 인증샷도 쉬는 시간에 올려주시고요. 또 전날 전문의제도의 복지부안에 대한 투표가 5 대 5임을 12시 14분에 카톡방에 올린 이사님도 계셨습니다. 물론 복지부안에 찬성한 분으로 대의원인 이종규 회장님의 표를 원하는 방향으로 공개적인 압력행사를 하려고 한 것 같습니다. 사실 대세에 얼마나 영향을 미칠 수 있는가의 여부보다는 20여 명의 이사진들의 관심을 받을 수 있다는 사실이 중요하다고 생각했습니다.

무관심이 무관심을 낳고, 상황의 악화는 더욱 열악한 상황을 낳고, 냉소적인 분위기로 무관심이 증폭되고 있는 상황에서 대의원총회에 대한 관심이 이렇게 뜨거웠던 적이 있던가 생각해 봅니다. 미불금 문제, 직선제 정관개정안 등에 관한 내용이 잠깐씩 16시 30분까지 중계(?)가 이어졌습니다.

저는 감히 생각해 보았습니다. 오늘의 생중계는 대의원 총회 역사상

길이 남을 수 있는 획기적(?) 사건이라고 말입니다. 그리고 더 나아가 내년 총회에는 우리 부천시 회원들 중 200여 명의 팔로워가 실현되기를 바랍니다. 상정된 안건에 대한 의견 나눔과 투표로써 우리의 대표인 대의원들의 투표에 영향을 미치는 것은 대의원제도 본래의 취지입니다.

토요일 하루를 온전히 할애하여 참석해 주신 이상훈 전임 회장님과 이종규 현회장님께 부천시치과의사회 회원의 한 사람으로서 수고하셨다는 말씀과 함께 감사드린다고 전해 드리고 싶습니다.

＊2022년 치협 총회는 나름 진화된 모습입니다. 치과계에 선한 영향을 미치는 계기가 되기를 바랍니다.

부천분회, 협회 총회 내용 공유
"대의원 한 표의 진정한 의미 찾아"

부천시치과의사회(회장 신용일, 이하 부천분회)가 지난 23일 열린 대한치과의사협회 제71차 정기대의원 총회의 의안심의 등 전반적인 내용을 부천회원 253명과 SNS상에서 공유하며 대의원 한 표가 갖는 진정한 의미를 되새겼다.

부천분회 신용일 회장과 이희용 명예회장은 이번 총회에 참석하여 안건심의 및 투표 결과 등을 실시간으로 부천분회 단톡방에

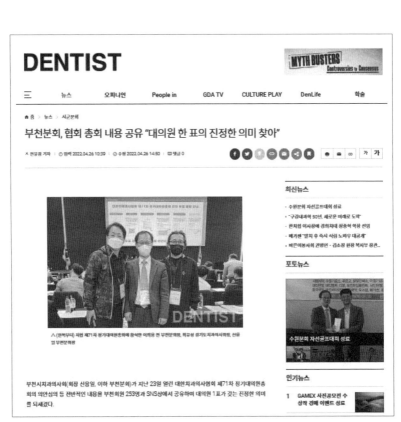

올리며 치과계 주요 현안에 대한 회원들의 관심을 촉구했다.

대의원 자격으로 참석한 신용일 회장은 "총회는 협회의 앞으로 일 년간의 활동을 결정하는 중요한 자리로, 많은 회원들의 공감대가 형성돼야 한다고 생각했다"며 "그런 의미에서 부천분회 회원들과 총회 내용을 단톡방에서 공유하게 됐다"고 말했다.

이어 "회원의 한 사람이었을 때와 달리 현장에서 다양한 쟁점들에 관해 치과계의 중지를 모아가는 과정을 지켜보고 수많은 사람들이 치과계를 위해 고생하고 있다는 사실을 알게 된 것만으로도 큰 의미가 있다"며 "협회에 가입조차 하지 않고 불만을 표하는 이들이 이러한 노력들을 더 많이 알았으면 한다"고 말했다.

끝으로 이번 총회 내용 공유와 관련하여 "더 많은 회원들이 관심을 갖도록 총회 자료를 파일 등으로 신속하게 받아볼 수 있다면 분회 내 의견 수렴을 통해 대의원으로서 한 표를 더 뜻깊게 행사할 수도 있겠다는 생각이 든다"면서 "어떤 회원은 안건별 의견 수렴을 할 수 있도록 가능하면 실시간 톡방에서 투표하는 방법도 제안했는데, 현실적인 어려움이 있을 수 있기 때문에 다양한 방안을 고민해 봐야 할 것"이라고 말했다.

2) 정책전문가과정

2015년 당시 치과의사로서 23년이라는 짧지 않은 기간을 살아오면서 궁금했던 문제점들을 온전하게 느끼게 해주고, 동기부여와 용기를 준 소중한 과정이었다. 처음에는 60여 명의 단톡방이었고, 현재도 30여 명이 함께하고 있다. 정책전문가과정을 마치고도 오랜 기간 동안 그 단톡방에 올렸던 생각들 중에서 몇 가지만 발췌해 본다. (2015년과 2016년의 기록이다.)

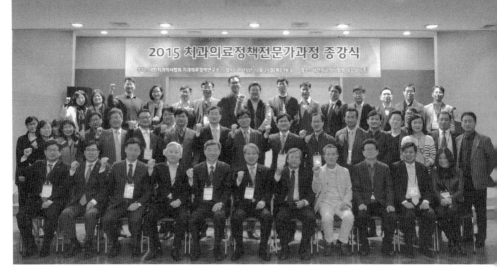

2015 치과의료정책전문과정 종강식

9월 12일 정책전문가과정 개강 강연을 듣고

저는 부천시치과의사회 부회장 최유성입니다. 지난 9월 10일 임종규 사무총장님과 박영국 학장님의 치과의료정책에 관한 강연을 듣고 많은 감명을 받았습니다. '정책이란 감나무에 열린 감'이라는 비유로 마무리해 주신 첫 번째 강연은 기술적인 부분의 중요성을 말씀해 주신 듯한 느낌을 받았고, 두 번째 강의에서는 선거공약을 표현함에 있어서 회원들의 수입 증대보다는 Perio Index와 같은 구강지수를 OECD 국가 중 10위권 이내로 만들겠다 등으로 포장하자는 의미의 '사회중심가치'를 만들어 내자는 의견에 많은 공감이 되었습니다.

다만, 사회자인 박상현 연구조정실장님이 인정하셨던 달변가인 박영국 학장님의 머뭇거리시던 모습이 아른거립니다. 우리 후배들을 가르치는 교육기관에서조차 혼란에 빠지게 하는 윤리학의 내용물과 딜레마에 빠지신다는 두 집단의 가치관 차이, 즉 의료인 입장에서의 비윤리적인 저수가 마케팅과 일반 소비자 입장에서의 싸게 구입해야 현명한 소비가 되는 차이에서의 혼선 부분입니다. 바로 이 부분이 그동안 편안하고 다소 안이하게 지내온 치과계의 위기 의식의 진앙지이자 치과의료정책전문가과정에 모이신 분들의 열정을 일으키게 된 직접적 요인이 아닐까 생각해 봅니다.

이 카톡방의 선생님들께 의견을 구하고 싶습니다. 이론적으로든 윤리적으로든, 혹은 방법론적으로든, 사회중심가치적으로든 어떻게 정리하고 해결해 나가야 이 난국을 헤쳐 나갈 수 있을까요? 외람되지만 먼저 제 소속인 부천지역의 저희 동문 카톡방에 올렸던 제 생각을 올려드리겠습니다. 다소 길고 지루하더라도 이해해 주시기를 바라면서 감히 선생님들의 고견을 구합니다.

가격을 깎지 말자?

세상에는 다양한 직업이 많지만 그 직업군에 속하는 사람들을 포함해서 많은 사람들이 자신의 직업을 어떻게 평가하느냐 하는 생각을 하는 경우가 가끔 있습니다. 어떤 이들은 자기 직업의 특성상 자신의 직업이 노출되는 지역, 소위 지역구(?) 안에서의 행동에 조심하거나 약간의 제약을 받는 경우가 있습니다. 자신의 직업에 악영향을 미칠 수 있다는 생각을 하거나 자신의 직업의 사회적 지위 등을 고려할 수도 있겠지요.

제가 들었던 이야기 중에서 자신의 직업 때문에 물건값을 깎지 못하는 경우가 있었습니다. 비싼 가격 때문에 불만스러운 부인의 잔소리에 "어떻게 내가 누구인지를 알 수도 있는데 값을 깎아 달라고 하느냐?"라고 변명하곤 했다고 합니다.

우리 치과의사라는 직업은 어떤가요? 저만 해도 할인점에서 '1+1' 혹은 할인상품은 다음 기회에 제값을 주고 사는 것이 억울하다는 느낌입니다. 바가지 쓰지 않고 현명한 소비를 해야 한다는 생각으로 이리저리 뒤지고, 여기저기 가격을 비교해서 한푼이라도 싸게 구입해야 만족스럽습니다.

그러다 보니 요즈음 어떤 물품의 가격은 도대체 이 가격에 어떻게 판매하고 마진을 남기나 하는 경우도 종종 눈에 보입니다. 대량생산, 생산의 효율화, 세계의 공장인 중국의 부상 등의 이유를 들 수도 있지만, 예전에 어디선가 접했듯이 저렴한 커피 가격에 숨어 있는 어려운 나라 아이들이 힘들게 살아가는 모습이 스쳐갑니다.

또한 요즈음 경기가 어렵다고 치과에서 가격을 흥정하려는 모습에서 가끔은 화가 나기도 합니다. 어려운 상황을 이해하고 환자의 아픔을 어루만져 줄 수 있으면 좋으련만, 공산품과 같이 할인만 받으려는 모습에 발끈하기도 합니다. 그래도 컨디션이 좋은 경우에는 정중히 거절하기도 하지만 가끔은 목소리가 약간 사나워지기도 합니다.

아이들을 키우고 살아가야 하고, 조금이라도 풍족하게 누리고 싶은 욕망 때문은 아닌가 하고 자성할 때도 있습니다. 그래도 환자의 아픔을 치료해 준다는 생각이 조금은 더 앞선다고 생각하면서도 치료비 문제에서 기분이 상하면, 개원가에 들어온 지 꽤 지났지만 아직도 시험에 드는 경우가 많습니다.

그런데 공산품과 단순히 비교하기는 무리이지만 내 자신의 생활 습관은 어떠한가 하고 생각해 봅니다. 대기업의 횡포로 원가에도 미치지 못하는 가격으로 납품하다 그마저 끊겨서 순식간에 사업이 어려워진 경우들, 할인점의 강요로 억지로 1+1 등의 행사를 진행하는 생산업체들, 홈쇼핑 방송사나 백화점 등의 갑으로서의 행동 등에 우리 자신도 일조하지 않았나 하는 생각들입니다.

물론 여기에는 더욱 복잡한 요소들이 관여하겠지만, 단순하게 생각해 보면 자연생태계에서 일어나는 것과 같은 자연스러운 경제 생태계로 받아들여야 하나요? 치과진료비의 원가 논쟁도 한 번씩 부각되는데, 이쯤 되면 모든 원가를 노출해도 크게 지장이 없다는 생각도 들고, 이렇게 약육강식의 자연생태계처럼 방치한다면 과잉 진료와 비정상진료로 터지지 않을까 하는 걱정도 듭니다. 이미 그렇게 진행되고 있는 중인지도 모르겠네요.

그래서 내가 할 수 있는 쉬운 일 중에서 나부터 가격을 깎지 말고 믿어 보자. 그들이 말하는 정상적인(?) 가격을 인정해 주자. 약간은 속을 수도 혹은 손해를 볼 수도 있지만, 그래도 아직까지 그 정도는 여유가 있지 않은가 하는 위안을 삼으면서요.

미가입 회원에 관한 생각 (2015. 12. 08.)

분회를 이끌어 가면서 열심히 이사진들을 다독이며 관례적으로 행해 오던 행사들을 예전만큼 해내야 하는 것이 분회장의 역할이라고 생각합니다. 최선을 다했다고 하지만 다른 사람들이 보기에는 그저 그런 정도의 결과로써 꾸지람만 듣지 않을 정도라면 만족해야 하고, 작은 문제라도 발생한다면 꼭 한마디씩 하는 분들로 인해 상처를 받기도 하는 그런 자리 같습니다.

의욕에 넘쳐서 새로운 사업이라도 구상한다면 예전의 경과 등이 없기에 어느 정도 호응이 있을까 하는 막연한 부담감으로 불안을 느낄 수도 있고, 도대체 왜 이 정도의 참여와 협조밖에 이루어지지 않을까? 저들은 도대체 치과의사로서 최소한의 생각이나 가지고 있는 것일까? 이런 의문이 들기도 할 것 같습니다.

분회 행사 중에서 대부분 중복되는 정기총회, 야유회나 가족체전, 송년회나 신년회, 소속지부 행사 등에 대한 분회 회원들의 참여율을 생각하면 분회장 입장에서는 답답하게 느껴질 것입니다. 한 달여 간격으로 열리는 분회 이사회에 임하는 이사진들의 열성도 분회장들이 보기에는 만족스럽지 못할 정도라고 생각합니다.

본론으로 들어가서 분회장의 입장에서 볼 때, 지역에서 개원하고 보건소에 신고해서 환자를 보는 치과의사들이 분회에 가입을 하지 않고 지내는 상황에 대하여 두 가지 반응을 나타냅니다. 한 부류는 초연한 것인지 무관심한 것인지 모르겠지만 나름대로의 합리화를 시도합니다. 학부 시절에 개강 파티를 해도 못 나오는 친구들은 반드시 있게 마련이고, 싫다는 사람을 억지로 끌고 나오는 것은 무의미하다고 편하게 생각하며 임기를 마치는 부류가 있습니다.

다른 부류는 어떻게든 제도권 안으로 끌어들이려고 노력을 합니다. 그에 대한 회원들의 반응은 대개 입회비와 연회비를 내지 못하는 것에 대한 미안함을 표현하면서도 분회, 지부, 협회로 이어지는 입회비와 연회비, 그리고 개원 전에 밀렸던 거액의 회비에 당황해하고, 개원 때 발생한 대출금, 운영의 어려움으로 인한 스트레스로 인해 차일피일 미루다 보니 몇 년이 지나고, 급기야 열심이 지나친 분회장에게 받아 버리는 사태가 벌어지는 경우도 있습니다.

실제로 얼마 전 부천에서 있었던 실화입니다. 연말에 지급되는 구강검진비와 분회 회비를 상계처리하면 어떨까 하는가에 대한 분회장의 전화에 단호하게 싫다고 하면서 미납 회원이나 젊은 회원들을 미워하지 말아 달라는 주문까지 하더라는 겁니다. 미워한다는 것이 무슨 의미인지 이해가 가지 않았지만, 부천 분회장께서는 분개하는 이사진들에게 우리 사회의 세대 간, 계층 간의 갈등이 심화되는 것처럼 치과계에서도 유사한 상황이 발생되는 것 같다고 하며, 점점 더 다양화되고 세분화되는 시대의 큰 흐름이라고 생각하며 가능한 많은 회원들을 포용할 수 있는 분회가 되었으면 좋겠다고 이사회 카톡방에 글을 남겼습니다.

우리를 되돌아보면, 정치권의 선거와 정치행위들에 대한 무관심과 동시에 각계각층의 불만이 심하고, 그 불만의 표출방법이 정상 범주를 넘어가는 경우도 종종 있습니다. 그렇다고 심하게 억울하다고 느끼는 사람들의 의견이 반영되도록 노력하는 세력들도 없고, 그렇다고 소통의 통로도 마련되어 있다고 볼 수도 없으니, 평화적으로 나서면 관심조차도 받을 수 없다면서 자신들을 합리화하고 그렇게 행동하겠지요.

우리 치과계의 문제도 그러한 범주와 크게 다르지 않다고 봅니다. 모든 치과의사들이 환자를 보고 그들의 경제생활을 영위하기 위해서 반드시 치협에 가입하게 하고, 지부와 분회에도 가입해서 입회비와 연회비를 납부하고, 모든 행사에도 참여하도록 강제사항으로 유도하면 해결되는 문제일까요? 얼마 전 미가입 치과의사들에 대하여 보수교육을 위한 행사 참여에 과도한 회비를 받는 것을 금지시킨 복지부의 조치는 어떤 개념에 따른 결정이었을까 생각해 봅니다.

보통의 치과의사들이 생각하는 치과의사협회, 지부, 분회의 의미가 무엇일까요? 과연 나의 노력과 부모님의 경제적 도움으로 취득한 치과의사 면허를 이용한 진료행위와 그에 따른 경제행위에 이러한 단체들이 필요한 존재인가라는 의문이 들 수도 있습니다. 아무런 의구심 없이 계산서처럼 청구되는 모든 회비를 내는 것이 어쩌면 정상 범주에서 더 벗어났다고 생각할 수도 있습니다.

혹자는 그렇게 이야기합니다. 예전처럼 치과를 개원만 하면 몇 년 내에 투자금을 정산하고 남들이 부러워할 만큼 풍족하게 살면서 외제차도 비용을 핑계로 리스로 굴리면서 살아갈 수 있다면 그 정도 돈은 아무런 생각 없이 지불했을 것이라고요. 어쩌면 그 시절 우리 선배들의 잘못한 행동들이 지금의 업보로 다가오는 것은 아닌지 자문해 봅니다.

언젠가 제가 이 카톡방에 올린 글 중에서 이런 내용들이 있었습니다. 조금 여유가 있는 선배세대들이 환자들을 덜 보는 여유를 가지면 좋을 듯하다고요. 나도 죽겠는데 말도 안 되는 허황된 이야기라고 할지 모르지만, 그렇게 내몰린 후배들은 기업형 사무장 치과, 영혼까지도 팔아 버리는 면허대여의 길로 들어서면서 결국에는 우리 옆에서 우리의 목줄을 죄어 오게 되므로 거시적으로 보면 그렇게 황당한 이야기도 아니라고요. 다만 절대적인 환자의 증가를 유도하는 정책이 따라주어야 가능한 이야기라고요. 그래서 강동구에서 시도되고 있는 만성질환 관련 구강보건사업의 필요성을 언급하기도 했습니다.

결론적으로 조급해한다고 그들이 우리가 원하는 방향으로 쉽게 방향을 전환하지는 않을 것 같습니다. 물론 대부분은 미안해하는 마음이 있기 때문에 선배로서 천천히 가입하라고 여유를 주는 편이 더 좋을 것 같습니다. 동시에 입회비 2년간 유예, 초기 개원의에 대한 연회비 차등부과 등의 문제를 기존 회원들에게 양해를 구하는 작업부터 시도해 보면 어떨까 생각해 봅니다.

치과를 개원하기 위한 필수사항으로 규정한다고 해서 저항이 없어진다고 생각하지 않습니다. 정말 어려워서 그렇다고 생각하고 따뜻하게 보듬어 주세요. 그렇게 하는 것이 어쩌면 가장 빠른 방법일 수도 있습니다. 그리고 혹시 분회장으로서의 욕심이 개입되지 않았는지도 생각해 보면 분한 마음이 풀리는 데 도움이 되지 않을까 합니다.

정책전문가과정 1기 수강생 모임 (2016. 04. 02.)

3월 31일 정책전문가과정 1기 첫 모임에서 강신익 교수님의 '구강보건 리더십'에 관한 강의를 듣고 많은 감명을 받았다. 많은 수강생들이 바쁘거나 일의 우선순위에서 밀린다는 생각에 이렇게 저렇게 노력해 보았지만 아직은 역부족임을 느껴서 자칫 모임의 분위기나 열정이 가라앉을 수도 있었는데, 차라리 소수 인원이라는 이유와 교수님의 편안한(?) 강의 방식에 편승하여 자유로운 질문과 토론 형식으로 강의 내용에 걸맞는 심도 있는 교감이 이루어진 느낌이었다.

의학과 치의학의 발전상을 역사적으로 유럽과 미국으로 분류하여 설명하면서 현재의 치과계 문제점들을 바라보는 관점에 관하여 짚어 주었고, 미국 근대사에 있어서 '의학은 과학이다'라는 관점의 시작과 플렉스너 보고서, 4+4의 근원, 뉘른베르그 강령과 헬싱키 선언의 역사적 배경 등을 강의 전반부에 설명해 주었다. 그중에서 몇 가지 내용을 간단하게 정리해 보고자 한다.

먼저 '윤리'라는 부분에 대해 의외이면서도 신선한 관점을 말씀하셨다. 우리의 고정관념인 윤리는, 우리의 욕망을 억누르는 것이라는 관념에서 윤리란 우리가 행복하기 위해서 추구하는 것으로 전환시켜 주었다. 즉 이러한 방향이라면 윤리 문제는 해결책이 우리 주위에 가까이 있음과 함께 너무나도 쉽고도 자연스러운 흐름으로 다가올 수 있다는 생각이 들었다. 방법론적으로는 관련 프로그램에 노출하고 담론을 활성화하는 것을 들어주며, 차후에 윤리에 관한 강의 동영상을 온라인으로 공개하겠다고 했다.

다음으로 훌륭한 의료인 양성의 중요한 축인 의학교육의 변화에 관해 말씀하셨다. 변화의 요인으로 학교교육시스템의 인증평가와 같은 '평가'와 '국시'라는 면허관리시스템과 생명의학 교육목표, 치의학 교육목표, 치과의사 핵심역량으로 분류하여 설명해 주었다.

이에 연계하여 교수님이 실행하고 있는 '거꾸로 교실'을 예로 들었다. 즉 강의 동영상을 집에서 미리 보고 수업시간에 토론할 질문 내용을 제출하여, 수업시간에는 다른 학생과 토론하는 방식이다. 학습자 중심의 방식이라서 많은 장점이 있기는 하나, 기존 교수님들의 반발이 만만치 않다고 했다. 학생들이 졸지 않고 말을 많이 하는 장점을 말씀하시나, 학생들의 공정한 판단, 즉 줄세우기 성적의 필요악적인 요소에 대한 질문에는 공정성 자체에 의문을 제시했다. 즉 경쟁의 종착점에서 주관적 선발과 성적의 불필요성을 주장하시나, 이것은 입학사정관과 같은 선발자와 전공의 선발권을 가진 교수들의 주관적 평가에 대한 신뢰의 문제로까지 주제 범위가 확장되는 사안이라서 간단한 부분은 아닌 듯싶다.

리더십을 논하면서 '나를 따르라'의 시대는 지나가고, 피지도부와 어떻게 소통하느냐의 문제가 중요하며, 그 사람을 배우고 장점을 찾아가면서 그들이 인정받는 느낌을 받도록 해야 한다고 말했다. 즉 리더십 훈련으로 소통과 팀워크, 윤리와 감정(emotion)을 함께 강조했다.

2006년 치과의사윤리 강령의 연구책임자 시절에 형식적인 공청회 등을 거치기는 했지만 소통이 부족했음을 고백하며, 당시에 계속적인 개정의 필요성을 언급했으나 현재까지 그대로 방치되고 있는 문제점을 지적했다. 빠른 시일 내에 실천가능하고 구체적인 문구들을 이용하고, 충분한 소통을 거쳐서 개정하기를 권유하며, 회원뿐만 아니고 일반인들에게도 공개하기를 주장했다. 히포크라테스 선서가 만들어질 당시에도 문제가 많은 시절이었음을 짐작할 수 있고, 사실 그 선서문은 학생과 선생 간의 노예계약과 같은 문건이라고 하며, 윤리란 개념이 표면으로 나오는 상황은 그만큼 위기의식이 고조된 것이라고 평가했다.

마지막으로 현재 상태의 유지보다는 변화를 이끄는 리더십을 위한 예화를 제시했다.

1862년 강진에 유배 간 다산이 제자 황상에게 한 말이다.
황상 : "저는 머리도 나쁘고 앞뒤가 막히고 분별력도 모자랍니다."

다산 : "하지만 넌 공부하는 자들이 갖고 있는 세 가지 결점을 하나도 갖고 있지 않구나."

學子有大病三(학자유대병삼) : 배우는 자에게는 세 가지 큰 병이 있을 수 있다.

一敏於記誦(일민어기송) : 첫째는 기억력이 뛰어난 결점. 한 번 보면 척척 외우는 아이들은 그 뜻을 깊이 음미할 줄을 모른다.

二銳於述作(이예어술작) : 둘째는 글 짓는 재주가 좋은 결점. 제목만 주면 글을 지어내지만 저도 모르게 경박하고 들뜨게 된다.

三捷於悟解(삼첩어오해) : 셋째는 이해가 빠른 결점. 한마디만 던져주면 금세 말귀를 알아듣지만 곱씹지 않으므로 깊이가 없다.

둔하지만 공부를 파고드는 사람은 식견이 넓어지고, 꽉 막혔지만 그것이 한번 뚫리면 거칠 것이 없으며, 답답하지만 꾸준히 연마하는 사람은 그 빛이 더욱 반짝인다. 이후 황상은 훌륭한 시인이 되었다고 하며, 추사 김정희도 글을 칭찬했다고 한다.

쉽게 말씀하셨지만 깊게 생각해 보면 한없이 고민해야 할 부분이 많은 그러한 이야기들, 그러나 이제는 더 이상 미룰 수 없는 상황까지 와 버린 듯한 중요한 문제들, 이제 얼마나 많은 이들이 공감하고 함께 헤쳐 나가려는 의지가 모이느냐의 문제로 집약된다. 학부학생의 교육, 기존 의료인에 대한 공감 유도와 토론, 함께 협력해야 할 치과계 집단의 협심, 일반 국민에 대한 홍보, 효율적인 정책적 접근 등 전방위적인 문제의식과 접근 방법을 모색해야겠다는 생각이 드는 시간이었다.

김용익 의원의 의정활동에 관한 간담회

2016년 4월 19일 함춘회관에서 김용익 의원을 모시고 4년간 국회에서의 활동에 관한 내용을 듣는 시간을 가졌다. 김 의원은 '국회를 엿본 상황'이라고 말하며 국회의 기능에 관한 내용으로 강연을 시작하였다.

국회의 첫 번째 기능으로 입법활동에 관한 내용에서는 의료인의 직업적 활동, 자격, 가능 활동 범위 등에 관한 의료법, 복지부와의 관계 등 생각보다는 디테일한 부분으로써, 이를 바꾸기 위해서는 법 개정의 절차가 필요한데, 실제로 접해 보니 밖에서 보는 것보다 훨씬 복잡하다고 한다. 국회의 두 번째 기능으로 예산, 결산 부분을 언급하였다. 예산의 경우에는 국회의원 입장에서는 무엇인가 건질 것이 있는 상황인 데 반하여, 결산 분야는 행정부 감사에 매우 중요하지만 거의 챙기지 않는 분위기라고 한다.

300명의 의원이 상임위를 구성하는데, 보건복지위원은 20여 명, 법안 소위원회에 7~8명에서 10여 명이 배정되고, 예산결산소위와 검토한 후에 소위의 초안이 의결되어 상임위에 상정되면 대개 통과된다고 한다. 즉 의원이나 정부의 입법안이 소위 심의를 거치고 전문위원들이 검토한 후에 의견을 내면, 의원들이 듣고 행정부에 질문하고 상임위에서 가결시키는 과정을 거친다고 한다. 이러한 법안은 법사위를 거치고, 예산은 예산결산위원회를 거쳐서 본회의를 통과하여 효력을 발휘한다고 한다. 이와 같이 본회의에서는 다른 상임위에서 올라온 법안들에 관해서는 잘 모르면서 표결하는 경우가 있는데, 해당 상임위의 검토를 전제로 진행되는 것이고, 나중에 계수조정소위에서 삭감되는 경우가 많다고 한다.

국회의원이 본회의장에 참석하는 것이 그들의 본연의 임무와 거의 무의미하다고까지 하면서, 사실 의원실에 앉아서도 내부 전산망으로 볼 수도 있고, 상임위의 경우도 마찬가지라고 한다. 우리는 보통 언론에서 본회의장에 참석하지 않은 의원들을 질타했는데, 실제 의원 활동과는 다르다는 내용이다.

세 번째로 행정부의 감사기능으로써 가장 큰 행사로는 국정감사를 들 수 있다고 한다. 일정에 따라서 장관과 산하기관, 즉 건보공단, 심평원, 결핵협회 등을 감사하는데, 작은 단체는 매년 시행하지는 않는다고 한다. 때때로 짝수 달에 국회가 열리면 장관을 부를 수도 있으므로 연 6~7회 질문을 할 수 있다고 한다.

다음으로 국회의원들은 우리가 생각하는 것보다 대체로 일을 많이 한다고 한다. 즉 언론에 비치는 모습과 내용으로 일부에서 주장하는 무노동, 무임금은 거의 해당사항이 없으며, 언론이 잘못된 행태를 하는 것이라고 한다. 다만 진정한 문제점은 의원들이 지역구 활동에 너무 많은 시간을 사용한다는 것이고, 거의 대부분 지역구 의원들은 70~80%를 지역민을 만나는 시간으로 사용하는데, 이것이 민의수렴을 위한 활동이라기보다는 재선을 위한 요식행위이니, 정책 연구를 통한 법안 발의나 행정부 감사 등 본연의 활동에 미진할 수밖에 없다는 것이다.

승자독식의 소선거구제의 문제점을 지적하면서, 지역대표성은 지자체 대표로서 충분한 시대임에도 불구하고 국회의원에게 짐을 지움으로써 여러 가지 폐단이 발생된다는 의견이다. 예를 들어 농어촌의 대표적인 경우로 무주, 진안, 장수와 해남, 완도, 진도의 지역구 의원은 군마다 사무소를 운영해야 하므로 유지 비용 문제가 발생하고, 이로 인해 군의원으로부터의 갹출 문제가 자연스럽게 발생된다는 것이다. 또한 서울에서 관악갑과 관악을로 나뉘어지는 지역구에서 지역 대표성은 의미가 없다는 지적이다. 즉 대선거구제나 광역비례대표 방식으로 선출된다면 의원들이 지역구에 소모적으로 돌아다니지 않고 정책연구에 매진하여 멋진 정책을 만들어내기 위해 노력할 수 있다는 의견이다.

지역구의 돌잔치까지 찾아다니느라 시간낭비와 경조사비를 통한 비용으로 세비로 받는 월 천만 원 정도는 모자를 지경이라고 한다. 또한 국가 지원인 보좌관 9명(기사와 비서 포함) 중 절반 정도는 지역구를 관리하느라 정신이 없는데, 비례대표인 김 의원은 지난 4년간 7명을 정책연구에 투입할 수 있었다고 했다. 경기도와 같은 수도권의 지역구 의원은 각종 지역구 행사에 불참하는 핑계도 마땅치 않아서 하루에 두 번씩 왕복하는 경우를 보면서 초인적이라는 생각까지 들었다고 한다.

국회의원에 대한 특혜는 처음에는 100~200개나 된다고 하여 나름 기대를 가졌는데, 세비 천만 원은 사실상 적자상태이고, 선거 패배 등의 이유로 10년 이상 정치낭인 생활을 하는 분들은 해수욕장의 아이스크림 장수와 같은 신세로 생활의 안정을 기대하기 힘들다고 한다. 그나마 합법적 출구였던 출판기념회가 불가능해지고, 보좌관 8~9명의 연봉을 합산한 특혜 계산 방식은 김 의원의 청와대 수석 시절과 비교하면 함께 일했던 20여 명의 직원 연봉을 합한 것과 같은 의미로써 특혜로 보기는 힘들다고 한다. 그리고 공직자들과 같이 출장비, 판공비, 업무추진비가 주어지지 않는다고 했다.

물론 약간의 주관적 요소는 있을지라도 정치인과 국민 사이를 이간질하는 양상인 언론이 사실 그대로를 보도하는 것이 중요한데, 그렇지 못함으로 인해 국민들에게 실제로 비쳐지는 정치인들의 모습이 많이 왜곡되어 있는 것 같다고 한다. 또한 국회에 관한 언론 보도에 있어서 자기들의 견해가 너무 많이 들어감으로써 왜곡되는 현상이 심하므로 정치개혁에는 나름대로의 소설을 쓰는 언론개혁이 함께 전제되어야 한다고 했다.

다음은 공공의료에 관한 내용으로, 진주의료원 폐쇄사건을 통해 국민에게 공공의료의 문제를 각인시키는 계기가 되었고, 19대 국회에서 처음으로 이 문제로 인한 단식투쟁을 2회에 걸쳐서 수행한 내용을 언급했다. 또한 이를 의료민영화와 대치시킴으로써 비록 공공의료의 수적인 증가는 이루지 못했지만 '착한 적자'는 인정받을 수 있는 발판을 마련했다고 한다. 그리고 대체적으로 보건복지위원회에서 여야의 정치적 의미가 걸려 있는 첨예한 내용 이외에는 여야 의원들이 각 분야의 전문가로서 의견 조절이 잘 되는 편이라고 한다.

마지막 남겨진 19대 국회에서의 목표로 의료전달체계의 확립을 위하여 300병상 미만 병원의 신규 설립이 불가하도록 하는 법안의 통과를 위해서 노력하겠다고 했다. 왜냐하면 중소병원은 병원도 아니고 의원도 아닌 상태로 현재로시는 정상직인 경영이 불가능한 환경이라는 것과 각종 불법적인 요소를 이용한 운영으로 암흑의 터널이라는 용어까지 사용하였다.(통과 여부는 확인 못함.) 즉 인천의료원의 예를 들면서 외래환자를 전혀 보지 않고 입원환자만으로 유지함으로써 지역 의원들과 진정으로 환자를 의뢰하는 보완재적인 관계를 구축하려고 한다는 것이다. 단 착한 적자는 당분간 공적으로 보존해 준다는 조건이 필요하지만, 이러한 과정의 확립에서 치과전문의 문제의 해결책도 보인다고 언급했다.

강연 말미에 이런 말씀을 했다. 4년 동안 이렇게 변하지 않기도 쉽지 않았다고. 관용차를 타면서도 "이것은 내 차가 아니다"라고 매일매일 반성하면서 지금의 마음 상태를 유지해 왔다고.

강연을 들으면서 메모한 내용을 두서없이 나열했지만, 언론을 통해서 전해 듣는 내용과 차이가 있는 것은 분명해 보인다. 우리 치과계의 첨예한 문제들에 관하여 한탄과 막연한 비판, 그리고 무기력한 무관심의 대상이었던 정치권의 민낯에 조금이라도 다가서는 계기가 되었다는 데 의의를 두고자 한다.

3. 경기지부에서의 회무 시작

2015년 초 부천분회에서 부회장직을 자발적으로 수행하면서 제법 열정이 있었던 것으로 기억된다. 일례로 당시 서울시 강동구의 'NCDs 예방관리사업 연계 구강건강관리 프로그램 및 자료개발'이라는 연구사업에 대하여 관심을 갖기 시작하였다.

부천에서도 시도하면 좋겠다는 의욕으로 부천분회 임원들과도 논의해 보았고, 지역보건소에도 메일로 제안해 보고, 경기지부 타 분회에도 제안해 보았다. 그러나 주위 의견을 들어보니 분회 차원의 진행에 무리가 있다는 생각이 지배적이었다.

그러한 와중에 치의신보 광고를 통해 '정책전문가과정'을 9월부터 수강하게 되고, 주위 선배님들의 추천과 정진 경기지부장님의 배려로 경기지부 정책연구이사로 회무를 시작할 수 있었다. 회무 감각을 익히기도 전에 의욕만을 앞세워 소소한 좌충우돌을 겪기도 했다.

전문의제도의 마지막 단계, 치과계 직선제를 둘러싼 진통들, 관련 임총에 대한 생각들을 여러 단톡방과 언론사에 기고글을 쓰면서 회무에 대한 다각적인 숙고의 시간들을 보냈다.

가맥스에 관한 내부적 고민은 무엇인지, 그 결정에 대한 주요 기준과 결정 과정 시스템은 어떤지, 직선제나 전문의제도의 미묘한 입장과 이해관계에 관한 부분들도 어렴풋이나마 느낄 수 있었다.

그렇게 치협과 서울지부, 경기지부의 직선제에 관한 규정이 완성되어 가는 과정에서, 당시 회원들의 의견 수렴을 위한 물리적 시간이 부족함을 안타까워했던 개인적 걱정의 시간들이 떠오른다. 그마저도 많은 이들의 이해관계 속에서 함께 어우러져 가고 있었음을 한참 후에야 깨달았다.

경기도치과의사회 회원으로서의 자부심

3월 26일 경기도치과의사회 제63차 정기대의원 총회를 마치고 나름의 결과물을 보면서 우리 치과계의 살아 있음과 미약하나마 희망이 있음을 느꼈다.

사실상 치과인의 한 사람으로서 언급하기도 꺼려지는 내용들, 해답도 없기에 무관심하고 싶어지는 사안들이었다. 귀찮고 지루해서 집요하게 제기하는 이들에 대한 짜증 섞인 표정들이 얽혀 있는 가운데에도 적나라하게 꺼내든 총회 상정 안건들은 어떻게 보면

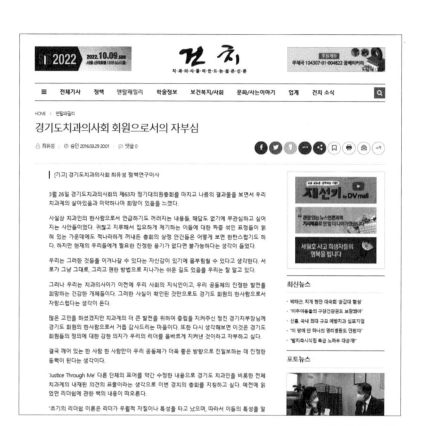

한탄스럽기도 하다. 하지만 현재 우리에게 필요한 진정한 용기가 없다면 불가능하다는 생각이 들었다.

우리는 그러한 것들을 이겨 나갈 수 있다는 자신감이 있기에 몸부림칠 수 있다고 생각한다. 서로가 그냥 그대로, 그리고 편한 방법으로 지나가는 쉬운 길도 있음을 우리는 잘 알고 있다. 그러나 우리는 치과의사이기 이전에 우리 사회의 지식인이고, 우리 공동체의 진정한 발전을 희망하는 건강한 개체들이다. 그러한 사실이

확인된 것만으로도 경기도 회원의 한 사람으로서 자랑스럽다는 생각이 든다.

많은 고민을 하셨겠지만 치과계의 더 큰 발전을 위하여 중립을 지켜주신 정진 경기지부장님께 경기도 회원의 한 사람으로서 거듭 감사드리는 마음이다. 또한 다시 생각해 보면 이것은 경기도 회원들의 정의에 대한 강한 의지가 우리의 리더를 올바르게 지켜낸 것이라고 자부하고 싶다. 결국 깨어 있는 한 사람 한 사람만이 우리 공동체가 더욱 좋은 방향으로 진일보하는 데 진정한 동력이 된다는 생각이다.

'Justice Through Me' 다른 단체의 표어를 약간 수정한 내용으로 경기도 치과인을 비롯한 전체 치과계의 내재된 의견의 표출이라는 생각으로 이번 경치의 총회를 지칭하고 싶다. 예전에 읽었던 리더십에 관한 책의 내용이 떠오른다.

"초기의 리더십 이론은 리더가 우월적 자질이나 특성을 타고났으며, 따라서 이들의 특성을 알면 성공적인 리더십을 파악할 수 있다는 관점에서 이뤄졌다. 그러나 최근의 이론 중 하나인 '슈퍼 리더십'은 하위자들로 하여금 자기 스스로 리드할 수 있도록 도움을 주는 리더십을 일컫는다. 결국 모두가 리더다. 회사, 학교, 작게는 집안 내에서 훌륭한 리더로서 행동하지 못하는 이가 더 큰 사회의 리더로 성공할 리가 없다. 최근의 리더십 이론 또한 한 명의 특출한 리더가 사회를 바꾸기란 어렵다는 한계를 인정하고, 구성원 모두에게 리더십과 소속감을 가질 수 있도록 독려하는 리더에게 가치를 부여한다."

우리 모두가 리더라는 이야기와 한 명의 특출한 리더가 사회를 바꾸기 어렵다는 언급에 너무나도 공감이 된다.

1) 경기지부 선출직 부회장 출마

첫 번째 직선제에 나섰던 경험

정책전문가과정에서 다양한 강의를 듣고 경기지부에서 회무에 임하였으며, 치과계에 처음 도입되는 직선제와 오랜 고민거리였던 치과전문의제도의 기수련자 문제를 나름 심도 있게 고민해 보았다. 의료영리화와 1인1개소법이 이슈였던 시기에, 치협의 선거캠프에 참여하였고, 경기지부 선거에서 선출직 부회장을 제안받았다. 그렇게 치과계의 본격적인 첫 직선제 시대에 경기지부 선거를 통해 직선제를 경험하였다. 먼저 같은 해에 시행되었던 치협 회장 선거캠프에서 활동하던 시절의 생각을 돌아보았다.

2017년 이상훈 캠프에서의 경험

사실 치협 회장 선거캠프에서 열심히 선거운동을 하는 목적 중에는 치협에서 등기임원으로서 회무를 수행해 보고자 하는 마음이 있었을 것이다. 물론 필자도 지부 임원으로서의 열정에 한계점을 느끼면서, 치과계를 대표하는 치협 임원으로서의 책임감을 체험해 보고 싶은 소망이 있었다. 결국 경기지부 선출직 부회장직을 선택했지만, 당시에는 제법 고민스러운 과정이었다.

2017년 치협 회장 선거 당시에 서울, 경기, 인천지부 주관의 협회장 후보 초청 정견발표회는 물론 멀리 경남지부가 주관하는 창원에도 다녀왔다. 경남지부 회원들의 분위기와 그분들의 궁금한점, 그리고 수도권과 다른 점을 느껴보고 싶은 심정이었다.

치열한 정견발표회 이후에는 경남지부에서 준비한 와인을 마시면서 테이블별로 회무는 물론 다양한 이야기를 나누었다. 특히 페북에서 인사를 나누었던 황상윤 감사님이 멀리서 왔다고 귀한 책도 선물해 주셔서 뜻깊은 자리였다. 몇몇 분의 후보자들과 심야버스로 새벽에 고속버스터미널에 도착하니, 너무 피곤하여 당일 치과진료는 그야말로 정신이 거의 없었다.

국군진해병원에 근무하던 군의관 시절에는 마산이나 창원을 심야버스로 자주 다녔는데, 어느덧 세월이 지나고 보니 그 후유증이며칠을 갔던 것 같다.

대의원제도, 그 합당성에 대한 의구심

치과계 최고의결기구인 대의원 총회가 과연 3만여 회원들의 의견을 대표하는가의 의구심과 함께, 어느 일간지 칼럼 내용 중에 언급된

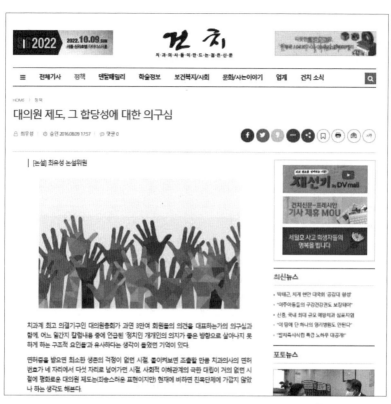

'정치인 개개인의 의지가 좋은 방향으로 살아나지 못하게 하는 구조적 요인들'과 유사하다는 생각이 들었던 기억이 있다.

면허증을 받으면 최소한 생존의 걱정이 없던 시절, 돌이켜보면 조촐할 만큼 치과의사의 면허번호가 네 자리에서 다섯 자리로 넘어가던 시절, 사회적 이해관계의 극한 대립이 거의 없던 시절에 평화로운 대의원제도는 (죄송스러운 표현이지만) 현재에 비하면 친목단체에 가깝지 않았나 하는 생각도 해본다.

이제 사회적 모든 여건의 변화와 젊은 치과의사의 급격한 증가, 그리고 그들의 어려움 등이 그동안 평화롭던 대의원제도에 대한 근본적 문제점을 생각하도록 부추긴다.

정확한 역사적 고찰과 변화된 사회상의 통계적 수치, 회원들의 민의수렴 등을 통한 정밀한 연구는 더욱 능력 있는 분들에게 충분한 지원을 통한 연구를 부탁하고, 본 필자는 많은 사람의 머릿속에서만 맴도는 생각들을 모아서 논의의 시작을 촉발시키는 데 만족하고자 한다.

먼저 올해 열린 임시총회와 정기총회에 참석한 대의원들의 구성이 과연 진정한 민의를 수렴할 수 있는 것인가의 의구심으로 시작된다. 대의원의 구성과 어떻게 선출되는가의 부분들이 어떤 식으로든 공개되어 있을지라도 많은 회원들이 찾아보기에는 힘든 곳에 숨겨진 형국이고, 사실상 회원들의 관심 밖이라는 사실이 회무에 관여하는 협회나 지부의 임원진들에게 면책사유가 되기는 힘들다는 생각이다.

닭과 계란 중에서 어느 것이 먼저냐의 문제에 쉽게 답할 수는 없지만, 분명한 문제점임에는 틀림없는 사실이다. 왜냐하면 여기서 시작되는 문제는 회무에 대한 무관심과 비협조, 회비 납부율 저하로 이어져 치과계 전체의 결집된 힘의 부재로 이어지기 때문이다.

두 번째로는 대의원 총회에서 결의된 내용에 대한 구속력의 부분이다. 공동체에서 다양한 의견이 존재하는 것은 너무나 당연하나, 나름의 통일된 제도나 정책을 완성하기 위해서는 여러 방식에 따른 의견수렴과 의결과정이 이루어질 수 있다. 합법적 과정을 통한 의결사안에 대하여 개인적인 일탈이 아니라 조직적으로 반대의견을 정부기관에 주장하는 행위는 개인적 자유를 빙자해 소속 공동체의 발전에 역행하는 부적절한 행위인 것이다. 이는 대의원 총회의 권위와 함께 최소한 표면적으로는 복지부 입법예고안에 반대하는 치협 집행부의 권위도 인정하지 않는 위법행위로 규정할 수 있으며, 이 또한 대의원제도 자체의 문제점으로 비쳐질 수 있다는 생각이다.

세 번째로는 지난 6·19 임총 소집에서부터 총회 결과의 해석과정까지를 살펴보면, 과연 이러한 임시총회가 어떤 의미가 있는가의 문제에 도달하기 전에 상식적으로 납득이 가지 않는다는 점 또한 대의원제도의 문제로 바라볼 수 있다는 생각이다.

그리고 분명 임시총회 결과의 유권해석을 받았음에도 불구하고 회원들에게 비밀로 하는 이유는 무엇인지 궁금하다. 그 비용을 분명히 서치든 협회든 소속 회원들의 회비로 충당했다는 사실이 또한 서글프다는 생각이 든다. 이에 대한 책임은 당장의 탄핵감이요, 차후에라도 분명한 책임을 물어야 하는 사안이라는 생각이다.

네 번째로는 최근 경기도치과의사회에서 일어난 협회 대의원 배정에 관한 문제이다. 여러 관점이 존재하지만, 치과계 최고의결기구인 대의원 총회에 관한 회원들의 관심과 참여 욕구 측면으로 해석한다면 긍정적으로 바라볼 수도 있다. 즉 전체 회원의 숫자가 급격하게 증가되었고, 예전보다 대의원 총회에 대한 관심이 높아지는 추세라면, 대의원 절대수의 증가가 고려되어야 한다.

대의정치(代議政治)의 장점과 단점은 분명히 존재한다. 그러나 주변 여건의 변화와 회원들의 요구도에 따라 보완되고 진화하지 않는다면, 그 존재 가치는 주인인 다수 회원들의 관심으로부터 점점 멀어져 갈 수밖에 없다. 그에 따른 권위의 실추는 외길 수순이다. 그 악순환의 고리를 끊는 일은 다수 회원들의 권리라서 누가 대신해 줄 수 없는 것이다.

4월 29일 치협 대의원 총회의 의미 부여

우리는 공동체의 발전과 구성원들의 행복, 안녕, 만족 등의 목적을 위한 합의방식으로 나왔던 고대 그리스에서의 직접민주주의 형식을 유지하기 힘들기 때문에 대의제도를 선택하고 있다.

그러나 그에 대한 여러 가지 단점이 존재하는 것은 분명한 사실이기에, 국가와 이익단체 모두 다양한 보완책을 고민하고 있으며, 그 완결성은 아마도 구성원들의 관심과 참여로 이루어지는 것이라고 생각한다.

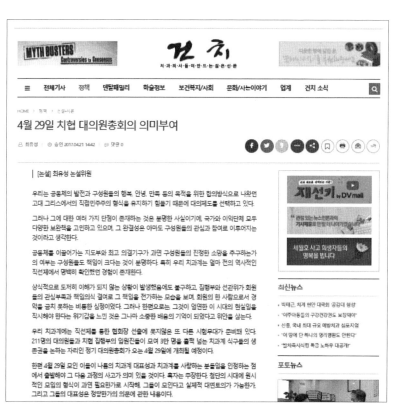

공동체를 이끌어가는 지도부와 최고의결기구가 과연 구성원들의 진정한 소망을 추구하는가의 여부는 구성원들도 책임이 크다는 것이 분명하다. 특히 우리 치과계는 얼마 전의 역사적인 직선제에서 명백히 확인했던 경험이 존재한다.

상식적으로 도저히 이해가 되지 않는 상황이 발생했음에도 불구하고, 집행부와 선관위가 회원들의 관심 부족과 책임의식 결여로 그 책임을 전가하는 모습을 보며, 회원의 한 사람으로서 경악을

3. 경기지부에서의 회무 시작 **71**

금치 못하는 비통한 심정이었다. 그러나 한편으로는 그것이 엄연한 이 시대의 현실임을 직시해야 한다는 위기감을 느낀 것은 그나마 소중한 배움의 기억이 되었다고 위안을 삼는다.

우리 치과계에는 직선제를 통한 협회장 선출에 못지않은 또 다른 시험무대가 준비돼 있다. 211명의 대의원과 치협 집행부 임원진들이 모여 3만 명을 훌쩍 넘는 치과계 식구들의 생존권을 논하는 자리인 정기 대의원 총회가 오는 4월 29일에 개최될 예정이다.

한편 4월 29일 모인 이들이 나름 치과계의 대표성과 치과계를 사랑하는 분들임을 인정하는 점에서 출발해야 그 다음 과정의 사고가 의미 있을 것이다. 혹자는 주장한다. 첨단시대에 원시적인 모임의 형식이 과연 필요한가로 시작해, 그들이 모인다고 실제적 대면토의가 가능한가, 그리고 그들의 대표성은 정당한가의 의문에 관한 내용이다.

총회 형식과 대의제도의 단점을 적나라하게 들춰낸 주장임에는 틀림없다. 그러나 지난 협회장 직선제에서 우리는 분명히 확인했다고 생각한다. 우리 시대 스마트폰의 보급률과 그 스마트폰과 우리네 삶의 밀접성에 비하면 놀라울 정도의 우편투표 희망자의 비율이 그것이다. 그것이 비록 자의에 의한 결정인지는 모르겠지만, 선거인 명부의 자료 확인 과정의 어려움을 고려한다면, 더 큰 문제점이 분명히 도사리고 있다는 생각이다.

여러 측면에서 개선점이 존재하는 것은 분명하지만, 일단 현실적인 환경에서 생존할 방안을 모색하는 것이 우선순위라는 생각이다. 현 단계에서 구성원들의 관심과 참여의 구체적 힘으로 개선할 수 있다는 희망마저 매몰시켜서는 안 된다는 것이다.

당장 현실적으로 시급한 사안은 대의원 총회에서 대의원 211명에게 주목하는 것이다. 그들이 무엇을 결정하고, 각자 대의원들은 과연 누구를 대신하기 위하여 선출된 대의원인가의 문제에 관심을 집중해야 하는 것이다. 그리고 그 결정사항들이 문제가 있다면, 다수 회원들이 의문을 제기하고, 최후의 방법인 '사원총회'라는 카드를 고려하면 되는 것이다.

4차 산업혁명시대, 첨단 IT시대에도 결국 사람이 중심부에 존재하는 것은 불변의 진리라고 생각한다. 우리는 최근의 직선제에서와 같이 무시당하고 살아갈 것인가의 기로에 서 있는 것이다.

211명 대의원 정원에 대한 숙고의 필요성

매년 211명의 대의원들은 총회라는 이름으로 모여 치과계의 주요 사항을 결정해 오고 있습니다. 먼저 그러한 과정에 대한 의미 부여를 얼마나 많은 치과의사들이 체감하고 있는가를 생각해 보고자 합니다.

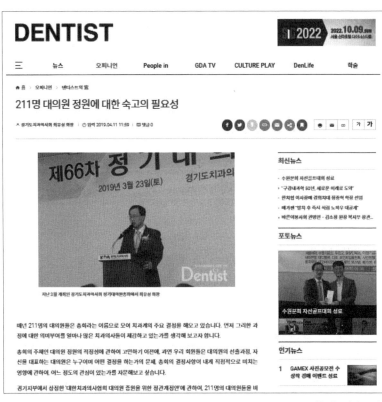

〈출처: 덴티스트〉

총회 주체인 대의원 정원의 적정성에 관하여 고민하기 이전에, 과연 회원들은 대의원의 선출과정, 자신을 대표하는 대의원은 누구이며 어떤 결정을 하는가의 문제, 총회 결정사항이 내게 직접 미치는 영향에 대해 어느 정도 관심이 있는지 자문해 보고 싶습니다.

경기지부에서 상정한 '대한치과의사협회 대의원 증원을 위한 정관개정안'에 관하여 211명의 대의원들을 비롯한 치협 회원들의 숙고를 바라는 마음에서 제안하고자 합니다.

대의원 정원 211명이 매년 증가되는 치협 회원수에 비하여 부족하다는 의견, 최근의 대의원 총회가 진정 다수 회원들의 민심을 대변하고 있는가의 의구심, 대의원 선출방법이 과연 민주적인가의 여부, 그리고 일부 회원들의 협회비 납부에 대한 반발감 등의 문제는 각각 별개의 사안이면서도 모두 관련성이 있다고 생각됩니다.

'대의원 증원'에 대하여 현재 반대논리로 대두되고 있는 점은 협회 강당의 수용인원이 200여 명이라는 현실적인 여건, 그리고 증원된 대의원의 배려대상인 여성과 젊은 치의, 공공의료기관 소속 치의 등 소외된 회원들의 회비 납부 실적이나 회무 참여도에 대한 회의감을 꼽을 수 있습니다. 그러나 이러한 이유들이 대의원 증원의 필요성과 당위성을 가로막을 수 있는가의 의구심이 있습니다.

최근 들어 치협 총회의 결정사항이나 치과 관련 정책들이 회원들에게 직접적으로 영향을 미치는 정도가 점점 커지고 있는 상황입니다. 이는 곧 치협 총회가 회무에 깊이 관련된 사람들만의 행사로 전락해서는 안 되는 이유이고, 더욱 많은 회원들의 참여를 유도해야 하는 대의명분이기도 합니다. 즉 회무에서 소외된 회원들의 대의원 진입을 위한 선제적인 제도적 장치가 필요한 시점인 것입니다.

다음의 근원적인 질문으로 '대의원 증원안'을 숙고해 보기를 제안하고 싶습니다.

"현재의 치협 대의원제도에 만족하고 있는가?"

이는 협회비 납부의 여부, 회무에 대한 관심도의 정도, 대의원 신분인가의 문제와는 별개로 질문하는 것입니다. 또한 총회라는 행사의 진정한 생명력에 관한, 그리고 대의민주주의의 본질에 관한 질문입니다. 그리고 산적한 문제점들을 해결해야 할 치과계의 앞길에 새로운 세대의 참여가 절실하다는 것입니다. '대의원 증원 안'은 치과계 구성원 모두가 함께 고민해 볼 만한 가치가 있다고 생각합니다. 그리고 4월 21일 대구 총회에서 211명의 대의원들에게 현명한 판단을 구하고자 합니다.

최근 2개의 칼럼을 읽고

먼저 의협의 후진성을 보았다는 의협신문의 '과로 부르는 의협, 상근이사 증원 시급하다'라는 칼럼을 읽고 많은 공감을 했습니다. 언론인과 공무원을 역임했다는 칼럼의 필자는 의협 홍보 및 공보 자문위원으로 활동하는 분입니다.

칼럼 요지는 협회의 현재 인원으로 어떻게 국회를 상대하고, 보건복지부 등 정부 부처를 상대하고, 수십 개에 이르는 언론이나 시민단체를 상대하고, 보험 현안을 처리할 수 있는가의 부분이 그 첫 번째요, 수가에 대한 이야기를 하면서 비상근 상임이사들의 보수조차 제대로 챙겨 주지 않는 조직의 모순점이 두 번째입니다.

가장 '전투력을 갖춘 집단'으로 평가받는 민노총에 상근자가 얼마

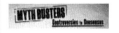 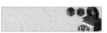

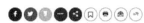

최근 2개의 칼럼을 읽고

최유성 | 송인 2019.05.22 16:23 | 댓글 0

| [특별기고] 경기도치과의사회 최유성 회장

먼저 의협의 후진성을 보았다는 의협신문의 과로 부르는 의협 상근이사 증원 시급하다라는 칼럼을 읽고 많은 공감을 했습니다. 언론인과 공무원을 역임했다는 칼럼의 필자는 의협 홍보 및 공보 자문위원으로 활동하는 분입니다.

칼럼의 요지는 협회의 현재 인원으로 어떻게 국회를 상대하고 보건복지부 등 정부 부처를 상대하고 수십개에 이르는 언론이나 시민단체를 상대하고, 보험현안을 처리할 수 있는가의 부분이 그 첫 번째요 수가에 대한 이야기를 하면서 비상근 상임 이사들의 보수조차 제대로 챙겨주지 않는 조직의 모순점이 두 번째입니다.

가장 '전투력'을 갖춘 집단으로 평가받는 민노총의 상근자가 얼마인지 알아보았냐는 질문과 함께 현실에서 '일당백'은 없고 무협지에서나 존재한다고 합니다. 결론은 연회비로 운영되는 조직의 특성이 존재하기는 하지만, 대한민국 의사들의 미래를 위해 의협에 투자하라는 내용입니다. 현 집행부를 위함이 아닌 의사 집단의 현실과 미래를 위함이고, 대한민국 의료의 발전을 위함이라고 첨언합니다.

의협 총회를 앞두고 의협 대의원들을 설득하기 위한 목적으로 보입니다. 그러나 지난달의 치협 총회의 모습을 생각하면 더욱 침참하다는 생각이 들었습니다.

2019년 회계연도 사업계획 및 예산안 심의과정에서 고정성 경비를 제외한 위원회 운영비용의 절대적 부족을 이유로 적립금 회계로 산입되는 과년도 회비를 한시적으로 일반회계로 이관한 수정1안을 통과시켰기 때문입니다.

다음으로는 치협 이재용 정책이사의 '치과계 위축에 대한 우려'라는 치과신문의 칼럼을 보았습니다. 법령 한 단어의 변경이 미치는 느리지만 매우 직접적으로 다가오는 효과에 대한 예를 들면서, 단체의 힘은 금전적 인프라인 예산과 인적 인프라인 임직원이라는 주장을 하는 칼럼

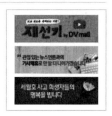
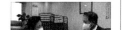
〈출처: 건치신문〉

인지 알아보았냐는 질문과 함께 현실에서 '일당백'은 없고 무협지에서나 존재한다고 합니다.

결론은 연회비로 운영되는 조직의 특성이 존재하기는 하지만, 대한민국 의사들의 미래를 위해 의협에 투자하라는 내용입니다. 현 집행부를 위함이 아닌 의사 집단의 현실과 미래를 위함이고, 대한민국 의료의 발전을 위함이라고 첨언합니다.

의협 총회를 앞두고 의협 대의원들을 설득하기 위한 목적으로 보입니다. 그러나 지난달 치협 총회의 모습을 생각하면 더욱 참담하다는 생각이 들었습니다. 2019년 회계연도 사업계획 및 예산안 심의과정에서 고정성 경비를 제외한 위원회 운영비용의 절대적 부족을 이유로 적립금 회계로 산입되는 과년도 회비를 한시적으로 일반회계로 이관한 수정 1안을 통과시켰기 때문입니다.

다음으로는 치협 이재용 정책이사의 '치과계 위축에 대한 우려'라는 치과신문의 칼럼을 보았습니다. 법령 한 단어의 변경이 미치는, 느리지만 매우 직접적으로 다가오는 효과에 대한 예를 들면서 단체의 힘은 금전적 인프라인 예산과 인적 인프라인 임직원이라는 주장을 하는 칼럼입니다. 치과계 외적인 요소들을 해결할 수 있는 점진적이고 지속적이고 발전적인 노력의 필요성을 주장하는 내용입니다.

지난 4월 21일 치협 대의원 총회에서 집행부 수정안이 통과된 후, 협회장은 어려운 상황에도 불구하고 대의원들의 현명한 판단에 감사한다고 했습니다. '어려운 상황'과 '현명한 판단'이라는 단어가 정말 어렵게 느껴지는 요즈음입니다.

상기 두 칼럼에서와 같이 치과의사 집단의 현실과 미래를 위함과 대한민국 치과의료 발전을 위하여 치협 조직을 걱정하는 마음이 필요하다는 생각입니다.

2) 갑작스러운 회장 출마와 당선

사람의 기억이라는 것은 참으로 편리한 측면이 있기도 하다. 진행형이었던 당시 시점에도 동일한 사안에 대하여 바라보는 시각이 너무나 다르고, 오랜 시간이 흐른 뒤에 되돌아보는 기억의 관점도 많이 다른 것 같다. 기억하고 싶은 대로 기억하고픈 본능이라고 하는 것이 편할 것 같다는 생각도 해본다. 아무튼 각자의 입장에서 생각이 많을 것이라는 점은 인정하고 싶다. 다만, 이번에는 필자를 중심으로 기억해 보고자 하는 점은 양해를 부탁드리고 싶다.

지부장 사퇴라는 초유의 상황에 대한 원인은 잠시 미뤄 두고, 그 이후로 숨가쁘게 진행되었던 당시를 돌아보았다.

회장 직무대행으로서의 고민

제게 조언을 해주시는 멘토와 같은 분들의 말씀 중에 생각나는 구절이 있습니다. '선출직 부회장'이라는 것은 회장의 집행부를 성공적으로 마무리하고, 그 기반으로 차기에 도전하는 것을 의미하는 것이라는 내용입니다.

짧은 기간이었지만 어떤 의미에서 최양근 집행부는 나름 성공적이었다고 생각합니다. 다만, 회장님이 자연인으로서의 무게감에 힘들어하셨던 부분으로 해석하고 싶습니다.

저는 그동안 회장님을 모시면서 항상 "내가 회장이라면…"이라는 마음가짐으로, 그리고 '자기검증'의 자세로 회무에 임해 왔습니다. 제 제안이나 생각하는 바를 회장님께서 수용하시든 완곡하게 지나가시든, 그 과정 속에서 항상 배움의 자세를 견지했습니다.

회장님이 사퇴하신 지금, 어떤 면에서 달라진 것은 없다는 생각도 듭니다. 선거캠프에서 함께 공약사항들을 논의했던 시간, 지역 회원분들을 만나러 다니던 치과에서의 경청의 시간, 집행부를 꾸리는 과정과 회무를 수행하면서의 시간들은 지금 이 순간에도 그대로 진행 중이기 때문입니다. 이는 곧 제가 왜 이번 보궐선거에 출마하여 경기도치과의사회 회장직을 수행하려고 하는가의 근본적인 이유라는 생각입니다.

수많은 정책과 사업, 그리고 각종 회원들을 위한 행사들이 이상적인가 아니면 현실성이 있는 것인가의 문제, 얼마나 많은 회원들이 공감하는가의 문제, 미래지향적인 치과계를 위하여 현재의 여정들이 올바른가의 문제 등이 우리 앞에 놓여졌을 때, 일반회원으로서, 분회 임원으로서, 지부 이사나 부회장으로서의 무게감보다는 지부 회장으로서의 책임감은 더욱 막중하다는 생각입니다.

그러나 역으로, 그동안 치과의사로서의 초심과 보편적 상식에 기반한 문제의식들을 기초로 하여, 미래 치과계의 방향성을 위한 중요한 역할을 할 수도 있다는 자부심은 그 무게감만큼이나 큰 의미가 있다는 생각도 듭니다.

리더로서의 자격은 여러 관점에서 평가되어진다고 생각합니다. 솔선수범, 보편적 상식과 초심, 그리고 공공선에 대한 강한 의지 등을 생각할 수 있습니다. 또한 본인의 의지도 중요하고, 여러 검증과정도 필요하지만, 결국 자기 자신의 검증과정이 가장 중요하다는 생각입니다. 즉 아직은 부족하지만, 그 가능성에 대한 자기확신이 중요하다는 겁니다. 무엇이 진정 우리 공동체를 발전적 방향으로 나아갈 수 있도록 할 것인가에 대한 근본적이고 철학적인 물음이 선행되어야 한다고 생각합니다. 그래서 출마에 대한 고민은 아직도 현재진행형입니다.

2018년 1월 보궐선거 당선 후에 선거무효판결

경기지부의 첫 직선제 이후 초유의 보궐선거과정이 사법부로부터 무효판결을 받았다. 후보자의 문제, 선관위의 월권 문제, 규정의 문제 등 여러 가지 요인이 있겠지만, 그 자체를 항소하여 시시비비를 가리기에는 너무나 소모적인 사안이고, 회원들의 피해가 심각하여 사법부의 판결을 수용하여 항소를 포기하기로 대승적인 결단을 내렸던 것이다.

보궐선거 무효를 주장하는 소송에 대응하기 위하여 담당 변호사와 많은 시간을 함께 고민하고 상황을 정리하면서, 우리와 같은 단체의 선거에 무효를 판결하기는 쉽지 않다는 생각을 했었던 것이 사실이다. 혹자는 더 강력한 로펌으로 대응해서 회원의 혼란을 줄였어야 했다고 말하기도 하지만, 그 또한 결과론적으로 보더라도 무리가 가는 판단으로 생각된다.

아무튼 치협도 여러 가지 문제로 선거무효판결이라는 과정을 겪었고, 비록 단독 후보였기는 하지만 재선거를 실시하였다. 즉 당시 시점에서는 정말 시야가 확보되지 않는 선택의 기로였던 것으로 기억된다. 그리고 12월 29일 '재보궐선거'를 힘겹게 치르게 되었던 것이다.

2018년 10월 22일 임시이사회 인사말

의외의 선거무효소송 결과에 대하여 당혹스러운 심정입니다. 집행부 임원분들에게는 물론 경기지부 전 회원들에게도 죄송스러운 마음도 있습니다. 하지만 누군가의 책임 소재를 따지기에는 상황이 너무 좋지 않은 것이 사실입니다.

길을 걷다가 돌이 나타나면, 누군가는 그것을 걸림돌이라고 생각하고, 누군가는 디딤돌이라고 생각한다고 합니다. 어려운 상황임에는 틀림없지만, 그래도 현명하게 최선의 길을 찾아 나선다면 또 다른 보람을 느낄 수 있다고 생각해 봅니다.

오늘 여러분께서는 경기지부의 임원진으로서 또한 중요한 결정을 해주셔야 할 것 같습니다. 아무쪼록 최선의 방향으로 나아가는 데 일조해 주시기 바랍니다.

임시총회에서의 발언문

무엇보다도 예상하지 못했던 선거무효소송의 판결에 당황스럽고 혼란스러웠으며 회원 여러분에게 죄송스러운 마음입니다.

사법부의 1심 판결을 나름 존중하면서도 명확한 시시비비를 따져보고 싶은 마음은, 어찌되었든 판결문에 명시된 선관위의 문제점을 야기시킨 사람들에 대한 잘잘못에 대한 부분과 함께 그것이 선거 결과에 영향을 미치지는 못했을 것이라는 확신이 있었기 때문입니다. 즉 항소 포기는 상황이 워낙에 위중하기 때문에, 회무 공백의 최소화와 빠른 정상화를 최우선으로 생각하고, 책임 소재는 차후로 미루고자 했던 임시이사회의 고뇌에 찬 결단이었던 것입니다.

오늘 임시총회에서 대의원 여러분의 현명한 판단을 바라는 마음입니다.

2018년 1월 보궐선거와 12월 재보궐선거를 마치고 2019년 1월 신년하례식 인사말

2019년 기해년이 시작되었습니다. 지난해의 혹독한 시련을 우리는 견뎌 냈습니다. 그것이 성장을 위한 필수적인 과정이든, 그야말로 피가 뚝뚝 떨어지는 전쟁의 상흔이든, 우리는 정상화의 제자리로 돌아왔습니다.

오늘이 새해를 맞이하는 좋은 날이기는 하지만 덕담만 할 수 있는 상황은 아닌 것 같습니다. 우리 모두는 냉정하게 판단하고 대처해야 하는 시점입니다. 어쩌면 우리 경기지부의 시련은 전체 치과계의 적나라한 민낯을 보여 준 것이라고 생각할 수도 있습니다. 우리 회원들은 치과계의 여러 난제들을 앞에 두고 정말 어려운 상황이고, 젊은 후배세대일수록 더욱 그렇습니다.

용광로와 같은 경기지부의 열정을 우리 치과계에 필요한 철제 생산물을 만들어 내는 원동력으로 이용하고자 합니다. 이제 더 이상 '회장병, 쓰레기, 사진만 찍는 이'라고 발목 잡는 사람들이 없기를 바라는 마음입니다. 동료 치과의사들이라고 믿기 어려운 이분들마저 품어야 한다는 생각을 하고 있습니다. 물론 다양한 의견 수렴과 회무에 대한 발전적 의미의 견제와 응원도 또한 필요합니다.

오늘 바쁘신 가운데에도 동병상련의 마음이라는 말씀으로 위로와 격려를 아끼지 않으셨던 김철수 협회장님께서 자리를 빛내 주셨습니다.

그리고 우리 경기도치과의사회의 든든한 기둥이신 이찬영 고문님, 김성일 고문님, 양영환 고문님, 전영찬 고문님, 한기림 고문님께서 참석해 주셨으며, 송대성 의장님과 한세희 부의장님, 박해준 감사님, 전성현 감사님께도 감사드립니다.

뿐만 아니라 이번 어려운 선거과정에서도 온갖 굴욕과 수치심을 극복하고, 회무의 정상화를 위한 일념으로 열심히 임해 준 우리 임원분들에게도 진심으로 감사드립니다.

또한 많은 회원분들의 응원으로 2019년 새해를 힘차게 시작하려고 합니다. 절망스러워 보일 수도 있지만, 소망을 잃지 않고 회원을 위한 회무에 최선을 다하려고 합니다.

새해 복 많이 받으시고, 모든 일에 건승하시기를 기원드립니다. 감사합니다.

최유성 회장 "경치 회원들만 믿고 가겠다"

경기도치과의사회(이하 경치) 제33대 회장 재보궐선거가 지난해 12월 27일 최유성 후보의 승리로 막을 내렸다. 지난해 10월 수원지방법원의 선거무효판결 이후 말 그대로 전쟁과도 같았던 치열한 난타전 속에서, 애초 예상했던 것보다도 더 높은 투표율과 득표율로 무난히 당선돼 새롭게 제33대 집행부 활동을 시작한 경치 최유성 회장을 만나, 선거과정에서의 그의 소회와 함께 앞으로의 각오를 들어보았다.

직선제 정착 위해서는 책임감 있는 자세 필요

당선소감이 남달랐다. 치열했던 경선과정에 생각이 많았던 것 같은데….

"당선소감에서도 밝혔지만 정말 긴 한 달이었고, 저뿐만이 아니라 집행부 모두가 맘고생이 심했던 한 달이었다. 선거무효판결부터 사실 지난해 1월 선거 당시에는 선관위의 판단에 따를 수밖에 없는 측면이 분명히 있었다. 그런데도 선거무효판결이 마치 저 때문에 벌어진 일인 양 선전되고 있었다.

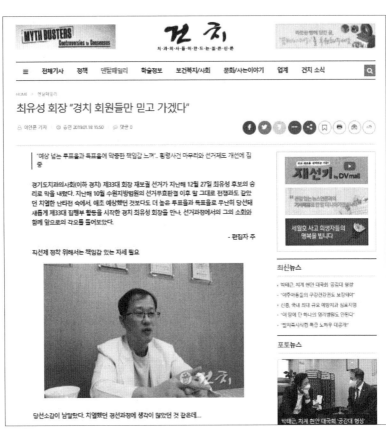

　　2017년 첫 직선제에서 선출직 부회장으로 나서고, 2018년 1월의 보궐선거, 2018년 12월의 재보궐선거를 치르고 직선제의 여러 면을 돌아보게 되었다. 그에 대한 숙고와 사색의 산물을 기록해 보았다. 비록 개인의 생각이기는 하지만 그속에는 치과계 구성원들의 생각이 함께 어우러져 녹아들어 있다고 생각한다. 가장 걱정되는 점은 후보자는 왜 선거에 나왔을까에 대한 의구심과 무관심이라는 생각이다."

직선제 시대의 제언 [1]

후보자 기탁금제도를 아시나요? 선거공영제의 필요성

치협과 서울, 경기지부의 직선제를 겨우 한 번 지냈을 뿐인데 치과계 전체를 제법 오랜 시간 흔들었던 것으로 느껴집니다. 치협의 무효소송판결과 더불어 경기지부의 보궐선거에 대한 무효판결, 그리고 치열한 경선과정을 겪으면서 우리 치과계의 직선제를 되돌아보고자 합니다.

선거라는 과정이 공동체 구성원 모두의 문제라는 것은 너무나 당연한 명제이지만, 후보자로서 회무에 대한 고민, 선거라는 특수성에 기인한 피를 말리는 접전, 유권자들의 피로감마저 살펴야 하는 외로움 등을 짧은 시간 내에 세 차례 겪어 오면서 정말 많은 것들을 생각하게 되었습니다.

다만, 이러한 생생한 느낌들을 더 많은 회원과 나누는 것이 진정 필요하다는 생각으로 몇 자 정리해 보고자 합니다. 직선제를 쟁취한 대가로 엄청난 소모전을 겪었던 과정들을 교훈으로 삼는 것이 그나마 위안으로 삼을 보상이라고 생각하기 때문입니다. "역사를 잊은 민족에게 미래는 없다"는 단재 신채호 선생님의 말을 되새겨 보고자 합니다.

치과계에 본격적으로 직선제가 도입되면서 크고 작은 아픔의 시간이

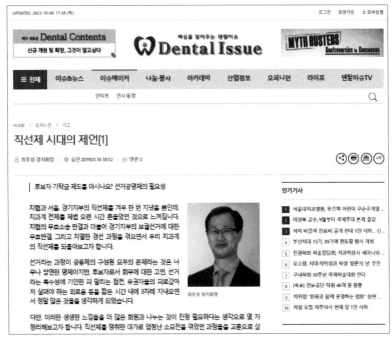

〈출처: 덴탈이슈〉

흐르고 있는 듯합니다. 분명한 대세임에도 불구하고 직선제에 대한 회의적인 시각이 부각될 정도로 그 폐해가 존재하는 것이 사실입니다. 민주주의의 기본 골격인 다수결의 과정도 단점이 있다는 이론적 배경과 맥락을 함께한다는 생각도 듭니다.

그럼에도 불구하고 관련 제도와 규정의 정비가 더욱 정밀하게 이루어져야 하고, 후보자와 유권자의 선거에 임하는 자세 변화와 공동체의 발전을 위한 책임감도 요구되는 시점으로 보입니다. 여러 분야에 걸친 보완점에 대해 대회원 설문조사, 공청회 등을 통한 더욱 많은 회원의 실질적 공감대 형성 과정이 필요합니다.

먼저 '선거공영제'에 관한 내용을 함께 고민해 보면 어떨까 합니다. 과연 일선 회원들이 치과계 선거과정에서 후보자 기탁금 제도에 대하여 인지하고 있는가의 부분이 이번 논의과정의 첫 단계라는 생각입니다.

필자는 지난해 1월 19일 경기지부 보궐선거에 입후보하면서 2천만 원의 기탁금을 납부하고 11,254,968원을 반환받았습니다. 세 명의 후보자가 입후보하였으니 약 2,600만 원을 보궐선거과정에서 사용한 것입니다. 그 용도로는 회장단 후보 홍보 포스터 발송료, 선거인 문자발송, 우편투표 및 모바일투표 이용료, 각종 인쇄비, 텔레마케팅 용역비, 사무국 직원 초과근무수당, 선거관리위원 회의 및 출장 수당, 회의 및 정견발표회 비용입니다.

시계를 거꾸로 돌린 어느 시점에, 경기지부 전임 회장의 사퇴로 보궐선거가 치러져야 함을 홍보하는 과정에서 어느 분회장은 선거에 관한 비용이 회비로 치러지는 점에 대하여 불만 섞인 의구심을 제기하였고, 기탁금 제도에 대하여 설명이 되었던 사례가 있었습니다.

보궐선거라는 특수한 경우를 제외하더라도, 과연 공동체에 필요한 좋은 지도자를 선출하는 과정이 누구를 위한 행사인가의 근본적 의문에 봉착하게 됩니다. 개인의 명예나 사욕을 위한 사적인 과정으로 치부해도 되는 것인지, 선거의 기본적인 과정에 소요된 기탁금의 비용은 후보자 개인의 비용이기에 우리 공동체의 부담이 아니라는 것인지의 여부를 생각해 보아야 할 시점으로 보입니다.

현재 공직선거법의 원칙과 개념이 어떠한 상황인지 우리 치과계는 함께 고민해 보아야 한다는 생각입니다. 사실상 치과계 선거에 나서는 후보자들은 기탁금 이외에도 선거 준비과정, 진료시간의 손실, 그 외 나머지 시간의 투자 등으로 충분한 투자와 봉사를 하고 있다는 생각입니다. 그야말로 회원을 위하여 봉사하는 마음과 함께 물심양면으로 노력하고 있는 상황으로 보입니다. 정치권에서는 이마저도 적격 증빙을 제출하면 보존해 주는 것으로 알려져 있으니 그 취지를 고민해 볼 만한 가치가 있다는 생각입니다. 물론 후보자의 난립을 방지하기 위하여 일정 비율의 유효투표율을 요구함은 별개의 부분으로 규정되어 있습니다.

지난 치협 회장 선거과정에서도 모 후보자에 대하여 '선거공영제'에 관한 질문에 긍정적 답변이 있었으며, 한편으로는 지난 대의원선거 시절의 선거 비용에 대한 이야기가 회자되기도 하였습니다.

민주시민, 공동체를 사랑하는 구성원, 일정 수준의 유권자로서 당선된 지도자에게 많은 부분을 요구하려면, 그에 합당한 의무를 나눠서 지는 것이 정당하다고 생각합니다. 이러한 제안이 껄끄럽다거나 금기시되어야 할 이유는 없습니다. 원칙과 투명이라는 아름다운 말들이 공허한 메아리로 사라지지 않으려면, 더욱 많은 구성원이 더욱 많은 부분을 공유하고 공감하며, 그 짐을 함께 짊어져야 하지 않을까 하는 생각입니다.

직선제 시대의 제언 [2]

선거권 범위

선거권의 범위를 회비 납부라는 회원의 의무로서 구분 짓는 것이 옳으냐 그르냐의 문제보다는 그동안 말없이 회비를 납부했던 진성회원(?)의 상대적 박탈감을 걱정하는 차원으로 보는 것이 타당하다는 생각입니다.

직선제가 처음으로 시행되면서, 일반 국민의 참정권을 예로 들던 선거권 범위에 관한 논쟁이 이제 거의 수그러든 것으로 보입니다. 그러나 사실상 치과의사 면허를 취득하면서 자동적으로 치협 회원이 되기에 면허번호가 곧 치협 회원 수가 되고, 이는 시도지부 회원과의 가장 큰 차이점이라고 할 수 있습니다.

대한치과의사협회라는 단체의 역량은 구성원들의 응집력이라는 명제에 이견이 없을 것입니다. 선거와 같은 주요 회무 과정에서 외치는 '3만 회원'이라는 단어의 진정성과도 연관되어 고민할 수도 있다는 생각입니다.

회원의 의무를 다한 회원들과 그렇지 않은 회원들을 구분하는 행위의 손익계산을 어떻게 바라보아야 할까요? 전문의 시험이라는 변수를 통해서 많은 회원이 회원의 의무수행이라는 제도권으로 들어와서 아마도 선거권의 범위는 약간 증가했을 것입니다. 즉 직접적

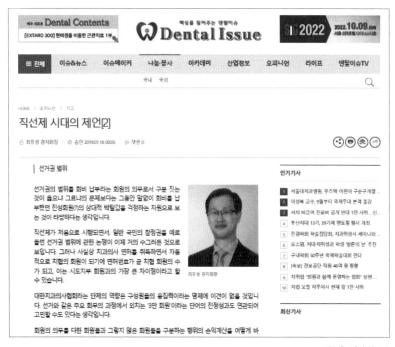

이해관계라는 변수가 이러한 변화를 이끌어 낸 것이라고 볼 수 있습니다. 그렇다면 회무의 동력을 잘 이용하여 더 많은 회원의 제도권으로의 편입이 가능하다는 예측을 할 수 있습니다.

직선제와 선거권 범위에 있어서 또 다른 난관에 봉착하게 됩니다. 선거캠프에 선거인 명부를 제공할 수 없다는 유권해석이 나왔다는 점입니다. 물론 엄밀히 말하면, 휴대폰 번호와 출신학교 등의 정보를 제공하는 것을 말하지만, 선거운동이라는 현실적인 측면으로 보면 동일한 내용으로 보아야 합니다. 사회적 추세에 따른 개인정보의 중요성이 주위의 다른 원칙들을 무력화하는 것으로 보입니다.

이를 극복하는 방안으로는 선거인단을 구성하고, 개인정보 동의를 받아서 진행하는 것입니다. 현재의 시스템에서 유권자들에게 선거인 명부 확정과 함께 짧은 기간 동안에 개인정보 이용의 동의를 받기란 거의 불가능하다는 전제를 두었기 때문입니다. 이는 직선제의 본래 취지가 매우 훼손되는 결과입니다. 다른 방안으로는 모든 회원에게 선거권을 주는 것입니다. 치협에 개인정보가 입력된 회원이고, 회무의 연장선상으로 선거운동의 과정을 바라보는 관점으로 돌파하는 것입니다.

충분히 고민하고 결정하지 않으면 치과계 직선제의 모든 과정이 불법과 합법의 경계에서 혼란스러울 수 있고, 다양한 선거소송에 휘말릴 우려가 있다는 생각입니다.

직선제 시대의 제언 [3]

유권자의 알권리, 선거과정의 필요악, 치과의사로서의 품위, 그리고 주어진 권리와 책임

평소에는 소속 공동체의 구성원으로서, 공동체의 정상적인 발전과 운영을 위해서 가장 중요한 요소인 회원들은 선거과정 중에는 유권자로서 중요한 역할을 하게 됩니다. 선거의 궁극적 목표점은 공동체를 올바르게 이끌어 나갈 훌륭한 지도자를 선출하는 과정을 넘어서, 선출된 지도자가 선거과정에서 약속했던 공약들을 실현

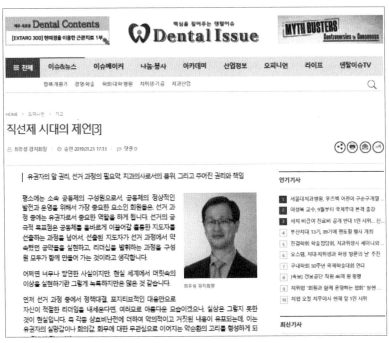

하고, 리더십을 발휘하는 과정을 구성원 모두가 함께 만들어 가는 것이라고 생각합니다.

어쩌면 너무나 당연한 사실이지만, 현실 세계에서 머릿속의 이상을 실현하기란 그렇게 녹록하지만은 않은 것 같습니다.

먼저 선거과정 중에서 정책 대결, 포지티브적인 대응만으로 자신이 적절한 리더임을 내세운다면 여러모로 아름다운 모습이겠으나, 실상은 그렇지 못한 것이 현실입니다. 즉 각종 상호 비난전에 더하여 악의적이고 거짓된 내용이 유포되는데, 이는 유권자의 실망감이나 회의감, 회무에 대한 무관심으로 이어지는 악순환의 고리를 형성하게 되는 경우가 많습니다.

치과계의 선거와 프로 정치와의 차이점을 생각해 보면, 우리는 치과의사로서의 진료가 우선이고, 동료 치과의사들을 위한 회무는 나머지 시간에 봉사하는 점을 전제하는 것이라고 생각합니다. 치과계 선거과정 중에서, 그리고 평소에 집행부의 회무 활동에 대한 언론 기사는 유권자이자 회무의 주인인 회원들의 다양한 평가를 받게 됩니다.

그 과정에서 다른 관점의 이견들이 존재하는 것은 너무나 당연한 현상이지만, 언론 기사의 댓글에 달린 익명의 내용들을 보면 한숨만 나오는 것이 사실입니다. 그야말로 연예인 대상의 묻지마 댓글로 자살 충동에까지 이르게 하는 저급한 표현들이 그것들입니다. 과연 정말 치과의사들이 언급한 내용들일까, 자신의 표현이 그 내용을 읽은 회원들에게 영향을 줄 것이라고 생각하는 것일까, 그저 한풀이와 같은 단순 배설행위인가라는 생각마저 듭니다.

직선제를 도입한 근본적 취지, 유권자로서의 주어진 권리와 책임, 표현의 자유라는 가장 기본적인 권리에 대한 고민, 프로 정치와는 달리 치과의사들끼리의 논쟁이라는 점을 생각하면, 정말 답답하다는 생각을 하곤 합니다.

치과계 선거와 회무의 진정한 주인이 일반회원이라는 명제를 부정하는 이는 아무도 없을 것입니다. 그러나 무관심과 그 무관심을 증폭시키는 자극적이고 부끄럽기까지 한, 비난을 위한 비난의 표현들은 우리 주위의 상황들을 점점 오리무중으로 빠져들게 하는 것 같습니다.

이와 같은 유혹에서 벗어날 수 있게 하는 결정적인 힘은 회무에 임하는 집행부 임원이나 선거전에 임하는 캠프 구성원들에게서 나오기는 구조적으로 힘들다는 생각이 듭니다. 이는 다수 회원의 책임감 있는 관심으로 극복될 수 있는 것입니다. 이 또한 우리 모두가 고민하고 풀어가야 할 중요한 과제라고 생각합니다.

직선제 시대의 제언 [4]

직선제에 대한 복기 (2018. 12. 31.)

한 해를 마무리하면서 잠시라도 벗어나고 싶지만, 계속해서 머릿속으로 직선제에 대한 복기가 이루어집니다. 선거과정에서의 논쟁과 상호 비난전은 피할 수 없는 숙명이라고 여겨질 수 있다고 생각합니다.

다만, 여러 가지 진실들이 결국은 많은 구성원과 직접적으로 연관된 사안들인데, 너무나 많은 사람들이 관심을 가지려 하지 않고 왜곡된 내용들에 대하여 합리적으로 판단하려고 하지 않는 상황에

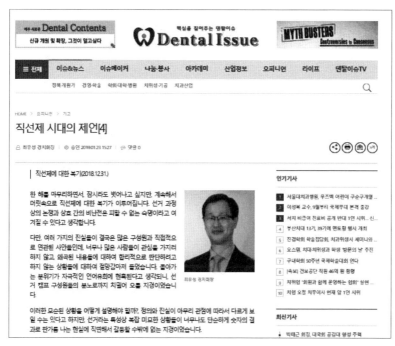

〈출처: 덴탈이슈〉

대하여 절망감마저 들었습니다. 돌아가는 분위기가 자극적인 언어 유희에 현혹된다고 생각되니, 선거캠프 구성원들의 분노로까지 치밀어 오를 지경이었습니다.

이러한 모순된 상황을 어떻게 설명해야 할까요? 정의와 진실이 관점에 따라서 다르게 보일 수는 있다고 하지만, 선거라는 특성상 복잡 미묘한 상황들이 너무나도 단순하게 숫자의 결과로 판가름나는 현실에 직면해서 갈등할 수밖에 없는 지경이었습니다.

다수 대중의 심리는 무엇일까의 궁금증과 어떻게 대처해야 하는

가의 고민의 지점들이 새삼 떠오릅니다. 그리고 주위의 책들에서 어렴풋이나마 보이는 것 같다는 것을 느낍니다.

정작 제 자신도 치과에서 반드시 필요한 법정 5대 의무교육도 어떻게 되었는지 무심하면서, 각종 선거홍보물이나 선거운동용 공식문자를 열어보지 않는다고 회원들을 탓할 수는 없다는 생각에 이르렀습니다.

하찮은 정보들이 범람하는 세상에서는 명료성이 힘이다. 이론적으로는 누구나 인류의 미래에 관한 논쟁에 참여할 수 있지만 명료한 전망을 유지하기란 대단히 어렵다. 심지어 그런 논쟁이 진행되고 있는지, 핵심 질문은 무엇인지 알아차리지도 못할 때가 많다. 그보다 다급하게 처리해야 할 것이 많기 때문이다. 출근을 해야 하고, 아이를 돌봐야 하고, 나이 든 부모도 보살펴야 한다. 불행히도 역사에는 에누리가 없다. 당신이 아이를 먹이고 입히느라 너무 바빠서 잠시 자리를 비운 사이에 인류의 미래가 결정된다 해도….

물론 70억 사람에게는 70억 가지의 의제가 있다. 이미 말했듯이 큰 그림에 대해 생각하는 것만 해도 상대적으로 드문 사치다. 뭄바이 빈민촌에서 두 아이를 기르느라 분투하는 홀어머니의 관심사는 다음 끼니다. 지중해 한가운데 떠 있는 배 안의 난민들은 수평선 위로 뭍의 신호를 찾느라 혈안이다. 런던의 초만원 병원에서 죽어가는 남성은 한 번 더 숨을 쉬기 위해 남은 힘을 다 짜낸다. 이들 모두에게는 눈앞의 일들이 지구온난화라든가 자유민주주의의 위기 같은 문제보다 훨씬 다급하다.

　－ 현실은 수많은 가닥의 실로 직조된다. 《21세기를 위한 21가지 제언》 중에서

직선제 시대의 제언 [5]

얼마 남지 않은 2018년을 보내면서 (2018.12.29.)

올해도 얼마 남지 않은 것 같습니다. 이제 시간 단위로 셀 수 있을 만큼 남은 시점에, 실로 오래간만의 여유로움을 즐기고 있는 주말 오후였습니다.

그동안 주요 일간지의 칼럼들을 제목부터 살펴보고 선별해서 읽어 보곤 하였습니다. 그리고 무언가 마음에 와닿는 내용들을 페이스북에 올리면서 나름 노트 정리를 하는 기분이었습니다.

치과계의 산적한 문제라는 것들이 결국 우리 사회 안에서 실타래처럼 얽혀 있는 문제들과 맥을 같이 하고 있다는 생각을 하곤 했습니다. 그렇다면 우리 사회 구성원들의 생각과 관심사, 그리고 풀어가려는 방법들에 대하여 함께 고민해 보는 것이 나름의 효과적인 방법이라고 생각했습니다.

하지만 최근에 선거전에 직접 뛰어들면서 한 달여 동안 모든 관심사가 정지되었기에, 여유로움 가운데 갑작스럽게 갈급함이 밀려

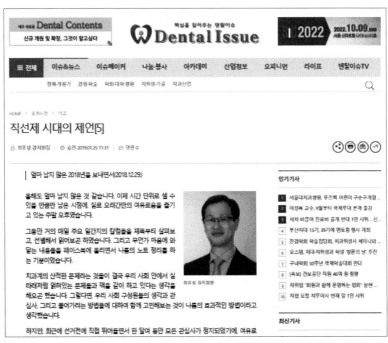

〈출처: 덴탈이슈〉

오는 느낌입니다. 오랜만에 서점에 들러 내년도에 풍성하게(?) 채워질 다이어리를 구입하면서 이런저런 책들을 살펴보았습니다.

이번 직선제의 치열함을 경험하면서 계속된 궁금증이었던 문제에 대한 해답을 찾을 수 있었습니다. 치과계 선거는 분명히 프로 정치와는 다른 점이 있는데, 나름의 결론은 이러한 것이었습니다. 치과계의 선거와 회무는 기본적으로 각자 치과의사로서의 삶이 우선이라는 것입니다. 즉 치과의사로서의 진료가 우선이고, 나머지 시간을 이용해서 동료 치과의사들을 위하여 봉사하는 것이 대전제라는 생각입니다.

그런데 '1년 3개월'이라는 짧은 임기를 놓고 너무나 치열한 선거전을 바라보면서, 아니 그 전쟁터의 한가운데에 서 있게 되면서 애초에 생각했던 부분은 아니었다는 회의감이 들었던 기억이 떠올랐던 것입니다.

이러한 철학적 사고를 하고 있을 여유가 없었고, 초기에 마음속으로 다짐했던 과정과 결과 모두의 승리를 위한 목표점이 어느 순간에 흐릿해질 위기로 몰렸던 아찔한 기억도 있었습니다.

이에 대한 나름의 해답을 찾았다는 기쁨과, 이것이 어쩔 수 없는 선거라는 특수성인지, 아니면 우리가 극복해야 할 상황인가에 대한 또 다른 문제점에 봉착한 난해함이 동시에 나타났습니다.

> 정치는 본질적으로 이상과 비전, 정책과 아이디어 경쟁이다. 그러나 단지 그것뿐인 것은 아니다. 정치는 열정과 탐욕, 소망과 분노, 살수(殺手)와 암수(暗數)가 맞부딪치는 권력투쟁이기도 하다. …권력투쟁을 놀이처럼 즐거운 일로 여기면서 그 안에서 존재의 의미를 찾을 수 있어야 한다.
>
> -《어떻게 살 것인가》 중에서

치과계의 좋은 세상을 위한 열정으로 이상과 비전, 정책과 아이디어를 위한 마음으로 시작했습니다. 그러면서 열정과 탐욕, 소망과 분노, 살수와 암수가 맞부딪치는 권력투쟁의 지점까지는 어느 정도 이해했다는 생각입니다.

그러나 권력투쟁을 놀이처럼 즐거운 일로 여기면서 그 안에서 존재의 의미를 찾을 수 있어야 한다면, 이는 프로 정치와 다를 바 없다는 결론에 이른다는 생각입니다. 더 많은 사색과 고민이 필요한 부분입니다.

직선제 시대의 제언 [6]

선거기간 중의 어떤 일상과 선거 당일의 심정

제1차 후보자 초청 대담토론회를 마치고 (2018. 12. 14.)

'제1차 후보자 초청 대담토론회'를 어제 수원에서 마쳤습니다. 일부 지지자들과 기자들만의 잔치로 보일 수도 있지만, 직선제 시대에 유권자인 회원들에게 회무를 알릴 수 있는 중요한 소통로라는 생각입니다.

많은 회원들이 저녁 시간에 참석할 수 없는 이유가 회무에 대한 무관심으로 해석될 수도 있지만, 야간진료를 포함하여 치과진료실에서 하루 종일 시달린 피곤한 심신과 가정사를 비롯한 개인적 일정 등이 우선순위에 놓일 수밖에 없는 사회적 여건들도 일조했을 것입니다.

아무튼 직선제의 숭고한 취지는 풀뿌리 회원들의 의견이 치과계 전체의 결정 사안에 대하여 더욱 정밀하게 영향을 주기 위함이라고

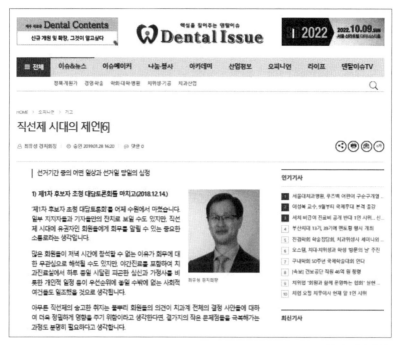

생각한다면, 곁가지의 작은 문제점들을 극복해 가는 과정도 분명
히 필요하다고 생각합니다.

　우리 경기도치과의사회는 혼란과 다툼만으로 기억되는 치과계의
말썽꾼이 아니라, 치과계가 민주화로 나아가는 필수적 이행과정을
온전하게 겪어 내는 치과계의 대표적 선봉장이라고 믿고 싶습니다.

　역사는 발전하고 있다는 '긍정적 역사관'이 정말 옳고 그르냐의
문제는 아무도 판단할 수 없지만, 그것이 유구한 역사를 바라보면
서 얻었던 가르침이었고, 앞으로 살아가기 위한 희망의 촛불이라는

생각입니다.

치과계 직선제의 어떤 일상 (2018. 12. 19)

오늘은 헌법재판소 앞의 1인시위로 시작하여 고양분회의 원당과 주엽 지역의 회원과 구리분회의 회원을 하루 종일 찾아다니면서 인사를 드렸습니다. 직선제가 만들어 낸 상황이지만, 선거에 나서는 것이 만만치 않은 것은 사실인 것 같습니다.

따뜻하게 맞아주는 분들도 계시지만, 진료하느라 바쁜 분들을 보면 왠지 서글퍼지기도 합니다. 첨예하게 대립하는 캠프 구성원들 간의 논쟁과는 별개로 대다수 회원들을 현혹할 수 있는 묘한 언어 구사를 사용하는 사람들, 즉 프로 정치인의 흉내를 내는 사람들과의 감정싸움이 또 다른 문제점으로 보입니다.

치과진료실에서 치열하게 살아가는 대다수 회원의 눈높이에 맞는 대응 논리의 개발이 선거 역학상 어쩌면 가장 중요하다는 생각마저 듭니다. 중요한 진실이 과연 무엇이냐의 부분과 우리 공동체가 궁극적으로 추구해야 하는 목표점이 무엇인가의 문제가 정말 중요하다는 생각입니다. 그러나 당장의 선거 승리라는 명제도 포기할 수 없다는 점은 결국 선거라는 특성상 어쩔 수 없는 것인가 하는 회의감마저 듭니다.

아무튼 더 많은 사람들의 공감대를 형성하는 것이 진실과 정의의 승리, 그리고 선거의 승리가 일치하는 접점이라는 생각입니다.

과정과 결과 모두를 아우르는 그 지점을 찾아내기 위하여 오늘도 최선을 다하고 있습니다.

12월 21일의 하루

오늘 오전에는 경기지부 최북단인 파주분회 회원을 찾아가서 인사를 하고 지지를 부탁했습니다. 다행히 걸어서 갈 수 있는 거리에 치과가 7개 정도 모여 있어 오전에 마치고 돌아올 수 있었습니다.

판문점이라는 이정표와 임진강변의 철책과 초소를 보니, 지금 전쟁을 하고 있다는 착각에 빠지는 것 같습니다. 비록 인위적인 시간의 분할이기는 하지만 연말연시라는 나름의 의미 부여를 하지 못하는 요즈음입니다. 오늘도 경기지부 직선제의 하루가 보람(?)되게 저물어 갑니다.

진인사대천명 (2018. 12. 27.)

드디어 오늘 날이 밝았습니다. 지난 1월의 선거와는 여러모로 다르다는 생각입니다. 저나 우리 캠프의 모든 치과의사 선생님들 모두 정말 최선을 다해 힘을 모은 기간이었습니다. 아마도 우리는 지난 한 달여 기간을 평생 잊지 못할 것입니다. 그저 단순히 최유성의 회장 당선이 목표점이었다면 설명할 수 없는, 매우 뜨거운 것들이 우리 내부에 흐르고 있었다는 생각입니다.

아침에 눈을 뜨고 보니, 오늘 저녁에 나올 선거 결과에 대하여 무념무상해지는 기분입니다. 최선을 다했으니 하늘에 맡길 수밖에 없다는 가벼운 마음입니다. 진인사대천명을 생각하면서 오늘 하루를 보내고자 합니다.

직선제 시대의 제언 [7]

단톡방 개설 (2018. 12. 07.)

27일의 재보궐선거에 임하면서 치과계에서 직선제를 그토록 염원했던 이유가 무엇일까를 생각해 보았습니다. 직접민주주의의 명분인 직선제 제도가 현실과의 괴리감 등 문제점이 있는 것은 사실입니다. 이로 인하여 다양한 폐해들이 발생하고, 그러한 틈새를 이용하여 소송을 남발하는 일부 사람들이 존재하는 것도 사실이고요. 치과계 내부에서는 직선제에 대한 회의감과 거부감마저 대두되고 있는 것도 또한 분명한 현실입니다.

그럼에도 불구하고 직선제의 본래 취지를 지켜 나가기 위해서는 구성원들의 관심 증가로 직선제의 올바른 정립을 구축해 나가야 한다는 생각입니다. 그동안 다툼과 분열로 얼룩지고, 전례 없던 보궐선거마저 무효판결을 받은 경기지부이기에, 이번 재보궐선거를 통해서 올바른 직선제 선거풍토를 만들어 나가야 한다는 생각을 하고 있습니다. 이러한 생각들을 기반으로 어제 많은 경기지부 회원들을 단톡방에 초대했습니다. 250여 분을 초대했는데, 50여 분은 응원하고 당선을 기원한다는 멘트를 남기고, 혹은 조용히 단톡방

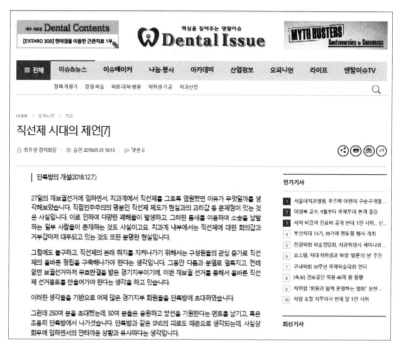

〈출처: 덴탈이슈〉

에서 나가셨습니다. 단톡방과 같은 SNS의 피로도 때문으로 생각
되는데, 사실상 회무에 임하면서의 안타까운 상황과 유사합니다.

3) 2020년 정기선거의 당선무효, 가처분인용, 본안승소

재보궐선거를 마친 2019년 동안 다음해의 정기선거를 위하여
선거관리규정을 개정위원회에서 개정하였다. 그런데 선거를 앞둔
2020년 하반기에 경기지부 선관위에서는 선거관리규정을 선거 직
전연도에 개정하는 것은 오해가 있을 수 있으며, 선거무효판결을

염두에 둔 개정안을 받아들일 수가 없다는 의견을 주장하였다. 그러나 재보궐선거 과정에서의 공약이었기에 직전연도 개정에 대한 이의제기는 당황스러운 면이 있었다.

그렇지 않으면 선관위원장이 사퇴하겠다는 언급에 개정 이전의 선거관리규정으로 회귀하는 안을 이사회에서 통과시켰는데, 이는 적임자가 없는 선관위원장의 사퇴를 막아서 일단 정기선거를 진행하고자 하는 목적이었다.

정기선거의 당선무효, 가처분인용, 본안승소

첫 직선제를 선출직 부회장으로 치르고, 보궐선거와 재보궐선거를 매 겨울마다 연례행사로 경험하였다. 선거무효로 재보궐선거를 치른 만큼 선거관리규정의 개정은 당연한 공약사항의 이행이었건만, 선거관리위원회와 마찰이 있었다. 선거 직전연도에 선거관리규정의 개정은 오해의 여지가 있다는 이유였지만, 2019년 12월 29일 재보궐선거의 공약사항이었으니 타협의 여지가 없었다. 하지만 급박한 선거 일정상 대승적인 양보를 하였다.

그리고 맞이한 2020년 2월 6일의 경기지부 정기선거는 개인적으로나 공동체 측면으로도 특이하고도 황당한 체험이었다. 당일 문자전송이라는 빌미가 제공되었지만, 선거 결과는 큰 표 차이가 있었고, 문자 내용도 다양한 해석이 가능했기에 당선증도 교부받았던 것이다. 그러나 결국 당선무효와 재선거의 등록무효라는 무리한 진행으로 이어졌다. 그리고 그에 대하여 무효라는 가처분이 인용되고,

1년 이상의 우여곡절 이후 본안승소라는 결과로 마무리되었다.

이후 선거관리규정에 관한 토론회에서도 언급된 내용이지만, 선관위 결정 과정의 절차적 문제와 함께 선관위는 과연 그러한 권한을 가질 자격이 있는가의 합리적이고 발전적인 의구심은 우리에게 숙제로 남겨졌다고 생각한다. 이와 관련된 내용만으로도 그야말로 한 권의 책 분량이지만, 언젠가는 돌아볼 기회가 있을 것이라고 생각한다. 다만, 대한민국 사법부의 판단과 보편적 상식의 결말이라고 마음속으로 정리해 본다.

다음은 정기선거 과정 중의 문자 전송 내용으로 당시 후보자로서의 생각을 표현해 보고자 한다.(경희대 동문과 부천지역 회원 대상)

존경하는 경희대 동문 선후배 여러분!

2020년 새해에도 평안하시고, 소망하시는 일들이 모두 이루어지는 한 해가 되시기를 진심으로 기원드립니다. 그리고 지난 겨울마다의 보궐선거와 재선거에서 동문 선후배님들의 아낌없는 지지에 진심으로 감사드립니다.

동문 선후배님들 덕분에 그동안 혼란스러운 경기도치과의사회를 수습하였고, 이제 도약의 경기도치과의사회를 꿈꾸고자 진정한 회무를 위하여 제34대 경기도치과의사회 회장단 선거에 출마하게 되었습니다.

이번 선거에서는 '회원이 주인', '회원의 동반자'라는 용어보다는 우리 모두가 매일 진료실에서 불리는 '원장님'으로 더욱 친숙하게 다가가고자 합니다. 오늘도 몸과 마음이 지친 진료실에서의 원장님들을 생각하면서, '원장님! 힘내세요! 우리가 함께하겠습니다'의 마음으로 응원합니다.

우리 치과의사들의 '자부심'과 '동료의식'으로 치과계의 많은 난제들을 극복하고, 우리 모두 경기도치과의사회 회원임을, 그리고 대한민국의 치과의사임을 자랑스럽게 생각할 수 있는 환경 조성을 위하여 노력하겠습니다. 아울러 동문 선후배님들에게 자랑스러운 동문이 되도록 최선을 다하겠습니다.

동문 선후배 여러분! 힘내세요!
우리 모두가 함께하겠습니다.
기호 2번 최유성 전성원이 함께하겠습니다.

20회 졸업생 최유성 올림

안녕하세요? 부천시 중동A반 이지치과 원장 최유성입니다.
2020년 새해에도 건강과 행복이 가득하시기 기원드립니다.

그동안 겨울마다의 보궐선거와 재선거 과정에서 부천 회원님들의 아낌없는 지지로 회무를 수행할 수 있었습니다. 다만 그동안의 혼란스러웠던 상황의 수습이 거의 완료된 시점에서, 진정한 회무를 수행하고자 이번 선거에 출마하게 되었습니다.

이번 선거에서는 '회원이 주인', '회원의 동반자'라는 용어보다
는 우리 모두가 매일 진료실에서 불리는 '원장님'으로 더욱 친숙
하게 다가가고자 합니다. 오늘도 몸과 마음이 지친 진료실에서
의 원장님들은 바로 제 자신의 모습이기도 합니다. '원장님! 힘
내세요! 우리가 함께하겠습니다'의 마음으로 응원합니다.

우리 치과의사들의 '자부심'과 '동료의식'으로 치과계의 많은
난제들을 극복하고, 우리 모두 경기도치과의사회 회원임을, 그
리고 대한민국의 치과의사임을 자랑스럽게 생각할 수 있는 환
경 조성을 위하여 노력하겠습니다. 아울러 부천의 자랑스러운
회원이 되도록 노력하겠습니다.

부천의 동료 치과의사 여러분! 힘내세요!
우리 모두가 함께하겠습니다.
기호 2번 최유성 전성원이 함께하겠습니다.

4) 가멕스(GAMEX)에 대하여

가멕스 2018과 선거운동

가멕스 2017을 마치고 선출직 부회장으로서 가멕스 2018 조직
위원장을 맡기로 하였다. 그래서 예전 가멕스 준비위원회와 조직

위원회 회의록 검토를 시작으로 준비하려다, 보궐선거의 상황을 맞이했다. 그리고 조직위원장이 아닌 대회장으로서 가멕스 2018을 준비하게 되었다.

그리고 그해 가을 보궐선거는 무효판결을 받고 재보궐선거에 출마하게 되었고, 가멕스 2018을 대회장이 아닌 선거 후보자로서 동료 회원들과 만나게 되었다. 당시에 코엑스 임대 문제로 12월에 개최된 가멕스 2018 덕분에 재보궐선거 후보자로서 한겨울의 가멕스를 경험하였다. 돌아보면 색다르고 특이했던 경험이지만, 당시에는 정말 치열한 직선제를 온몸으로 체험하였던 것 같다. 당시에 가멕스를 준비하고 운영했던 임원들을 생각하면, 표현할 수는 없지만, 그 뜨거웠던 열기가 아직도 느껴질 정도이다.

가멕스 2019 개막제 인사말 (2019. 08. 27.)
뜨거운 여름을 보내고 결실의 계절인 가을의 문턱에서 가멕스의 성공을 기원하는 자리를 갖게 되어 매우 영광스럽습니다.

오늘 바쁜 일정을 뒤로하고 뜻 깊은 시간을 함께하고 계신 여러 내외빈들과 수년간 끈끈한 우정을 보여 주고 계신 이웃 국가의 방문단 여러분께 고개 숙여 감사드립니다. 아울러 여러 악조건 속에서도 가멕스를 여기까지 이끌어 주신 김영훈 조직위원장님을 비롯한 임원 여러분들께도 이 자리를 빌려 깊은 감사를 전합니다. 우리는 한마음이었기에 지금에 있고, 더 발전된 모습으로 나아갈 것이라 믿고 있습니다.

이번 가멕스는 'We are the best friend of GAMEX'라는 슬로건 아래 가장 낮은 자세로, 또 가장 친근하게 회원들에게 다가갔다고 자부합니다. 앞으로도 가멕스는 회원 여러분의 친구이자 영원한 동반자로 함께 성장해 나갈 것입니다.

경기도치과의사회는 그동안 길고 긴 터널을 지나왔습니다. 저역시 여러 가지 이유로 가멕스 대회장으로 이 자리에 서는 것이 처음이며, 그래서 무척 설레고 감격스럽습니다. 하지만 한편으로는 그만큼 가멕스의 면면을 보다 객관적이고 냉정하게 바라볼 수있는 시간이 많았던 것 같습니다.

대한민국 치과계의 학술대회와 기자재전시회는 여러모로 의미가 있습니다. 다양하고도 수준 높은 학술강연, 최신 치과기자재의 발전 동향 파악, 동료 선후배의 만남의 장 마련 등 긍정적인 의미 부여가 가능합니다. 다만, 국가적 차원에서 치과산업의 발전을 위한 방향성, 행사 자체의 외형 성장에 대한 과도한 기대감, 다수 회원의 관점을 고려한 의미 부여 등에 대해서도 심도 있게 고민해야할 시점이라고 생각합니다. 특히 경기도는 우리나라 최대 광역자치단체로서, 경기도치과의사회 또한 1,350만 경기도민의 구강건강을 책임지는 막중한 역할을 담당하고 있습니다.

이에 치과의사가 단순히 구강구조물만을 다루는 것이 아니라, 사람을 치료하는 전문인임을 알리고자 하는 '주니어 덴티스트'라는 프로그램을 기획하였습니다. 중고생들이 장래희망으로 치과의사를 꿈꾸기 바라는 마음으로, 한편으로는 치과의사의 대국민 위상을 올바르게 정립하기 위한 목적으로 준비하였습니다.

또한 치과진료실 인력구조 문제를 주제로 가멕스에서 진행되는 '정책포럼'도 이와 같은 맥락에서 마련한 프로그램 중의 하나입니다. 가멕스를 통해 MOU 국가와 다양한 정보를 교환함으로써 벤치마킹, 혹은 아이디어를 찾아볼 수 있다면 진정 회원을 위한 회무의 연장선으로 승화할 수 있다는 생각입니다.

아이작 뉴턴은 이렇게 말했다고 합니다. "내가 멀리까지 내다볼 수 있었던 것은 거인들의 어깨 위에 올라선 덕분이었다." 그동안 많은 선배님들의 노력과 경험을 바탕으로 경기도치과의사회와 가멕스는 더욱 발전해 나가야 할 것입니다.

8월의 마무리와 9월의 시작을 가멕스와 함께하시길 소망합니다.

가멕스에 대한 다양한 경험을 하면서, 치과계 기자재전시회에 대하여 여러 가지 면을 숙고하게 되었다.

가이사의 것은 가이사에게

치과의사로서 살아온 세월과 개원의로서의 삶의 기간이 제법 되면서, 그동안 약간의 갈등과 혼란스러운 기간이 있었음을 고백한다.

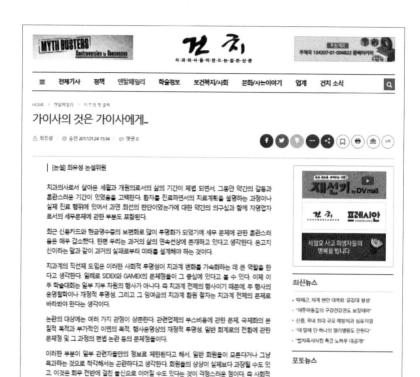

〈출처: 건치신문〉

환자를 진료하면서의 치료계획을 설명하는 과정이나 실제 진료행위에 있어서 과연 최선의 판단이었는가에 대한 약간의 의구심과 함께 자영업자로서의 세무 문제에 관한 부분도 포함된다.

최근 신용카드와 현금영수증의 보편화로 많이 투명화되었기에 세무 문제에 관한 혼란스러움은 매우 감소했다. 한편 우리는 과거의 삶의 연속선상에 존재하고 있다고 생각한다. 온고지신이라는 말과 같이 과거의 실패로부터 미래를 설계해야 하는 것이다.

치과계의 직선제 도입은 이러한 사회적 투명성이 치과계의 변화를 가속화하는 데 큰 역할을 한다고 생각한다. 일례로 SIDEX와 GAMEX의 문제점들이 그 중심에 있다고 볼 수 있다. 이제 이 두 학술대회는 일부 지부 차원의 행사가 아니다. 즉 치과계 전체의 행사이기 때문에 두 행사의 운영철학이나 재정적 투명성, 그리고 그 잉여금의 치과계 환원 절차는 치과계 전체의 문제로 바라봐야 한다는 생각이다.

논란의 대상에는 여러 가지 관점이 상존한다. 관련업체의 부스 비용에 관한 문제, 국제화의 본질적 목적과 부가적인 이면의 목적, 행사운영상의 재정적 투명성, 일반 회계로의 전환에 관한 문제점 및 그 과정의 편법 논란 등의 문제점들이다.

이러한 부분이 일부 관련자들만의 정보로 제한된다고 해서 일반 회원들이 모른다거나 그냥 묵과하는 것으로 착각해서는 곤란하다고 생각한다. 회원들의 상상이 실제보다 과장될 수도 있고, 이것은 회무 전반에 걸친 불신으로 이어질 수도 있다는 것이 걱정스러운 점이다. 즉 사회적 시대조류와 어긋나는 전근대적인 사고방식으로 비쳐질 수 있는 것이다.

명확하고 투명하기 힘든 이유들을 아무리 선한 의도로 포장한다고 해도, 그것은 정당한 명분이 될 수는 없는 것이다. 일반회원들이 봤을 때, 더 나아가 치과계 외부 사람들이 들여다봤을 때 의구심이 든다면 그 자체로 문제가 있다는 것이다.

물론 여러 가지 변명의 여지는 있을 것이다. 그럴 수밖에 없는 이유들, 즉 선한 목적의 이유들이 나름의 정당성으로 설명될 수는 있다. 그러나 과정상의 편법들이 동원되는 순간, 그 과정 속에서 실무자들이 유혹에 빠질 수 있고, 회원들 간의 오해가 싹트기 시작할 수 있다. 그것이 다양한 이해관계나 선거 국면과 맞물린다면 상호간의 감정싸움으로 비화될 여지도 많은 것이다.

선거 국면을 앞두고 투명화를 외치는 후보자들이 넘쳐난다. 그러나 투명화의 길은 아름다운 말로 이뤄지는 것이 아니라고 생각한다. 뼈를 깎는 실제적인 자구책이 구체화되지 않는다면, 또다시 선의에 의해서, 편의에 의해서, 그리고 불완전한 신뢰의 명분으로 제자리로 돌아갈 것이다.

최근 선거과정에서 회비 인하에 관한 공약을 각 캠프에서 발표하고 있다. 불필요한 행사를 없애고, 회원들의 회비에 대한 부담을 줄여 주겠다는 충정심은 회원의 한 사람으로서 환영할 만한 공약이다. 그러나 상기 행사를 통한 잉여금의 편법적 전환은 이제 시대정신에 위배된다는 생각이다. 만약 회무 운영에 정당한 자금이 필요하다면, 표심을 위한 회비 인하를 주장하기보다는 차라리 회비 인상을 주장해야 정직한 지도자의 길이라고 생각한다.

또한 치과계 행사의 필요성이 존재한다면, 본연의 목적에 충실한 행사를 치르는 것이 정도라고 생각한다. 그리고 발생된 잉여금에 대한 세금은 법대로 납부하고, 나머지는 치과계 발전을 위한 목적으로 사용하는 것이 올바른 길이다. 노블레스 오블리주의 과정 중에서 합법적인 세금 납부도 중요한 부분을 차지한다. 치과의사들도 이러한 점을 생각하는 것이 사회적 위상의 관리나 직업적 이미지 관리의 장기적 관점에서 중요하다는 생각이다.

가멕스 2019의 새로운 시도

그동안 대한민국 치과계의 학술대회와 기자재전시회는 눈부신 발전을 이루었다. 다양한 주제로 실제 개원의에게 도움이 되는 학술강연, 최신 치과기자재의 발전 동향 체감, 동료 선후배와의 만남의 장 마련 등 회원들에게는 여러모로 도움이 되었다.

한편, 행사를 주관하는 임원들은 등록인원과 판매부스의 역대 최대라는 정량적 목표 달성이 중요할 수 있지만, 그것이 의미하는 진정한 가치에 대하여 되돌아볼 만한 시점이라고 생각된다. 즉 일반회원의 입장에서 행사를 바라보는 관점을 고려해야 하고, 하나의 문화로 정착된 학술대회와 기자재전시회라는 축제의 장을 치과계의 발전적 모멘텀으로 활용하는 방안도 필요할 것으로 보인다.

이와 같은 취지로 '가멕스 2019'에서는 새로운 시도를 하였다. 먼저 '주니어 덴티스트'라는 프로그램으로 구체적 목표점은 미래 세대의 주인공인 초중고생들이 치과의사에 대한 선호도를 높여서 장래 희망으로 꿈꾸기를 바라는 것이다. 우리 자신부터 사랑스러운

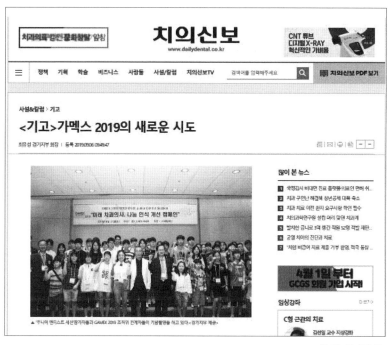

자녀의 직업으로 권유하고, 주위 환자들인 다수 국민들이 자녀의 장래 직업으로 선호하는 상황은 여러모로 의미가 있다고 본다.

　최근 다양한 사건들로 인해 치과의사의 대국민 이미지가 실추된 것은 사실이다. 이는 치과의사들의 자부심을 저하시키는 것은 물론 환자의 불신으로 인한 진료 스트레스로 이어지고 있으며, 치과의사라는 직업군이 사회적 인정과 존경을 받는 상황과는 점점 멀어지도록 하는 것 같다. 이에 '치과의사라는 직업에 대한 선호'와 '환자와 치과의사 간의 신뢰 회복'이라는 두 명제는 결국 동일한 목표점을 향한다는 생각으로 시도한 첫걸음이다.

두 번째로는 가멕스와 MOU 관계에 있는 대만의 치과진료실 인력제도에 관하여 '정책포럼'을 진행하였다. 이질적인 문화와 제도의 교류는 기본적으로 거부감이 있는 것이 사실이지만, 현대의 문화 교류는 다양한 인류문화에 기본적인 평등성을 인정하고 세계의 평화적 발전을 위하여 문화 간의 상호이해를 도모하는 여러 활동을 의미한다고 한다.

최근 회원들의 가장 큰 고충의 하나인 진료실 인력 문제는 현재 뚜렷한 해결책이 보이지 않는 실정이다. 각자 직역의 입장에서 나름의 호소점이 다르기는 하지만, 치과원장의 입장에서 구인의 어려움, 업무 범위의 문제, 자영업자로서 인건비 상승의 문제 등으로 정말 힘든 상황이다.

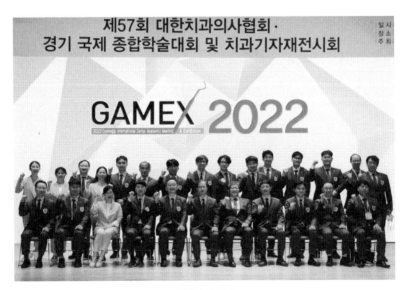

가멕스 2022

MOU 국가와의 교류를 통해서 치과보조인력 문제에 관한 그동안의 다양한 노력들과 함께 새로운 탈출구를 모색한다면, 가멕스라는 행사 자체를 회원을 위한 회무의 연장선상으로 승화시킬 수 있다고 기대하였다. 아무쪼록 이러한 가멕스의 새로운 시도가 치과계의 진정한 발전에 일조하기를 바라는 바다.

5) 경기지부 선거 공약과 회무를 돌아보며

2017년 선출직 부회장으로서 공약의 논의와 수립 과정, 그리고 8개월 만의 회장 사퇴로 그 공약의 계승과 혼란 수습이라는 보궐선거의 공약이 떠오른다.

당시 지부 회관 건립과 관련된 논쟁, 지부 횡령사건과 관련된 이전투구의 소재로 인하여 회원을 위한 공약들은 묻혀 가고 있었다. 다만, 그러한 순간에서도 선거에 나선 이유와 회무를 수행하려는 근본적 질문에 마주하곤 하였다. 후보자들은 비록 급여를 받는 상근직도 아닌데 생업인 치과를 뒤로 한 채 선거운동을 위하여 개인 시간을 할애하였다. 일반회원들은 잘 모르는 내용으로, 후보자들의 감당인 수천만 원의 기탁금도 언뜻 다수 치과의사 동료들은 이해가 가지 않을 것이다. 오히려 대단한 이권이 존재하는 듯한 합리적 의심이 가는 상황이기도 했다.

그런데 개인의 명예욕만으로는 풀리지 않는 수수께끼 같은 사실이 있다고 생각하는데, 사실 후보자 자신조차도 명확히 알 수 없는 사명감 혹은 보람이 존재하는 것은 분명해 보인다. 어쩌다 5년여 동안 경기지부장으로 회무를 수행하다 보니, 다른 동료들의 마음은 물론 더욱 어려운 나 자신의 마음속 깊은 부분까지 읽게 되고, 선거 전후로 공약을 생각하는 마음도 그렇다고 믿게 되었다.

임플란트에 대한 치과의사의 생각 (경기일보 2018. 01. 09 게재)

생후 6개월에 유치가 나오기 시작해, 20개의 유치를 가지고 유년기를 보낸다. 그리고 만 6세에 영구치가 생기기 시작, 만 12세 경에 총 28개의 영구치열이 완성된다. 17~18세쯤 나오는 사랑니는 별개로 생각한다면, 이때의 영구치로 우리는 평생 음식을 먹고 살아가는 것이다.

살아가다 보면 다치기도 하고, 충치가 심해서 치아를 빼기도 하고, 여러 번 치료를 반복하다가 발치를 할 수도 있으며, 나이가 들어가면서 풍치라는 치주병으로 치아를 잃게 되기도 한다.

수명이 늘어나면서 노화의 자연스러운 과정과 여러 가지 이유 등으로 상실된 치아의 회복이 자연스럽게 화제가 될 수밖에 없다. 중간의 치아가 빠지면 브리지라는 보철치료로 회복하고, 많은 치아가 상실되면 틀니를 제작하게 된다. 하지만 최근에는 임플란트라는 치료방법이 대중화되면서 삶의 질이 매우 높아진 것은 사실이다.

임플란트라는 치료방법은 치아가 상실된 잇몸 뼈에 금속성의 인공치아 뿌리를 심고, 그 인공뿌리인 임플란트가 잇몸 뼈와 하나 되는 과정이 가장 중요하다고 볼 수 있다. 그 심어진 뿌리에 소위 보철물이라는 금니 혹은 도자기 성분의 치아 모양을 얹어서 자연 치아의 기능을 유사하게 회복시켜 주는 일련의 과정이다.

잇몸 뼈와 잘 결합해야 음식을 씹을 경우에 그 힘을 견딜 수 있으며, 자연치아에서도 일어날 수 있는 머리 부분의 깨짐도 방지해야 하고, 양치질을 열심히 하여 깨끗한 구강관리 과정이 더욱 필요함은 너무나 당연한 이치다. 그리고 대개 고연령층이 많으므로 당뇨와 같은 소모성 질환이 발생되기도 하고, 중대질환에 의한 강한 독성의 약을 복용하면서, 초기에 잘 심어졌던 임플란트의 장기적 생존율을 감소시키기도 한다.

심장이나 폐, 간, 콩팥 등의 신체기관을 이식하거나 다시 만들어 내는 과정과 치아를 다시 만들어 내는 과정이 유사하다는 것이 25년차 치과의사의 생각이다. 그리고 가끔 자연치아가 아프거나 음식물이 많이 낀다는 불평을 하면서, 확 뽑고 임플란트를 하겠다는 환자분들에게는 "눈이 아프셔도 그렇게 생각하세요?"라고 되묻는다. 28개의 많은 치아이지만 그 중요성을 설명하기 위함이었는데, 말하면서도 왠지 서늘한 느낌이 드는 것이 솔직한 심정이다.

임플란트 치료방법은 지하철이나 인터넷에서 가격만 앞세우는 일부 치과들의 상술에 휘둘릴 만큼 장난스러운 과정이 아니고,

환자를 내 몸같이 사랑하는 마음이 함께 준비되어야 하는 고귀한 과정이라고 믿고 있다. 이러한 고귀한 과정이라는 평가는 비단 치과의사들만이 가져야 하는 전문적 지식의 영역이 아니라고 생각한다. 모든 사람이 그렇게 소중하고 고귀한 과정임을 믿고 있을 때, 비로소 우리 신체 중 일부인 치아는 그러한 가치로 다시 태어나는 것이다.

가격만을 앞세우는 장사꾼들에게 내 소중한 신체를 맡기는 우를 범하지 않는, 2018년 무술년이 되기 바라는 마음이다.

학생 구강검진의 목적에 대하여 (경기일보 2018. 02. 27 게재)

구강검진을 비롯한 건강검진의 궁극적 목적이 무엇일까? 신체의 어느 부분이 불편하다는 것을 미리 알려 주고 상기시킴으로써 질병의 진행이 진전되기 이전에 예방 혹은 초기 치료를 받는 것이라고 생각한다.

우리나라 보건의료정책이 치료 중심에서 예방 중심으로 변화되면, 질병의 진행으로 인한 고통 방지는 물론 의료비 감소로 사회 전체의 부담이 감소될 것이다. 특히 국가의 미래세대가 검진 대상인 학교 검진이 더욱 중요하다는 점에 이견이 있을 수 없다.

최근 경기도 관내의 학생 구강검진 진행방법이 변경되려고 한다.

예전의 지역치과의사회와의 단체계약 방식에서 해당 학교와 검진 의료기관과의 개별계약 방식으로 변경될 예정이다. 물론 변경하고 자 하는 취지도 나름의 의미가 있을 수 있다.

다만, 학교 구강검진이 시행되는 실제 현장 상황에 대해 치과의 사들의 의견을 반영하는 것이 필요하다는 생각이다. 투입되는 검 진비용의 궁극적 목적과 그 효율성을 추구하는 과정에서 현장 전 문가들의 목소리는 매우 중요한 요소임에 틀림없기 때문이다.

검진전문기관이 각 학교와 이루어지는 구강검진 계약의 성사 능 력이 뛰어날 수도 있고, 검진 결과의 행정처리 부분에 있어서 교 육청 관계자와 각 학교의 입장에서는 편리해 보일 수도 있으며, 사업의 진행이 표면적으로 매끄러워 보일 수도 있다. 그러나 검진 전문기관의 경우는 검진 본연의 목적보다는 검진 학생수를 기준으 로 부여되는 검진비용의 수익성에만 관심이 있다는 것이 일선 치 과의사들의 일반적 견해이다.

검진과 관련된 1차진료기관의 예방교육과 초기 치료의 연계과 정은 검진의 목적 달성을 위하여 반드시 지켜져야 한다고 생각한 다. 이는 일반 국민을 대상으로 하는 국가건강검진의 추구하는 방 향성이기도 하다. 즉 검진의 진정한 목적은 그 자체로서의 역할보 다는 예방과 초기 치료, 그리고 그에 대한 동기부여이다. 출장검 진과 검진 위주의 검진의에 의한 폐해는 검진의 궁극적 목적에 부 합되지 않을 가능성이 농후한 것이 보통의 상식이고, 그 사례들은 실제 현장에서 쉽게 관찰되고 있기 때문이다.

부디 경기도교육청에서는 경기도민의 구강건강을 책임지고 있는 경기도치과의사회 회원들의 전문가적 진정성을 감안하여 학교 구강검진사업을 진행해 주기 바라는 바다. 행정편의주의에 안주해서 발생되는 여러 문제점에 대하여 구강검진을 포함한 구강건강 전문가 단체와 협의해 주기를 진심으로 바라는 마음이다.

일자리 창출에 대한 제안 (경기일보 2018. 03. 22 게재)

얼마 전 모 언론기관의 여론조사에서 문재인 정부의 국정과제 중 현시점에서 가장 역점을 두고 추진해야 할 정책에 대한 질문에 '적폐청산'(34.2%)을 꼽은 응답 비율이 가장 높게 나타났다. 이어 '일자리 창출'(32.5%), '북핵의 평화적 해결'(15.9%), '복지 확대'(9.2%), '지방분권 확대'(4.3%) 순으로 조사됐다.

최근 우리 사회의 최대 현안 중의 하나는 '일자리 창출'이라고 해도 과언이 아닐 것이다. 그러나 그 이면을 들여다보면, 일자리의 절대적 부족이라는 표현보다는 일자리의 질적인 측면이 문제의 본질로 보인다.

필자의 생업인 치과계의 상황으로 비추어 보면 일반적인 소규모 치과원장들은 직원을 구하지 못해서 많은 애로사항을 호소하고 있다. 치과에서는 일반적으로 치과의사와 함께 치과위생사와 조무사들이 근무하고 있는데, 치과진료를 위하여 필수인력인 직원 구인에 대한 애로사항이다.

구강보건 분야의 전문직인 치과위생사의 경력단절로 인하여 치과 구인 과정의 어려움이 가중되고 있는 실정에서, 의외로 해결책은 지방자치단체의 의지와 연관성이 있다고 생각한다.

경력단절로 인한 재취업의 개인적 고민거리를 해결해 주고, 어렵게 결심한 용기를 지역사회 치과와 연결해 줄 수 있는 매개체를 활성화시키며, 하루 종일 근무할 수 없는 여건의 가정주부인 치과위생사들의 입장을 합리적인 조건으로 지역 치과와 합의할 수 있도록 가이드라인을 세워 주는 일 등이다.

여러 가지 다른 요인들도 물론 존재하지만, 교통이 편리한 도심권 혹은 역세권의 대형 치과에만 몰리는 신입 치과위생사들의 심리 때문에 다소 외진 지역의 치과에서는 구인 문제에 더욱 어려운 실정이다. 그러나 외진 지역에도 주민들이 살고 있으니 치과가 존재하는 것이고, 그 지역의 주민 중에서는 취업을 원하지만 근무시간 조절과 경력단절을 극복할 용기가 부족한 '치과위생사'라는 전문인력이 거주하고 있을 가능성이 있을 것이다.

지방자치단체의 존재가치가 무엇인가. 만약 지역 주민의 행복이 중요한 목표점이라면, 재취업을 원하는 지역 주민과 구인난에 허덕이는 지역 업체와 맞춤형 연결을 해주는 과정이 지방자치단체 행정업무의 우선순위에서 밀리지 않는다는 생각이다. 하반기에는 '지방정부'라는 명칭으로 불릴 수 있는 개헌안의 소식이 들리고 있다.

필자는 치과원장들의 구인 문제에 대한 어려움을 풀뿌리 민주주의에 호소하면서, 지방선거를 앞두고 지역 주민들을 위한 공약사항을 출마자들에게 제시하고자 한다. 이번 6월 경기도에서 단체장과 지방의회에 선출되고자 하는 분들에게 '치과계 일자리 창출'에 대하여 공개적으로 제안하는 바다.

지방선거일에 즈음하여 (경기일보 2018. 04. 15 게재)

주위에서 6·13 지방선거의 기운이 느껴지기 시작한다. 최근의 경험에 비추어 보면 선거라는 과정은 사람의 마음을 움직이는 종합예술이 아닌가 하는 생각이다.

선거에 나선 후보자의 입장에서는 최선을 다하려는 마음에 한 명의 유권자라도 더 만나고, 소통하기 위한 그야말로 몸부림에 가까운 과정들이 존재한다. 그리고 당선의 기회가 주어진다면, 정말 잘해 보겠다는 열정도 있는 것이 사실이다. 다만, 시간이 흐른 후의 결과론적인 판단은 별개의 사안인 경우가 많다는 사실도 보통의 경우이다. 만약 선거운동기간의 그 마음가짐과 열정이 임기기간

내내 남아 있다면, 세상이 이렇게 어수선하지는 않았으리라는 생각이 들기도 하지만….

지난 4월 6일에는 경기도치과의사회관에 경기도지사 예비후보 한 분이 방문했다. 치과의사들의 이야기를 들어보기 위함이리라. 치과의사 집단의 이해관계를 주장해 보아야 신통치 않으리라는 것은 우리 사회의 정서와 치과의사 집단의 유권자 수를 미루어 짐작이 간다. 그래서 국민의 구강건강을 위한 몇 가지 제안을 전문가적인 관점으로 전달하고자 노력했다.

치과 개원의의의 최대 현안인 직원 구인난과 국가적 최대 과제인 일자리 창출의 사안을 만나게 해주는 문제, 2016년부터 법정기념일로 제정된 '구강보건의 날'에 대한 취지를 부각하여 국민의 구강건강 향상에 효율적인 도움을 주기를 바라는 내용, 행정편의주의에 휩쓸려 학생 구강검진이 본연의 목적에서 멀어지는 상황에 대한 인식의 공유, 보건소라는 국가기관의 만성질환 관리체계에 구강건강 관리 항목을 추가하는 내용 등에 대해 구체적인 제안을 했다.

선거가 종료된 시점에, 내가 지지한 후보자가 당선된다고 원하는 세상이 당장 실현되지는 않을지도 모른다. 그러나 더 많은 사람들이 당선자의 행보에 더욱 관심을 보여 준다면, 그래도 희망은 있다고 생각한다. 선거라는 과정에서 후보자들이 열정적으로 전해 주는 긍정적인 미래관이 그러한 실낱같은 희망을 보여 주는 것이 아닐까 생각해 본다.

경기도에 개원한 치과의사의 한 사람으로서, 경기도민의 구강건강 향상에 관심을 보여 주고 경기도치과의사회관을 방문해 준 경기도지사 예비후보에게 응원의 마음을 전하고 싶다.

이와 같이 경기도치과의사회관에 찾아오려는 후보자는 경기도민의 구강건강에 관심이 있다는 것으로 생각할 수 있을 것이다. 그것을 기회로 경기도치과의사회 소속 치과의사들은 그분들에게 전문가적 제안을 하고자 한다. 물론 앞으로 4년 동안 주의 깊게 관찰하는 과정도 잊지 않으려고 한다.

4. 그동안 꿈꾸어 왔던 일들

1) 전문의제도

이미 멀리 지나왔고 물길을 돌리기에는 힘들지라도, 역사를 되돌아보고 평가한다는 것은 어쩌면 더욱 중요한 의미 부여가 가능하다는 생각이다.

'혼란의 시대, 갈 길은?'을 기억하는 사람이 한 명도 남아 있지 않은가요? (2016. 01. 20)

지난해 하반기 치과계의 오피니언 리더임을 자부하는 사람들과 그렇게 되기를 원하는 사람들이 모여서 공부를 했습니다. 과연 그분들은 그 기간 동안 무엇을 배우고 얻었는가 묻고 싶습니다.

9월 3일 개강식과 함께 '국가와 국회, 그리고 관료조직의 특성'에 대한 특강을 듣고, 허쉬만(Albert Hirschmann) 교수의 세 가지 대안인 'Exit, Voice, and Loyalty'와 아론 윌더브스키(Aaron Wildavsky) 교수의 'Art and Craft'에 관해 들었습니다. 조선망국사의 예를 들면서 개인이나 집단의 이익을 위하여 정책을 고려하면서도 궁극적으로는 국가와 국민을 생각해야 한다는 맺음말이 아직도 귀에 들리는 듯합니다.

지난 15일 서치 전문의제 연석회의와 17일 전국시도지부장협의회 회의에서 나온 발언들을 언론지에서 발췌했습니다.

"소수제 관철 안 된다면 최대한 얻기 위한 협상력 발휘해야…."

"복지부는 1월 중 입법예고를 준비해 오던 중 협회가 회원들의 뜻을 모을 시간을 달라고 요청해 임시총회를 여는 시간을 벌었으나, 임총에서 복지부안이 부결되더라도 정부는 총회 결과에 관계없이 복지부안으로 입법예고를 할 것."

"미수련자를 포함해야 한다면 가정의처럼 300시간 수련과 같은 많은 교육시간과 비용을 허비하지 않도록 방안을 마련해서 일반회원도 쉽게 전문의가 되도록 하는 대신 5년마다 자격을 갱신하는 등 전문의 관리체계를 강화해야 할 것."

"전문의제도에 대한 16개 시도 지부장의 의견을 모은 결과 80%가 다수 개방안에 찬성하는 것으로 나왔다"고 소개하고 "서치도 그동안 TFT를 통해 연구한 결과 2년 전부터 다수 개방 쪽으로 결론이 나왔으므로 일선 개원의들이 가장 피해를 적게 보는 방법을 찾아나갈 것."

"회원들이 피부로 느끼는 것은 전문과목 표방 여부가 아니라 젊은 후배 전문의가 환자들에게 선배들은 전문의가 아니라고 얘기하는 것"이라며 "앞으로 더욱 '저만 전문의입니다'라고 얘기하는 행태가 늘어날 것."

복지부 같은 관료조직의 특성을 설명하기 위해 진대제 전 정통부장관과 월 2회 미팅을 하면서의 감회를 말씀하셨던 김병준 전 부총리의 강연이 떠오릅니다. 본인은 삼성에서 미래를 생각하느라 과거를 떠올릴 틈도 없이 생활해 왔으나 관료조직에 들어와 보니 국회에서 과거의 일들을 설명하느라 미래를 생각할 여유가 없다는 자조적인 이야기와, 아홉을 잘하다 하나 잘못하면 목이 날아가는 관료조직의 특성을 깨달았다는 말씀이 기억납니다.

어떻게 하다가 우리의 생존권 문제를 복지부 관료조직에 넘겨주었나요? 한편으로는 그들 관료조직도 생존 차원에서 치협을 압박하는 것이라고 생각합니다. 또한 회원을 위한다는 명분을 내세워 우리가 얻을 수 있는 것은 얻는 것이 좋겠다는 발언들이 나름의 현실적 방안이라고 주장합니다. 그런데 어디에도 국민의 측면에서 고려하는 내용과 국가 의료체계에 대한 고려는 보이지 않습니다. 회무에 정통한 분들이므로 그들은 당연히 기본 전제조건이고, 그럼에도 불구하고 현재 상황에서는 최선이라는 생각을 가지고 계신다고 믿고 싶습니다. 당시 강연 말미에 하신 말씀으로 국가와 국민을 위하지 않고 자기 집단의 이익만 추구한다면 조선망국사의 당쟁과 다를 바 없다고 했던 기억이 떠오릅니다.

그리고 소수정예안의 불가능함을 전제로, 복지부안의 부결시에 선택할 수 있는 방안의 부재를 이야기합니다. 또한 미수련자들을 위한 방안으로 쉽게 전문의가 되도록 배려해야 한다는 발언도 이어집니다. 이러한 내용들은 제 소견으로 보면 상생의 화합이 아니라 야합에 더 가깝다는 생각이 듭니다. 그렇다면 이러한 부당한 방안 중에서 선택해야 하는 상황, 즉 소수정예안이 불가능한 이유는 무엇일까요? 다음의 발언에서 해답을 얻을 수 있습니다.

지금의 전문의제도 문제가 불거진 원인을 공직지부가 소수정예 결의 사항인 전문의 8% 배출을 깨버렸기 때문이라고 주장하면서 "전속지도전문의 경과조치가 얼마 남지 않았다며, 경과조치를 달라고 나선게 불쾌하다"며 "대의원 총회 결의를 저버린 공직지부에 대해 치협은 제재를 가해야 했음에도 아무런 반응도 없었다."

결과론적으로 보면 다른 기사의 중간에 언급된 문구에 이와 같은 현실을 쉽게 설명해 주고 있습니다.

현행유지 전문의제 "소수정예 아니다"
신규 치의 800명 중 300명 전문의가 현실
현행 전문의제도를 '소수정예 전문의제'라 부르는 표현은 적절할까?

또 하나의 중요한 문제점인 치과의사의 입장이 아닌 국민의 입장에 관한 발언들이 보입니다.

"치과의사인 우리끼리가 아닌, 의료 소비자인 국민을 대상으로 설문 조사가 있어야 하고, 신설이 거론되는 4개 과에 대한 가이드라인도 있어야 한다"고 지적하자 "현재 판결이 일반 소비자 입장에서 내린 결론"이라고.

이어서 "일반 국민 1천 명을 대상으로 설문조사한 결과, 집 근처 어 떤 치과에 가겠느냐는 질문에 응답자의 97%가 전문의에게 가겠다고 답했으며, 기수련자에게 전문의 자격을 줄 필요가 있다고 응답한 국 민이 73%."

그렇다면 해결책을 어디서부터 풀어나가야 할까요? 먼저 소수 정예안이 불가능하다는 논리 중의 가장 큰 이유가 신규 치과의 35%가 전문의로서 배출된다는 것입니다. 어느 분의 발언으로 공 직지부가 책임이 있다고 합니다. 하지만 얼마 전 통과된 전공의 특별법과도 연관시켜서 생각해 보면, 그동안 전공의들의 노동력 착취의 문제점도 있고, 대학병원 운영상의 문제는 전공의의 절대 수와 근무시간의 감소를 용납하기 어려운 구조적 문제가 혼재되었 다고 생각합니다.

전문의 8% 유지를 위하여 대학병원의 운영을 포기하는 방안과 의과와 같이 90%의 전문의를 유지하는 기형적인 방안의 절충점을 찾아야 한다는 생각입니다. 즉 개원가로 진입하게 되는 치과전문 의들이 소수의 어려운 증례를 힘들게 진료하면서 그에 합당한 경 제적 보상과 자부심이 따라주지 않는다면, 우리 현실에서는 치과

전문의제도가 정착되기 힘들다는 결론을 전제로, 전문의 갱신율을 통한 수적 통제방안이 첫 번째 방법이라고 생각합니다.

두 번째로는 구강악안면외과, 교정과 등과 같은 몇 개의 특수한 과만을 유지시키고, 그 전제조건으로 학회 차원의 전문의 관리로 타과 진료를 제한하는 것입니다. 물론 위헌조항이기는 하지만 전문의 갱신시에 자격 미달로 전문의 자격을 박탈하는 방법을 생각할 수 있습니다. 전문의 의원의 운영을 위하여 타과 진료를 해야한다면 일반의들과 동등한 자격으로 경쟁해야 하는 것은 너무나 당연한 것이라고 생각합니다. 이에 대한 합의와 법적인 방안의 쟁취는 현재 상황을 돌파할 수 있는 방안에 비하면 매우 간단한 문제로 생각됩니다.

또한 설문조사에서 전문의에게 가겠다고 대답한 국민들에게 그에 상응하는 비용의 지불 의사도 함께 있는가를 조사해야 하고, 그 비용이 전문의로서의 자부심과 품위를 유지할 수 있을 때만이 전문의제도의 취지를 살릴 수 있다는 생각입니다. 무조건 퍼주는 복지의 폐해를 우리는 주위에서 경험하고 있으며, 세상에 공짜는 없다는 진리를 생각해 본다면 우리가 선택할 수 있는 길이 보이리라는 생각입니다.

저는 제가 모시고 있는 지부장님을 비롯한 여러 치과계 선배님들, 그리고 회무와 전문의제도에 정통한 분들의 의견을 보면서 많이 배우고 있습니다. 어느 입장에서 주장을 하는지 나름의 타당한 이유가 있기 때문입니다. 결과적으로 30일의 임총에서 제시한 어느 안이 선택되어도 여러 면에서 보완해야 한다는 점에는 동의하리라는 생각과 그 보완 과정에서 필요하다면 전문의 시험에 응시 기회를 주더라도 합격률을 조정하는 방안이나 전문의 갱신율과 갱신자격에 대한 합의점을 마련한다면 지금보다 아름다운 상생의 치과계로 다듬어 나갈 수도 있다는 희망이 있습니다.

어이없는 전문의제도 설명회 (2016. 04. 30. 새벽)

4월 29일 금요일 18시에 열린 '치과의사전문의제도 개선 시행 특별위원회' 운영 및 추진 경과 설명회는 정확한 목적이 무엇일까? 부천에서 진료도 마치지 못하고 부지런히 참석했으나, 19시경에 설명회는 정말 쿨하게 마무리되었다. 질문이 있는지 두 번의 기회를 주었으나, 그에 대응하지 못한 4~5명의 회원들에 대하여 양윤선 과장은 이견이 없는 것으로 언급했다. 협회장님은 마무리 인사말에서 언제나처럼 최선을 다하겠다고 다짐했다.

1분과 위원장인 법제이사 대리(?)로 이재용 원장의 보고, 2분과 윤현중 위원장의 보고, 3분과 심준성 위원장의 보고 내용은 무엇을 말하고자 하는지 해석이 명확하게 되지 않는다. 이것이 본인의 인지능력이 떨어지는 것인지, 그들의 진정성을 듣지 못하는 것인지, 너무나 전광석화 같은 진행에 어이가 없었다.

과연 특별위원회 위원 29명은 어떤 생각을 하는 것일까? 지난 대의원 총회에서 나온 분배의 문제와 정의로움의 문제이기에 각자

처한 상황에 따라서, 그리고 관점에 따라서 다른 생각을 하는 것은 인정하더라도 특별위원회 회의 진행은 객관성과 공정성을 담보하고는 있는 것일까?

이제는 정말 회의감이 밀려온다. 멀리서만 뵙던 협회 학술이사님을 맥줏집에서 가까이 보니 전치부의 치주상태를 비롯해서 정말 피곤한 기색이 역력하다. 그만큼 힘든 일일 것이다. 너무나 어려운 일일 것이다. 그래서 18시에 시작해서 허심탄회하게 긴 시간 동안 토론하려는가 예상했었다. 5분도 되지 않는 발언시간에서 5월 중 입법예고, 8월에 법제처 심의, 9월에 국무회의 의결, 10월에 시행을 이야기하는 양윤선 과장의 공무원에 대한 배려인가?

'18시 설명회 시작! 19시 5분경 설명회 종료!' 이것이 날치기 아닌가? 그래도 본인은 1분과 위원장의 발표부터 들었는데, 질문사항이 있느냐는 두 번의 질문에 침묵했던 것은 비겁함일까? 아니면 그들의 노력에 대한 배려일까? 이런 정도의 설명 내용을 듣기 위해서 나의 소중한 근무시간을 뒤로하고 참석한 것은 아닌데, 내가 진정 미련한 짓을 한 것일까?

얼핏 보아 관계자와 기자들 외에 순수하게 참여한 회원은 4~5명, 19시 5분경 설명회가 끝나고 도착한 몇몇 분들이 기자 몇 분과 함께 생맥줏집을 찾는다. 허탈한 설명회, 100여 개는 넘어 보이는 김밥이 눈앞에 아른거린다. 만약 입법예고가 되지 않는다면 사퇴하겠다는 언론의 보도는 사실일까? 사퇴할 각오로 그렇게 말했다는 요구에 대하여 녹취록이 있음을 자신 있게 언급하는 기자의 멘트, 그러한 각오와 어울리지 않는 한 시간 동안의 짧은 설명회, 먹은 김밥이 제대로 소화가 될지 걱정이다.

나는 11146번 치과의사로서 말한다 (2016. 10. 13)

현재 산적한 치과계의 문제 중에서 가장 복잡하고도 첨예한 문제 중의 하나는 치과전문의제도이다. 다양한 입장의 다양한 의견을 오랜 시간 동안 묵혀 왔기에 해결점이 쉽지 않다는 것은 주지의 사실이다. 그렇다고 복지부에 맡겨놓고 처분만 기다린다는 것은 우리 치과계의 입장을 대변하는 차원의 문제라기보다는 국민의 구강건강을 책임지고 있는 전문가 집단의 직무유기로 보는 것이 타당할 것이다.

모두 공감하는 현재의 형국을 살펴보면 여러 갈래로 꼬여 있으며, 통합치의학과 신설과 300시간이라는 경과조치에 매몰될 우려가 있는 상황으로서 10월 18일까지 이에 대한 의견서를 제출해야 하는 긴급한 시점이다.

10월 12일 공대위의 공청회는 비록 앞에 나서는 소수 의견으로 내몰릴 수 있는 위기 상황이지만, 침묵하는 다수 회원들이 그동안 답답해하던 심정과 화학적 결합이 이루어진다면, 그 폭발력은 감히 예상하기가 힘들다는 생각이다. 오랜 시간 해답 없는 논의와 투쟁 속에서 지치고 포기 상황으로 내몰린 다수의 선한 회원들이 다시 자세를 가다듬기를 바라는 마음으로 공청회에 참석했다.

공청회에서는 복지부가 인지하고 있는 치과계의 의견이 무엇이냐의 문제가 화두로 떠올랐다. 복지부의 제한된 소통로도 근본적 문제점으로 제기되었다. 치과계의 의견이라는 것이 협회 집행부의 의견인가, 아니면 협회장의 의견인가? 현행법상으로는 대의원 총회의 의결로 보는 것이 타당할 것이다. 6·19 임시총회의 결과가 현재 치과계의 의견임에도 불구하고, 이에 대한 궤변론적인 해석이 있는 것도 명확히 해야 한다는 의견이 개진되었다.

공청회에서 제안되고 논의된 내용들은 일단 일갈하고, 단 12명의 참석인원으로 인하여 발언 기회도 있었지만, 사실상 현재 상황에서 무엇을 주장해야 하는지에 대한 회의감이 밀려왔다. 연일 모임으로 피곤한 상태에서 공청회를 마친 9시 반경에 집으로 가려고 했으나 호프집에서 못다 한 논의를 하면서 한탄과 같은 이야기를 나누었다. 저녁도 거른 채 소면 한 젓가락을 먹었으나, 앞에 있던 생맥주는 전혀 줄어들지 않았다.

지하철을 타고 집에 돌아오니 12시가 훌쩍 넘었다. 공청회장에 들어서면서 받은 생수 한 병과 샌드위치가 가방에 들어 있었다. 빠듯하게 도착했기에 허기를 달래지 못했던 것이다. 식탁에 앉아서 샌드위치 한 조각을 물고 나니 갑자기 울컥해진다.

현 집행부는 왜 관심이 없는 것일까? 일부 극렬주의자들의 분파적 모임으로 치부하는 것일까? 혹시나 그들이 말하는 진영논리와 편협성에 사로잡혀 있는 것인지 생각해 본다. 50여 년을 살아오면서,

24년간의 치과의사 생활을 뒤돌아보면서, 두 아이의 아빠로서, 인간 본연의 양심까지 들먹이면서 보편적 상식의 잣대를 끊임없이 들이댄다. 그들이 말하는 정치적 목적과 회원들을 위한다는 생각은 과연 무엇일까?

최근 11인 이사의 야유회성 골프여행에 극적으로 추가되는 VIP의 이야기, 현직 부회장의 출정식에 대거 참여한 현 집행부의 이사진, 9년의 회무 경력을 가장 큰 무기로 내세우는 어느 후보자의 출사표 내용이 머릿속에 중첩되어진다.

저녁도 굶은 채 소면 한 젓가락과 치킨 한 조각, KTX 대회의실 대관료, 그리고 샌드위치 한 조각이 비록 하찮아 보이지만, 그것은 공대위 구성원들이 십시일반으로 모은 돈이라고 생각된다. 한편 현 협회 집행부는 오늘도 협회 자산을 사용하고 있다. 그것이 회원들이 납부한 회비이든, 치의신보의 수익금이든, 치과기자재 업체의 협찬금이든 모두 치과계 전체의 자산이다. 오늘도 협회장 상근 급여로, 임원진들의 판공비, 활동비로 사용되고 있다. 더 이상 입안의 샌드위치 조각이 줄어들지 않는다.

지난 8일 박영섭과 함께하는 스마트네트워크에 참여해서 호텔 스테이크를 먹었다. 그리고 행사에 대한 안내와 참여 후기를 작성하여 SNS에 올렸다. 직선제에 대한 관심의 증대라는 나름의 목적도 있었고, 개인적으로 박영섭 부회장을 존경하는 마음은 사실이다. 일각에서 글의 내용을 문제 삼는 것도 한편으로는 이해가 가지만, 그것은 샌드위치를 더 이상 삼키지 못하는 심정과 일치하는 것으로서, 나는 경기지부 임원으로서의 심정을 말하는 것이 아니다.

1992년 3월 10일 보건사회부장관으로부터 부여받은 11146번이라는 면허번호를 가진 치과의사로서의 심정이다. 현 협회는 면허번호를 앞세우는 협회 회원들을 대표하는 기관인가? 지금 협회에 몸담고 있는 회무 경력을 감당할 수 있는가? 분명히 묻고자 한다. 나는 지금 11146이라는 면허번호로 묻고 있는 것이다.

'세 가지 약속'이라는 기고문을 읽고

우리가 대립하는 본질적인 부분을 고민해 보고 싶습니다.
언제부터인가 치과의사전문의제도가 기수련자와 미수련자 간의 대립 양상으로 치달으며 본질적인 부분은 잊혀진 채로 서로에게 상처만 주는 상황이 계속되고 있습니다. 기수련자들 중에서 사실상 현재 전문의 과정과 거의 유사한 자격을 갖춘 분들에게는 너무나 미안한 생각도 듭니다.

이렇게 글을 쓰는 필자도 4년간 치과대학병원에서 구강악안면외과를 공부하고 당시에 성형외과와의 응급실 문제 등으로 인하여 우리 과만이라도 전문의 과정을 실행해 달라고 요구했던 기억이 있습니다.

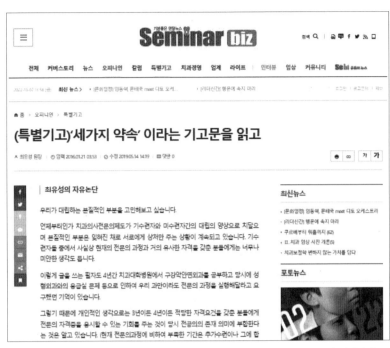

그렇기 때문에 개인적인 생각으로는 3년이든 4년이든 적당한 자격요건을 갖춘 분들에게 전문의 자격증에 응시할 수 있는 기회를 주는 것이 당시 전공의의 존재 의미에 부합한다는 것은 알고 있습니다. (현재 전문의 과정에 비하여 부족한 기간은 추가수련이나 그에 합당한 교육으로 대체해도 된다고 생각합니다.) 다만 전문의제도의 근본적인 목적이 무엇이냐의 명제로 돌아온다면 여러 가지 중요하고도 포기할 수 없는 가치들이 충돌하게 됨을 느낄 수 있습니다.

비단 의과의 비정상적인 전문의 비율과 그로 인한 부작용들을 예로 들지 않더라도 각자의 입장과 이득을 위해 취득한 전문의를 가지고 일반의에 대한 우월적 지위를 이용하여 경제적 이득을 얻는 이들이 만연한다면, 그 파행적 결과는 기수련자들이 받는 개인적 박탈감이나 경제적 손실에 비하면 너무나 크고도 회복 불능의 상태에 빠질 수 있다는 생각입니다.

비근한 예로, 최근에 배출된 일부 전문의들이 상업적 광고를 앞세워 치과계의 동료 윤리를 무시한 행위들로 인하여 정신적 피해와 경제적 피해를 받으시는 분들이 나타나기 시작했습니다. 일부 과의 경우에는 생존권 차원에서의 문제로 받아들이면서 엄청난 조직력을 발휘하는 양상도 보이고 있습니다.

하지만 이는 시작에 불과합니다. 이렇게 만연된 전문의들의 우월적 지위 남용으로 인하여 나머지 일반의들도 처절한 몸부림으로 생존하려고 노력할 것으로 예상됩니다. 과잉진료, 상대방에 대한 험담, 조직적 투쟁, 상호간의 각종 소송 등 현재는 예상할 수 없는 상황으로 발전할 수 있습니다. 치과계의 신뢰가 무너지고 치과계의 종말까지도 상상한다면 과대망상 환자로 취급받을 수도 있겠지요.

그러한 부분들을 걱정하다 보니 상대방의 입장을 배려하지 않고 막말 아닌 막말들이 쏟아져 나왔다고 생각합니다. 이렇게 양측의 주장만을 허공에 외치면서 감정싸움으로 번진다면 우리가 종국에 얻을 수 있는 산물은 과연 무엇일까요? 저를 포함한 기수련자들, 그리고 치협안을 관철시켜서 신설과목의 전문의를 사이좋게 나누어 갖는다면 진정한 평화가 찾아올 수 있을까 의문이 듭니다.

다시 한 번 말씀드리지만 기수련자들에게 약속을 강요하는 것과 임의수련 과정으로 폄하하는 과정들은 양측의 주장이 대립하는 과정 중에 기술적인 부분으로 비쳐진 것이 아닐까 하고 개인적으로 생각해 보았습니다.

임총 결과에 대한 개인적 의견

우려스러웠던 결과이면서도 우리의 말초적 신경 부분에서 최대한 본능적인 반응을 보였다는 생각이 듭니다. 논리적으로나 현실적인 측면을 고려한다면 우리의 결론은 당연히 지난 임총과 다르게 나타나야 하나, 고려해야 할 변수가 너무 많다 보니 '장고 끝에 악수'라는 표현으로 설명되어야만 하는 것이 개인적 생각입니다.

비록 대의원이 아닌 일개 민초 회원으로서, 하지만 동시대의 책임감을 느끼는 치과계의 일원으로서 굳이 변명을 생각해 본다면, 치협안이라는 3안을 과연 정당성이 있는 안건으로 보고 상정했는지 묻고 싶은 심정이고, 복지부 안과의 차이점을 향후에 얻어 낼 가능성이 있느냐의 문제제기와 그렇지 못했을 경우 책임질 주체가 명확하게 규정되어 있는가의 의문점이 남아 있다는 점입니다.

어쨌든 결과적으로 1안과 3안의 표결에서 3안이 결정되었으니

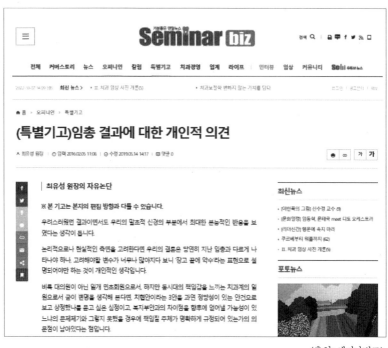

현 대의원제도에서 합법적 결정임에는 틀림없다고 할 수 있습니다. 혹시 누군가 이를 부당하다고 생각한다면, 과연 어떤 논리와 명분으로 논쟁하고, 이를 번복하기 위한 투쟁(?)까지 할 수 있는가의 의구심이 드는 상황입니다.

다만, 3안의 핵심 내용은 다수의 신설과목 전문의를 다수의 회원들에게 나누어 줄 수 있어야 안건 자체의 존재 의미가 있을 것이고, 또한 이를 선택한 이들이 그들의 선택에 대한 정당성을 부여할 수 있을 것 같기에 잠재적 불안감은 존재한다고 봅니다.

만약 2안의 내용들만 진행되고 3안의 추가부분이 지리멸렬되거나 불가능하다고 판단될 경우의 혼란한 상황도 걱정이고, 설사 3안이 어떤 형식으로든 구색을 갖춘다고 해도 치과전문의에 대한 국민적 신뢰도 추락이라는 부분과 새롭게 치과계에 진입하는 후배세대들의 불만에 대한 상생적 대안의 부재 상황, 그리고 기존 전문의들의 반발 등을 어떻게 풀어가야 하는가의 문제가 걱정입니다.

전문의제도에 대한 향후 치과계의 향방은 이제 감히 예단하는 것 자체가 두려운 상황이므로 다른 측면의 시각을 피력해 보고자 합니다.

어느 분의 글에서 인용해 보면, 사회학자이자 정치학자인 테다 스코치폴(Theda Skocpol)은 자기 저서에서 현대사회에서의 민주주의가 쇠퇴한 원인을 이렇게 말하고 있습니다. 40여 년 전 미국 시민들은 해외전쟁참전용사회, 프리메이슨, 라이온스클럽 같은 단체들의 회원이었고, 이들 단체는 내부적으로 선거나 위원회를 통해 민주주의를 실천했다고 합니다. 그러나 최근에 이러한 유형의 단체에 참여하는 사람이 거의 없다는 점이 민주적 절차를 거친 소통과 시민적 담론의 생산을 어렵게 하고, 이것이 현대사회에서의 민주주의의 쇠퇴라고 규정하였습니다.

이번 전문의제도 개선안의 처리 절차에 있어서 현 대의원제도에서는 최선의 결과를 얻었다고 하더라도, 치과계 회원들의 바람직한 담론의 생산과 광의의 민주적 절차의 결여는 테다 스코치폴이 지적한 현대사회에서의 민주주의의 쇠퇴 양상이라고 생각합니다.

향후 치과계의 앞날과 우리 사회 전반에는 유사하고도 다양한 갈등 상황이 끊임없이 전개될 것으로 보입니다. 이러한 문제들을 해결하는 데 있어서, 단순한 흑백논리와 무조건적 다수의 논리로는 효과적인 대응이 어려울 것으로 보여집니다.

또한 어렵게 결론에 도달해도 불가피하게 새로운 갈등을 야기할 수도 있기에, 이번 임시 대의원 총회를 통해서 참여적 민주주의, 자기 집단의 이익을 넘어서는 거시적인 안목, 올바른 여론 형성 등을 함께 고려해야 하는 숙제를 치과계에 던져 준 것 같다는 생각입니다.

6·19 임총을 바라보며

"누군가에는 결과 없는 총회, 누군가에는 소득 있는 총회, 나에게는 일요일 빼앗긴 총회" (건치신문 윤은미 기자의 페이스북에서)

그렇다면 나에게는…

일단 가장 기억에 남는 발언은 "우리가 입법예고안을 거부하면 철회되는 것인가"의 질문 내용이었다. 이 질문이 결국 6·19 임총의 민낯이라는 생각이다. 법령이라고는 하지만 치과의사들 없이 무엇이 가능하단 말인가?

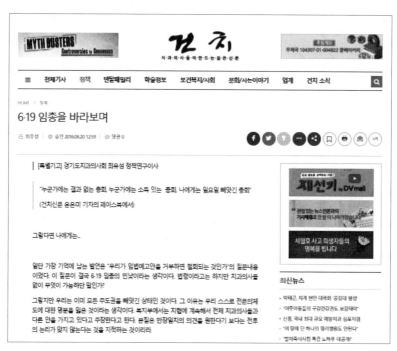

〈출처: 건치신문〉

그렇지만 우리는 이미 모든 주도권을 빼앗긴 상태이다. 그 이유는 우리 스스로 전문의제도에 대한 명분을 잃은 것이라는 생각이다. 복지부에서는 치협에 계속해서 전체 치과의사들과 다른 안을 가지고 있다고 주장한다고 한다. 본질은 만장일치의 의견을 원한다기보다는 전후의 논리가 맞지 않는다는 것을 지적하는 것이리라.

입법예고안을 바라보는 전문의제 주체세력들의 무기력함은 위와 같은 근본적 질문으로 시작되어, 6·19 임총의 첫 번째 특징을 그려내고 있다. 이는 단순히 집행부의 문제가 아닌 우리 모두의 문제점이므로 집행부에 대한 원망으로 발전되기에도 벅차다.

6·19 임총의 두 번째 특징으로는 같은 사안에 대한 해석의 상이함을 들 수 있다. 임총 안건의 상정에서부터 불안한 해석적 차이를 걱정하는 목소리들이 들리기 시작했다. 누군가의 말처럼 정치적 목적이 개입해서 그렇게 들릴 수도 있겠다고 위안을 삼았다. 표면적인 차이가 있지만 분명 속내는 치과계를 걱정하는 마음이 앞설 것이라는 믿음이 있었기 때문이다.

그런데 1안이 거부되고 2안마저 거부될 것 같은 분위기가 드리워지자 의장단에서 본색을 드러내고야 말았다. 2안마저 거부되면 지난 1월 임총의 결과로 회귀하는 것이라고 선언했다. 이것이야말로 정치적 술수가 아니라면 두 가지로 해석될 수 있을 것 같다. 소중한 일요일을 포기하고 모인 대의원들을 바보라고 조롱하는 모양새거나, 혹은 전혀 소통이 되지 않는 외국인 간의 통역 없는 답답함 중의 하나이리라.

마지막으로 세 번째 특징은 임총을 비롯한 대의원 총회의 한계점이다. 의장단과 현 집행부의 교감이 문제인지, 의장단의 역할이 오늘과 같은 난해한 안건에서는 그것이 최선의 운영방법이었는지는, 회무의 연배가 일천해서인지는 모르겠지만 대의원 총회의 한계점으로 보인다.

다시 호흡을 가다듬고 오늘의 6·19 임총을 돌아보면, 입법예고안이 다소 문제가 있기는 하지만 소모전을 그만하자는 명분을 등에 업고, 상호간의 신뢰를 바탕으로 그냥 진행하자는 세력과, 그것은 신뢰의 문제로 해결되기 어렵다는 세력 간의 경쟁구도인 것으로 보인다.

빠른 보도의 건치신문을 토대로 몇 가지 사안을 살펴보고자 한다.

1신) "도저히 이뤄질 수 없는 얘기를 하는가 하면, 어떻게 하자는 대안 없이 이도저도 반대하고 있다"며 "합의점을 찾지 못한 채 불협화음만이 계속 된다면 우리가 바라고 희망하는 전문의제는 결코 이뤄 낼 수 없을 것"이라고 강조했다.

도저히 이뤄질 수 없는 얘기란 미수련자들을 현혹했던 달콤한 몇몇 신설과목으로, '어떻게 하자는 대안 없이'라는 부분은 신설과목에 대한 3개월 용역만을 바라보며 기다리자는 집행부에 더욱 어울린다는 생각이다.

2신) 김철환 학술이사는 제안설명에 나서 "항간에는 집행부가 꼼수를 부렸다는 이야기를 들었는데, 우리 집행부가 무엇을 잘못했는지 아직도 어떻게 해야 할지 잘 모르겠다"며 억울함을 호소하기도 했다. 그러면서 김 이사는 "'복지부와 최남섭 집행부가 같은 입장에 있다'든가 '대다수의 미수련자가 아닌 임의수련자의 경과조치를 최우선으로 생각하고 있다'는 주장도 있는데, 그렇게 생각한다면 오늘 자리에서 이를 증명하라"고 말하기도 했다.

'꼼수, 복지부와 같은 입장, 임의수련자의 경과조치를 최우선 생각'

이라는 주장에 대한 억울함을 호소하고 있는데, 이는 학술이사를 포함한 집행부를 지지하는 세력과 그와 반대되는 세력 모두가 공감하는 상황이라는 생각이다. 바라보는 방향은 틀려도 굳이 증명할 필요까지 있을까 하는 생각은 유사할 것 같다.

그러나 김 이사는 정부와의 논의과정에서 노출된 여러 가지 문제점을 언급하며 사실상 나머지 4개 전문과목을 신설하기가 상당히 어려움을 시사했다. 그는 "정부는 과목 개설의 타당성과 수요를 기반으로 1차적인 판단을 내린 결과, 통합치의학과 신설을 결정했다"며 "나머지 과목에 대해서도 타당성을 조사한 후 결정하겠다고 했으나 집행부는 생각지 못한 몇 가지 문제점을 발견했다"고 입을 열었다. 요약하자면, "과연 신설과목이 치과계가 원했던 미수련자의 구제책이 될 수 있겠느냐" 하는 뒤늦은 고민이다.

김철환 이사는 "신설과목의 경과조치 대상, 선발기준, 연수교육 방식, 교육비 등에 있어 기수련자와의 형평성 등을 고민해야 하고, 미수련자의 지적(수준) 보장 문제를 어떻게 해결할지가 특히 문제"라며 "또 수련병원에 신설과목을 어떻게 안착시킬지, 수련병원의 지정기준은 어떻게 할지 집행부는 지금 가장 큰 문제에 봉착했다"고 호소했다. 뿐만 아니라 그는 "졸업예정자, 미수련자 경과규정은 어떻게 할지, 학생에게까지 경과규정을 둔다면 졸업까지 6년, 개원까지 신설과목에 관한 연수 3년 해서 9년간의 유예기간을 설정할 필요가 있다"며 "상황에 따라 비인기 신설과목에 대한 대책과 전공의 수련 기피 현상까지도 고려해야 한다"고 강조했다.

김 이사는 "모든 게 집행부 마음대로 되는 게 아니므로 자칫 집행부의 노력이 회원의 권익을 해치는 결과가 될까 두렵다"면서 "미수련자의 앞날이 심히 우려된다"고 말했다.

이에 대한 평가는 총회 중에 이미 나왔다.

부산지부의 한 대의원은 "집행부가 이제와 '예기치 못한 일'이라고 하는데 모두가 다 예상했던 문제일 뿐"이라면서 "한마디로 (전문과목 신설을) 안 하겠다는 뜻인데, 이제 그만 솔직하라"고 목소리를 높였다. 그러면서도 최남섭 집행부는 이번 임총에서 "원점 재논의 안은 오늘 안건에 없다"며 "3호 안건인 특위 구성 역시 치과계 결의사항인 제3안을 앞으로 최고의결기구인 대의원 총리 산하에 특위를 두고 추진하고자 하는 것"이라고 못을 박았다.

지부장회의에서 상정한 안건의 삭제에 대한 정치적 본색이 드러나는 순간이다. 3호 안건인 특위 구성의 목표를 고정시키기 위한 정치적 악용의 사례이며, 해석의 무자비한 차이를 또다시 보여 주는 경우라고 볼 수 있다. 결국 특위의 성격을 엉뚱하게 고정시킴으로써 부결되는 목적을 누군가는 달성했다. 소득 있는 총회!

또한 의장단의 질문에서 대의원 총회 산하의 특위는 의결기관의 특성상 인적구성, 운영방법, 의결안 처리, 예산 등의 문제를 감당하기 힘들다며 협회장에게 의견을 구했다. 예산이나 운영적인 지원을 아끼지 않겠다는 협회장의 답변에 어리둥절했다. 능력이 없으니 물러나겠다는 말보다도 구차스럽다는 생각이 들었다. 솔직해지자는 어느 대의원의 말이 귓가에 맴돌면서 거짓이 거짓을 낳고, 변명이 변명을 낳고….

3신) 대전지부 김명수 대의원은 "이제 오랜 논쟁을 끝내고 만족스럽지 않더라도 현재 상황을 수용하고 앞으로의 진행을 지켜보며 개선책을 찾을 때가 됐다"면서 "만일 입법예고안이 부결될 경우, 이해당사자 간의 법적 소송으로 인해 시간적으로나 비용적 낭비는 물론, 치과의사의 사회적 신뢰도도 떨어지고 대외적인 권익보호에 여력이 없어질 것은 자명하다"고 피력했다. 그러면서도 그는 "지난 77조 3항에 대한 위헌 판결은 의료인으로서 필요한 경우에 허용된다는 의미라 생각한다"며 "전문의 간판을 내걸고 일반의 진료 영역을 침범하는 일이 없도록 바람직한 의료전달체계를 위한 시행규칙 등을 준비해야 한다"고 말했다.

드디어 신뢰의 문제로 진화하기 시작했다. 사실 여러 정황상 전문의와 일반의가 의뢰관계를 유지하며 의료전달체계가 유지된다면 6·19 임총과 같은 소모적인 논쟁은 의미가 없는 것이다. 그러나 보건복지부 인정 전문의가 배출된 지 8년이 지난 현재 상황은 우리의 사회경제적 성숙도의 문제인지, 배출된 전문의의 자질 문제인지는 모르지만 신뢰관계가 불가능하다는 사실은 모두 인정할 수 있으리라는 생각이다.

개인적으로 가장 큰 쟁점인 임의수련자의 양보를 받아낼 수 있는 가장 큰 지렛대는 전속지도전문의 경과조치의 대승적인 양보라고 생각하고, 이것이야말로 상처 없이 상생할 수 있는 길이며, 신뢰 회복의 지름길이라는 생각이다.

치과계 대선배들인 의장님, 부의장님, 협회장님의 한계를 바라보면서… 모두가 예상했던 문제를 '예기치 못한 일'이라고 제안설명하는 집행부를 바라보면서… 대의원을 사퇴하겠다는 엄포를 놓는 분을 보면서… 다시는 총회에 참석하지 않겠다는 표현들을 보면서… 그렇다면 이제는 손을 바꿔야 하지 않을까 하는 생각이 들었다. 그것이 비록 오판일지라도, 후일에 구관이 명관이었다는 평가를 받더라도….

이제는 정말 막다른 길목이니 그냥 바꾸느냐, 3개월의 시간을 낭비하느냐의 갈림길에 서 있는 것이다.

전문의제, 양심에 따른 정의 추구해야

본지는 오는 19일 치과의사 전문의제도(이하 전문의제)에 관한 안건을 논의하기 위한 임시 대의원 총회를 앞두고 개원가와 학계, 협회의 목소리를 듣고자 오피니언 리더 특집 인터뷰를 진행한다.

60년간 논의를 끌어온 전문의제가 지난달 23일 보건복지부의 관련 개정안 입법예고로 또다시 전환 국면을 맞은 가운데, 협회는

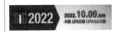 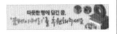
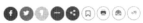
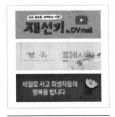
〈출처: 건치신문〉

19일 임총 논의 안건으로 ▲치과의사전문의 규정 복지부 입법예고안의 수용 여부의 건(1호안) ▲2016년 1월 30일 임시총회 결의안의 재확인의 건(2호안) ▲대의원 총회 의장 산하 치과의사 전문의제도 특별위원회 구성의 건(3호안)을 상정한 바 있다.

이에 본지는 지난 10일부터 20여 명의 인터뷰이를 선정하고 총 4가지의 공통질의서를 발송해 답변을 요청했으며, 그 가운데 7명이 답변서를 보내와 이를 전달한다. 또한 13일 최남섭 협회장과도 공통질의서를 토대로 단독인터뷰를 진행한 결과를 보도하기도 했다.

인터뷰에 응해 준 경기도치과의사회 최유성 정책연구이사는 부천분회 부회장을 맡고 있으며, 전문의제도 개선을 위한 의견을 적극적으로 개진하고 있는 인물이다. 최유성 정책연구이사의 답변을 전한다.

Q. 복지부가 지난 5월 22일 치과의사 전문의제도 개선안에 관해 입법예고한다고 밝혔다. 임의수련자 및 해외수련자, 그리고 전속지도전문의를 대상으로 경과조치를 시행하고, 미수련자에 대해서는 통합치의학과 신설을 통한 전문의 자격을 부여한다는 게 개정안의 골자다. 이에 대한 견해를 밝혀 달라.

복지부의 입법예고안은 충분히 예견된 부분이며, 복지부의 입장에서는 최선의 방안이라는 생각이다. 그러나 회원의 입장에서 다소 현실적이지는 않더라도 원칙적인 부분에서의 문제점을 지적하고 싶다.

먼저 해외수련자의 부분은 위헌 판결의 결과물에 대한 정당한 반응으로 평가할 수 있으나, 그 범위가 광범위해 적절한 자격에 대한 평가가 가장 중요한 부분이다. 임의수련자의 경우에는 해외수련자에 비하면 자격에 대한 평가가 용이하기는 하지만 명확한 법률적인 판단이 없는 상태로 해외수련자와 동일한 자격으로 유권해석을 하는 데 대해 가장 첨예하고도 민감한 부분이라는 것은 분명한 사실이다.

전문의제도 시행 이전에 미수련자들이 수련을 받지 않은 이유로 전문의제도가 시행되지 않은 것을 이유로 삼는다면, 임의수련자들에 비해 차별받을 이유가 없는 것이다. 즉 전문의제도 시행 이전의 수련과정을 두고 엄밀히 말해 전문의 수련과정이 아니라는 것은, 비록 정황상 이해할 수는 있지만, 명문화된 팩트이다.

같은 맥락으로 전속지도전문의도 전문의 시행 이전에 수련 받은 교수나 과장, 임상 선배로서의 역할로 지도하면 된다. 그동안 그에 대한 보완책이 존재해 왔고, 그것이 미봉책일지라도 세대교체에 의한 자연스러운 진행으로 이어질 것이다.

통합치의학과 신설은 원칙적으로 AGD 과정이라는 유사한 과정에 대한 선례를 우리는 기억하고 있다. 이는 전문의 과목이라기보다는 개인적인 연수과정과 보수교육과정으로 바라봐야 하는 것이 원칙이라고 본다.

Q. 대한치과의사협회가 지난 1월 임시 대의원 총회에서 결의한 3안(5개 전문과목 신설을 통한 미수련자 경과조치 방안)이 보건복지부가 입법예고한 개정안과 전반적인 취지가 같다고 평가하고 있다. 이에 대한 견해를 밝혀 달라.

지난 1월 결의한 3안은 집행부안으로서 안건상정과 결의과정을 몇 가지로 해석해 볼 수 있다. 먼저 임의수련자들이 전문의 자격을 취득하게 될 경우, 더 많은 미수련자들의 상대적 박탈감을 우려하는 진정성으로 해석할 수 있고, 두 번째로는 특정 임의수련자들의 조직적 움직임의 목적을 실현시키기에 수적인 열세가 명확하므로 전략적 차원의 술수로서 해석할 수 있다.

문제는 많은 미수련자들이 원하는 몇몇 신설과목들은 기술적으로 불가능하다는 것은 너무나 명확한 상황인데, 지난 1월 임총에서 집행부가 이에 대한 사전조사가 미흡하여 추진한 것인지, 아니면 향후 상황을 충분히 예상하고도 추진한 것인지 궁금하다. 다만, 사전조사가 부족한 채로 일부에서 제기하는 것과 같이 의도적으로 3안을 결의하는 전략을 가지고 있었거나, 이미 향후 상황을 예상하고도 '몇 개월 천하'의 3안을 결의해서 복지부에게 오판을 할 수 있는 명분을 주었다면, 두 경우 모두 명백한 대회원 기만행위이다.

이는 이미 약속한 대로 자진사퇴의 명분에 해당한다는 생각이고, 결론적으로 연구용역과 같은 몇 개월 연장책을 전반적인 취지가 같다고 평가해 수용하자고 유도하는 것은 2차적인 대회원 기만행위로 규정할 수밖에 없다.

Q. 오는 19일 ▲복지부 입법예고안의 수용 여부의 건 ▲올해 1월 30일 임총 결의안의 재확인 건 ▲대의원 총회 의장 산하 치과전문의제도 특별위원회 구성 및 위임의 건까지 총 세 가지 안건을 놓고 임시 대의원 총회를 개최한다. 이번 임총에서 지향해야 할 최선의 결말은 무엇이라고 보는가?

1월 30일 임총 결의안이 복지부 입법예고안과 전반적인 취지가 같다는 것은 어불성설이므로 원점에서 재논의하기로 한 4월 23일 정기총회의 결정사항을 따라야 하며, 그 논의 내용 중에 특별위원회 구성 및 위임의 건을 포함시킬 수 있겠다. 대의원제도가 실제적인 민의를 반영하느냐의 의구심이 들지만 '악법도 법'이라는 명제에 입각해 원점에서 논의해야 할 것이다.

Q. 임총 및 복지부 입법예고가 끝난 이후 치과계가 지향해야 할 올바른 치과전문의제도에 대해 견해를 밝혀 달라.

1안의 답변과 같은 원칙이 이상적이고 원론적인 내용으로 현실성이 떨어진다는 평가를 받을 수는 있지만, 소위 현실적이라고 불리는 방안들도 결국에는 원만한 합의점을 도출하기는 힘들면서 명분과 실리를 모두 잃게 된다. 복잡한 사안일수록 근본적인 부분을 고려하는 것이 커다란 오판을 줄이고 장기적인 측면을 고려하는 지름길이라고 생각한다.

물론 수정보완해야 하는 부분이 분명히 존재하는 것에는 동의하지만, 중요한 원칙이 정해진 후에 부분적인 수정은 논의를 통해서 의견수렴이 가능하다. 예를 들어 원래의 취지인 8%가 아닌 35% 전문의의 배출과 같은 상황은 현실적인 문제점들을 논의해 사회와 치과계가 모두 수용할 수 있는 비율의 범위를 정하고, 명확한 '갱신제'를 도입하는 방안을 검토하는 것이다.

갱신제에는 전문의의 학문적·임상적·윤리적 측면의 기준사항을 정하고 그것에 위배되는 경우에 점수를 낮게 책정해 탈락시키는 방법이 기본 틀이라는 생각이고, 사회적 측면과 시장경제적 현실성도 고려하는 것이다.

또 다른 경우에는 현재 진행되고 있는 전문의의 과목을 여러 가지 현실적 여건을 고려하여 축소하는 것이다. 이때 가장 중요한 기준은 현재 치과계의 주축인 일반의들이 여러 정황상 인정하고, 경쟁이 아닌 의뢰관계로 유지될 수 있는 분야들로 제한하는 것이다. 전문의들이 일반의들과 의뢰관계를 유지하면서 자기 전문분야에 매진할 수 없는 환경이라면 그들의 전문의 자격증은 본래 취지의 역할을 하기에는 역부족이라고 본다.

이것이 우리 치과계와 사회적 요구도가 마지막까지 지켜내야 할 최후의 가치이다. 법률적 측면에서 전문분야 이외의 진료가 가능한 내용과 1차기관에서 표방 가능한 문제와는 차원이 다른 문제로 전문의를 감당할 수 있는 사회적·경제적 성숙도의 관점이다.

분명한 것은 보건복지부에서 인정한 전문의는 일반의들이 여러 정황상 인정하는 분야로 제한하고(예를 들면 전신마취와 같은 기준을 충족하는 분야와 교정만의 전문 분야만을 범위로 하는 경우), 여러 사정상 일반의와 경쟁하는 분야에서는 학문적·임상적 수준의 증가를 위해 수련받은 차별화의 부분에 대해 다른 명칭으로 인정해 주면 다소의 보완책이 될 것으로 예상된다.

전문의제도는 치과계 내부의 필요성과 더불어 사회적 요구도와 성숙도를 함께 고려해야 하고, 이와 같은 맥락으로 이해관계에 따른 의견과 더불어 양심에 따라 정의를 추구하는 공적인 목적도 함께 고려해야 한다. 여러 가지 그럴듯한 이유로 원칙이 왜곡되고, 그것을 보상하기 위해 또 다른 왜곡을 초래한다면, 그것이 설사 의과와 같은 선례나 일반적인 관행으로 그럴듯하게 포장된다고 해도, 그것은 이미 보기에 흉한 모습으로 남을 수밖에 없다.

전문의제도 진행과정에 대한 소회

어느 소설에선가 본 기억이 있다.

"옷의 첫 단추를 잘못 끼웠다는 걸, 대개는 맨 마지막 단추를 채울 때에야 알게 된다."

최근 들어 전문의제도(이하 전문의제)의 진행과정을 바라보면서 새삼 떠오르는 구절이다. 모순과 모순의 연속, 혹은 폭주하는 기관차의 느낌도 받는다. 전문의제의 주체세력이면서도 이해관계의 국면에서 누구도 자유로울 수 없기에 수많은 주장들은 그저 묻혀만 가는 듯하다. 자신이 미수련자든 기수련자든 전공한 과목도 영향을 주는 것 같고, 연령의 많고 적음도 그렇고, 그것들을 교묘하게 이용하는 세력도 어렴풋이 보이는 듯하다.

언급하기도 지겹고 이제 듣기도 싫은 내용이지만, 그럴 수밖에

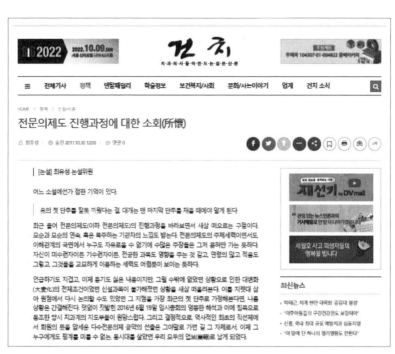

없었던 상황으로 인한 대변화의 전제조건이었던 신설과목이 불가해진 상황을 새삼 떠올려본다. 이를 지렛대 삼아 원점에서 다시 논의할 수도 있었던 그 지점을 가장 최근의 첫 단추로 가정해본다면, 나름 상황은 간결해진다. 덧없이 짓밟힌 2016년 6월 19일 임시총회의 엉뚱한 해석과 이에 침묵으로 동조한 당시 치과계의 지도부들이 원망스럽다. 그리고 결정적으로, 역사적인 최초의 직선제에서 회원의 뜻을 앞세운 다수전문의제 공약의 선출은 그야말로 가던 길 그 자체로서, 이제 그 누구에게도 핑계를 미룰 수 없는, 동시대를 살았던 우리 모두의 업보(業報)로 남게 되었다.

현재 시점에서 단추가 잘못 끼워졌음을 체감하는 부분은 통합치의학과 전문의 응시자격을 위한 교육과정으로 보인다. 회원의 편의를 위한 온라인 교육과정 개설과 임상실무교육의 무용론을 내포하는 개원 연차별 차등 적용의 주장은 회원을 위한 회무의 관점에서 본다면 나름의 의미가 있을 수도 있다.

협회와 달리 회원들과의 접점이 뚜렷한 지부 임원들의 입장에서는 현재 단계에서 최선의 선택이자 책임감의 발로일 수도 있다고 본다. 북핵으로부터의 안전을 위하여 핵개발이나 전술핵의 도입이라도 고려해야 하는 심정이라면 얼추 맞는 비유가 아닐까? 즉 각자 개인의 입장을 고려하는 안목으로는 보이지 않는 세상의 문제들, 합리적 사고만으로는 풀기 어려운 실존적 상황, 옳고 그름이나 선악의 관점으로 판단하기 힘든 문제들은 얼마든지 존재한다.

그러나 사안을 바라보는 데 있어서, 초점을 조금만 확대해서 본다면 소설의 구절과 같이 매번 마지막 단추의 상황임을 직감할 수 있다. 회원의 입장을 고려해서 미수련자의 통합치의학과 전문의 취득과정 중의 첫 단계인 교육과정을 융통성(?) 있게 적용한다면, 기수련자의 자격검증과 시험과정도 동일한 맥락으로 적용될 수밖에 없는 등가론적인 상황이다.

결국 그야말로 다수전문의제도 그 자체로 만족하는 상황으로 볼 수 있다. 치과의료전달체계라는 가식적인 허울을 벗어던지더라도, 경쟁자들보다 우위에 서 보겠다는 속내마저 획득 불가능한 모순이 또한 우리를 엄습해 온다. 급여와 비급여를 가리지 않는 무차별적인 저수가의 불안요소 해소가 요원한 상태에서, 최첨단 고비용 무기의 탑재만 지향하는, 그야말로 아무도 원하지 않던 경착륙만이 보이는 형국이다.

그리고 매년 배출되는 약 800명의 후배 치과의사들은 경과조치라는 그들만의 잔치가 마무리되고 피폐한 전쟁터에 오랜 시간 남아 있게 될 것이다. '어떻게든 되겠지'라는 안이한 생각만이 선배 세대들의 유일한 위안으로 보인다.

미래의 언젠가 후배세대들이 생존경쟁에서 절박한 심정으로 지금의 역사를 면밀하게 고찰해 보고 나서야 진정한 마지막 단추를 채울 때가 되지 않을까 하고 예상해 본다. 그 불안한 상황의 도래가 통합치의학과의 경과조치라는 과정을 통해서 과연 일시적 연기라도 가능할지가 불안한 마음이다.

2) 치과계 직선제

치과계 직선제에 대하여는 많은 사람들의 다양한 의견이 존재하리라 생각된다. 그토록 많은 이들이 원했건만, 솔직한 심정으로는 그 폐해가 만만치 않은 것이 사실이다. 직선제에 대한 회의감도 팽배하다. 다만, 그것이 제도의 안착을 위한 성장통인지, 전향적인 방향 선회를 고려해야 하는 상황인지 모호한 상황이다. 이에 당시 직선제를 만들어가는 과정에서 기고했던 내용들을 돌아보면서 현재의 상황을 숙고해 보고자 한다. 이후 직선제에서 발생된 다양한 사건들에 대하여는 독자의 개인별 판단이 필요한 시점으로 보인다.

선거의 바람에서, 누구를 뽑을 것인가

민주주의의 꽃이라 불리는 선거의 바람이 서서히 느껴진다. 선거의 진정한 의미는 선출된 지도자가 회무에 회원들의 의견을 반영하도록 노력을 기울이고, 회원들은 지도자가 회무를 제대로 해나가는지 계속해서 관심을 갖고 지켜보는 과정까지를 포함한다고 할 수 있다. 그 첫 단계인 지도자 선출 과정의 중요성은 이루 말할 수 없을 것이다. 가장 중요한 누구를 선택할 것인가에 대해 몇 가지 측면으로 고려해 보고자 한다.

먼저 민주주의의 본고장으로 알려진 아테네의 페리클레스가 제시한 지도자의 자질에 관해 살펴보면, 펠로폰네소스 전쟁(BC 431~404)으로 인한 장례식 연설에서 화려한 정치적 수사 뒤에 도사리고 있는 냉엄한 정치적 현실을 담고 있다. 독재자는 강제로, 선동가는 시민들이 좋아하는 말만 하면 되지만, 민주사회의 진정한 지도자는 반대하는 시민들에게도 당면한 정치적 현실을 설명하고 무엇을 해야 하는지를 납득시켜야 한다고 했다.

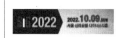

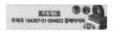
선거의 바람에서, 누구를 뽑을 것인가

최유성 · 승인 2016.08.25 11:01 · 댓글 0

| [논설] 최유성 논설위원

민주주의의 꽃이라 불리는 선거의 바람이 서서히 느껴진다. 선거의 진정한 의미는 선출된 지도자가 회무에 회원들의 의견을 반영하도록 노력을 기울이고, 회원들은 지도자가 회무를 제대로 해 나가는지 계속해서 관심을 갖고 지켜보는 과정까지를 포함한다고 할 수 있다.

그 첫 단계인 지도자 선출 과정의 중요성은 이루 말할 수 없을 것이다. 가장 중요한 누구를 선택할 것인가에 대해 몇 가지 측면으로 고려해보고자 한다.

먼저 민주주의의 본고장으로 알려진 아테네의 페리클레스가 제시한 지도자의 자질에 관해 살펴보면 펠로폰네소스 전쟁(BC 431~404)으로 인한 장례식 연설에서 화려한 정치적 수사 뒤에 도사리고 있는 냉엄한 정치적 현실을 담고 있다. 독재자는 강제로, 선동가는 시민들이 좋아하는 말만 하면 되지만, 민주사회의 진정한 지도자는 반대하는 시민들에게도 탐면한 정치적 현실을 설명하고 무엇을 해야 하는지를 납득시켜야 한다고 했다.

그 과정에서 지도자가 갖추어야 할 조건들을 제시한다. 지도자는 무엇이 필요한지를 아는 식견이 있고 그것을 설명할 수 있는 능력이 있으며, 조국을 사랑하고 재물에 초연한 사람이어야 한다고 했다.

즉, 식견이 있으나 명료하게 설명할 수 없다면 생각이 없는 것이고 이 둘을 가졌어도 애국심이 없다면 공동체를 위하지 않는 것이다. 또한 애국심이 있다고 해도 뇌물에 약하다면 자기 이익을 위하여 모든 것을 버릴 것이라고 하였다. 2400여년이 지난 현재에 한 치의 오차가 없는 사실이다.

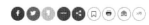
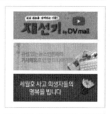
〈출처: 건치신문〉

　그 과정에서 지도자가 갖추어야 할 조건들을 제시한다. 지도자는 무엇이 필요한지를 아는 식견이 있고, 그것을 설명할 수 있는 능력이 있으며, 조국을 사랑하고, 재물에 초연한 사람이어야 한다고 했다. 즉 식견이 있으나 명료하게 설명할 수 없다면 생각이 없는 것이고, 이 둘을 가졌어도 애국심이 없다면 공동체를 위하지 않는 것이다. 또한 애국심이 있다고 해도 뇌물에 약하다면 자기 이익을 위하여 모든 것을 버릴 것이라고 하였다. 2400여 년이 지난 현재에도 한 치의 오차가 없는 사실이다.

다음으로는 함석헌의 시 〈그 사람을 가졌는가〉를 인용한 어느 역사서의 머리말을 다시 인용해 본다.

온 세상의 찬성보다도

'아니' 하고 가만히 머리 흔들 그 한 얼굴 생각에

알뜰한 유혹을 물리치게 되는

그 사람을 그대는 가졌는가

우리에게 필요한 지도자는 알량한 경험이 전부인 그런 지도자가 아니다. 독서와 사색을 통해 현 사회의 문제점을 찾고, 우리 사회가 나아갈 방향을 고민하는 지식형 지도자가 필요하다. 양반 출신이면서도 양반 사대부들의 숱한 반대를 꺾고 면천법을 만들었던 류성룡, 폐기됐던 대동법을 되살려낸 김육, 신에게는 아직 12척의 배가 있다던 이순신, 신분제 해체를 주장했던 윤휴, 이런 사람들이 우리 역사에는 있었다. 그래서 이제 우리는 그들을, 그들이 만든 역사를 되돌아봐야 한다. 그래야 우리 곁에 있을지도 모를 '그 사람'을 찾을 수 있지 않겠는가?

한편으로는 구성원의 잠재력을 이끌어내 역량을 최대한 발휘하도록 도와 조직의 생명을 부풀어 오르게 하는 '발효 리더'라고 불릴 수 있는 지도자를 생각할 수 있다. 이와 반대되는 리더는 자기 목표를 달성하기 위해 구성원의 에너지를 고갈시키는 '인스턴트 리더'라고 설명되며, 이들은 권력과 부귀를 차지하기 위해 불법과 합법의 경계를 넘나든다고 한다.

마지막으로 최근의 리더십 이론 중의 하나인 '슈퍼 리더십'은 하위자들로 하여금 자기 스스로 리드할 수 있도록 도움을 주는 리더십을 일컫는다. 결국 모두가 리더이다. 회사, 학교, 작게는 집안 내에서 훌륭한 리더로서 행동하지 못하는 이가 더 큰 사회의 리더로 성공할 리 없다.

최근의 리더십 이론 또한 한 명의 특출한 리더가 사회를 바꾸기란 어렵다는 한계를 인정하고, 구성원 모두에게 리더십과 소속감을 가질 수 있도록 독려하는 리더에게 가치를 부여한다. 우리 모두가 리더라는 이야기와 한 명의 특출한 리더가 사회를 바꾸기 어렵다는 언급에 너무나도 공감이 된다.

우리 회원들이 정신을 똑바로 차려야 하는 이유는 의외의 곳에 있다는 생각이다. 현 시점에서 우리의 지도자로 나서는 분들은 예전에 적당히 좋은 것이 좋다는 분들 아래에서 회무를 배웠다는 것이다. 그렇기 때문에 이제부터 지도자로 나서는 분들이 예전에 평화롭던 시절에 배웠던 기조에서 벗어날 수 있도록 다수의 회원들이 도와줘야 한다는 생각이다.

그러므로 지금의 시점에서 우리 회원들은 우리의 지도자가 될 수 있는 후보자들이 우리를 위해 더욱 열심히 일할 수 있는 다짐을 하도록 협조해야 할 의무가 있는 것이다.

직선제 투표권에 대하여

잊혀질 만하면 다시 등장하는 개헌론을 바라보면서 분명히 그에 대한 필요성은 있으나, 의견을 모을 수 있는 의지나 역량, 그리고 명분이 부족한 듯하다. 1987년 4·13 호헌철폐를 외치며 6·29 민주화선언과 직선제를 쟁취했던 그 헌법의 시작은 다음과 같다.

대한민국 헌법 제1조는 "대한민국은 민주공화국이며 대한민국의 주권은 국민에게 있고, 모든 권력은 국민으로부터 나온다"고 명시돼 있다. 민주공화국이란 엄격한 의미로는 민주주의와 공화제를 모두 다 실시하고 있는 국가를 의미하며 이러한 국가는 궁극적으로 국가의 권위와 권력이 국민으로부터 나오며, 모든 정부는 국민에게 선출된 공무원이 운영한다는 것이다.

사단법인 대한치과의사협회 정관에는 회원의 의무와 권리가 명시돼 있다. 핵심 내용은 각종 회비의 납부 유무이다. 지난 23일 열린 건치 확대중앙운영위원회에서 대한치과의사협회 선거관리규정 개정위원회 박태근 위원장이 참석해 이에 대한 의견을 피력했다.

협회비 3회 이상 미납회원을 장기미납자로 보고 투표권을 부여하지 않는다는 방침과 예외적으로 미납회원의 경우 미납회비의 1/3을 우선 납부하고, 나머지 2/3는 신임 협회장 임기 3년 내에 분납하는 약정을 맺을 경우 투표권을 지급하는 방안을 고민 중이라고 했다.

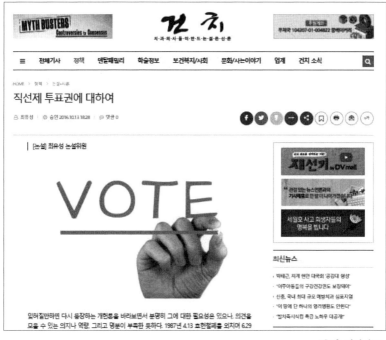

정관의 명시에도 불구하고 많은 회원들은 직선제 본연의 취지를 고려해서 투표권의 최대한 확대를 희망하고 있다는 생각이다. '첫 술에 배부르랴'는 속담이 있지만 정관의 문제, 형평성의 문제, 향후 제도의 진화 가능성 등의 문제로 넘어가기에는 첫 번째 직선제의 의미 부여에 미흡한 측면이 있다는 생각이다.

정관이 장애요소라면 정관개정에 관한 의견 수렴도 고려해야 하고, 조금 더 적극적으로 그 시기가 직선제 이후의 정기총회일 수도 있지만 임시총회를 염두에 둘 수도 있다는 생각이다. 유관단체의 경우도 참조해서, 더 많은 고민과 성찰을 통해 그보다 더욱 개혁적인 방안을 도출할 수도 있다. 결국 그것은 실무진들의 의지의 문제요, 회원들의 문제의식과 적극적 참여의식의 문제로 바라보아야 한다는 생각이다.

물론 올해 들어 두 번이나 열린 임시총회에 대한 무용론이 존재할 수도 있고, 정기총회에서 출석대의원 2/3 이상의 찬성이 쉽지 않다는 의견도 모두 수긍이 가고, 그동안 묵묵히 회원의 의무를 다한 분들에 대한 형평성도 모두 소중한 자산이다. 그렇기에 밀린 회비의 자발적 납부가 이상적인 방안이기는 하지만 추가적인 제도적 보완으로 참여율의 증가를 도모하자는 것이다.

선거의 참의미가 무엇이냐의 문제는 먼저 누구를 리더로 선택하는가의 문제이고, 두 번째는 올바른 선택을 위해서 회원들에게 후보자들의 올바른 정보가 알려지는가의 문제와, 그러한 정보를 바탕으로 더 많은 회원들이 참여해야 하는 것이 전제가 되어야 한다고 생각한다. 이는 적합한 인물을 선택하는 표면적 문제보다 더욱 중요한 부분인 선택된 리더의 통치력에 계속적으로 영향을 미치는 상황으로 볼 수 있다. 즉 집단 구성원들의 지속적인 관심으로 이어지는 선순환의 구조를 완성하는 것이 궁극적 목표이다.

그러므로 더욱 많은 회원들의 관심과 참여, 그리고 선택된 리더에 대한 계속된 관찰은 진정한 직선제의 완성에 있어서 분리할 수 없는 필수불가결의 요소임에 틀림없다. 즉 선거도 또한 회무의 연장선상으로 보는 것이 타당하다는 견해를 갖는다면, 선거를 통해서 치과계의 중차대한 문제들에 대한 회원들의 관심을 유발하는 것 또한 장기적으로 치과계의 단합과 결집된 힘을 축적하는 좋은 계기가 될 것이라는 생각이다.

원칙과 형평성의 문제 등 실무자들의 애로점이 분명 존재할 것이라는 예상에도 불구하고 지속적인 요구를 하는 이유는 투표권 확대라는 목표의 쟁취 여부와 함께 요구하는 행위 그 자체로서의 의미 부여가 가능하다는 희망적 요소를 염두에 두고 있는 것이다. 조금 더 솔직한 속내는 "더 아름다운 것을 위해서 파괴시키지 못할 규칙은 없다"라는 불후의 음악가가 남긴 명언에 의지해 할 수 있는 모든 것을 다했다는 자기만족의 차원이다.

효과적 정책선거를 위한 5가지 방법론

우리는 선거철이 되면 목소리를 높이는 분야가 있음을 기억하고 있다. 학연, 지연 등에 얽매이지 않고 선출되는 사람의 됨됨이와 그가 제시하는 정책을 올바르게 들여다보고 선거에 임해야 한다고 한다. 하지만 무관심한 일반 국민이나 일반회원들에게 솔깃한 내용도 없지만, 온갖 미사여구로 꾸며진 정책이라는 내용들과 서로 복사하듯이 내세우는 공약들에 식상하곤 한다.

그리고 결정적으로 그것이 지켜지지 못한 이유들도 무수히 많지만, 정작 변명 과정도 시원치 않은 채로 다음 선거에 다시 나타나는

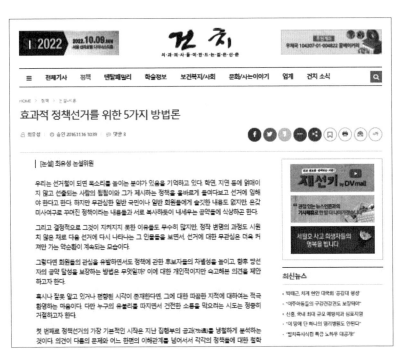

그 인물들을 보면서, 선거에 대한 무관심은 더욱 커져만 가는 악순환이 계속되는 모습이다.

그렇다면 회원들의 관심을 유발하면서도 정책에 관한 후보자들의 차별성을 높이고, 향후 당선자의 공약 달성을 보장하는 방법은 무엇일까? 이에 대한 개인적이지만 숙고해 본 의견을 제안하고자 한다. 혹시나 잘못 알고 있거나 편향된 시각이 존재한다면, 그에 대한 따끔한 지적에 대하여는 적극 환영하는 마음이다. 다만 누구의 유불리를 따지면서 건전한 소통을 막으려는 시도는 정중히 거절하고자 한다.

첫 번째, 정책선거의 가장 기본적인 시작은 지난 집행부의 공과(功過)를 냉철하게 분석하는 것이다. 의견이 다름의 문제와 어느 한편의 이해관계를 넘어서서 각각의 정책들에 대한 철학과 목표를 분석하고, 과정상의 문제점들에 대하여 합리적으로 평가해야 하는 것이다. 하늘 아래 새로운 정책이 갑자기 존재할 수는 없다. 수십 년 전부터 논의되어 오던 문제도 그렇고, 새로운 사업들도 대개는 예전의 어떤 것들과의 연관성이 있기 마련이다. 각각의 사업과 정책들에 대한 평가와 새로운 환경에 적합한 정책의 발굴은 결국 함께할 수밖에 없다는 생각이다.

두 번째, 같은 맥락일 수 있지만 지난 집행부의 공약사항의 준수성을 평가하는 것이다. 공약 이행률에 따른 평가와 미진한 부분은 그 원인이 무엇인가를 선거과정에서 논의하는 것은 당선자가 누가 되더라도 상당히 중요한 부분이라는 생각이다. 복지부와의 협의문제가 걸림돌이었는지, 타 단체와의 이해관계 혹은 시민 단체나 언론과의 관계성이 부족했는지, 정치권과의 협조가 매끄럽지 못했는지, 치과계 내부의 의견 조율에 실패했는지 등에 관한 평가는 새로운 집행부의 회무전략에 필수적인 사항이라는 생각이다. 그러므로 선거기간이라는 특수성을 이용해 활발한 토론 과정을 활성화시킨다면, 이는 곧 치과계의 소중한 자산으로 적립될 수 있을 것이다.

세 번째, 이러한 정책토론을 위한 과정에서 주체적인 사람들은 아무래도 기존에 협회나 지부 회무에 관여했던 사람들일 가능성이 높다. 왜냐하면 이들이 회무에 대한 관심도가 높을 뿐만 아니라 세밀한 정보에 대한 접근이 가능했기 때문이다.

그러나 이때 커다란 장애요인이 등장하게 된다. 이러한 주체세력들은 선거과정에서 어느 한편에 속해 있을 가능성이 높다는 점이다. 그것은 자칫 진영논리에 의해 유불리에만 신경 쓰면서 객관적인 토론보다는 선거의 승리를 위한 비난과 소모전을 치르게 될 수 있다는 것이다. 여기서부터 이들의 양심적 가치관에 기대해야 하는 것이다. 무조건 내가 지지하는 후보자가 당선돼야 한다는 생각에 치과계의 발전에 저해될 수도 있고 실현 가능성이 희박한 공약들을 남발하는 등의 행위를 한다면 치과계의 희망은 사라지는 것이다. 결국 이 문제가 학연, 지연으로 출렁거리는 예전 선거의 폐해였다고 생각한다.

또한 한 가지 다른 측면의 문제는 회무에 관여했던 사람들의 의견 제안에 관한 문제이다. 선거에서 중립을 지킨다는 의미와 정책에 관한 의견을 개진하는 행위가 충돌할 수 있다는 것이다. 후보자들의 기존 사업이나 정책에 관한 입장이나 공약 발표시, 객관적 사실이나 바라보는 시각의 차이점을 지적하는 행위는 구별돼야 한다는 것이다. 치과계의 인적구성이 현재 회무에 임하지 않으면서 정책내용에 관해 토론을 할 수 있을 만큼 풍족하지 않은 실정에서 자칫 활발한 정책선거를 가로막는 제약으로 작용할 수 있다는 생각이다. 이 또한 양심적 가치관에 기대해야 하는 것일 수도 있다는 점이다.

네 번째, 중복될 수도 있지만 이슈화가 되는 분야의 토론과정에서 제시되는 평가에 관한 객관적 사실과 그것들의 결과에 대한 명암을 바라보는 시각차들을 정말 있는 그대로 많은 회원들에게 전달하고, 유권자들인 그들이 현명하게 판단할 수 있도록 치과계 모든 사람들이 노력해야 한다는 것이다. 그 과정에서 언론의 역할이 크다는 것은 너무나 당연하지만, 그마저도 담보할 수 있는 것은 모든 구성원들이 관심을 가지고 공명정대하면서도 발전적인 가치관을 유지하려고 끊임없이 노력해야 한다는 것이다.

다섯 번째, 정책선거의 장을 보다 자유롭게 그리고 투명하게 펼쳐놓아야 한다는 것이다. 지나친 규제는 나름의 목적이 존재하더라도 더 중요한 명제인 선거의 흥행과 정책정보에 대한 접근을 방해할 수 있다. 공명성에 대한 기준에 보편성이 있다면 우리 회원들은 충분히 올바른 판단을 할 수 있으리라고 기대한다.

결론적으로 제도나 규칙보다는 구성원들의 선한 의지가 가장 중요한 관건이라는 것은 누구나 인정할 것이다. 그리고 치열하고 최선을 다하는 선거과정은 그 자체로서 선거의 흥행과 치과계의 발전을 일으키는 동력으로 작용할 것이다. 그것은 후보자들의 노력보다는 유권자들의 의지가 더욱 중요하다는 생각이다.

선거공영제에 관한 제안

이번 치과계의 직선제에서 선거공영제의 정신을 도입하자는 제안을 하고 싶다. 협회, 서울지부, 경기지부 모두에게 제안하는 것이다. 모두 아시는 바와 같이 선거공영제의 정신은 다음과 같다.

헌법은 제116조 제1항에 "선거운동은 각급 선거관리위원회의 관리하에 법률이 정하는 범위 안에서 하되 균등한 기회가 보장되어야 한다"라고 하면서, 제2항에 "선거에 관한 경비는 법률이 정하는 경우를 제외하고는 정당 또는 후보자에게 부담시킬 수 없다"라고 규정하여 선거공영제를 선거운동의 기본원칙으로 하고 있다.

이에 따라 2012년 선거법은 122조, 122조의 2 등에서 선거사무원 등 수당, 벽보·공보·소형인쇄물 작성 비용, 신문·방송광고 비용, 방송연설 비용, 합동연설회 비용, 공개장소에서의 연설·대담 비용, 투·개표 참관인 수당 등에 소요되는 비용을 국가나 지방자치단체에서 부담하도록 하고 있다.

[네이버 지식백과] 선거공영제 (시사상식사전, 박문각)

예전에는 대의원이 아니라서 관심의 대상에서 멀었던 이유도 있었고, 개인적으로 예년보다 치과계의 선거에 대한 관심이 높아진 것도 사실이고, 직선제라는 큰 변화가 일어난 이유도 작용해서인지 예전 선거에 관한 이야기들이 제법 많이 들려오고 있다. 특히

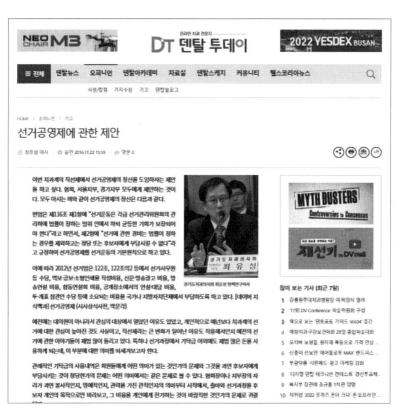

선거과정에서 기탁금 이외에도 제법 많은 돈을 사용하게 되는데, 이 부분에 대한 의미를 되새겨 보고자 한다.

관례적인 기탁금 사용 내역은 회원들에게 어떤 의미가 있는 것인가의 문제와 그것을 과연 후보자에게 부담시키는 것이 정당한가의 문제는 어떤 의미에서 같은 문제로 볼 수 있다. 협회장이나 지부장의 자리가 과연 봉사직인지, 명예직인지, 권력을 가진 관직인지의 의미에서부터 시작해, 출마와 선거과정을 후보자 개인의 목적으로만 바라보고 그 비용을 개인에게 전가하는 것이 바람직한 것인가의 문제로 귀결된다.

부수적인 목적으로 후보자의 난립을 막기 위하여 유효투표의 100분의 15 이상을 득표한 후보자에게 잔여기탁금을 반환하는 것이 관례였다. 그러나 이러한 과정에 대한 의미를 다시 한 번 되돌아보고, 나름의 자격을 갖춘 후보자들에게는 일단 기탁금 정도만이라도 보존해 준다면 기본적인 의미 부여는 가능하다는 생각이다. 즉 예년에 기탁금으로 사용하던 내역을 회비에서 감당하는 것이 타당하다고, 이것은 곧 헌법정신에도 부합하며, 과도한 선거비용은 결국 우리 치과계 전체의 빚으로 남게 된다.

혹자는 처음 맞는 직선제로서 예년과 달리 많은 비용이 들어갈 수도 있기 때문에 회원들의 회비로 감당하기 힘들다고도 한다. 그렇다면 더욱 십시일반의 개념으로 회원들이 부담하는 것이 옳다는 생각이다. 후보자들의 재정적 부담을 개인에게 모두 지우는 것은 치과계 전체 구성원에게 위험하다는 생각이고, 그 부작용은 우리들이 알게 모르게 어디선가 작용하게 될 것이라는 생각이다.

민주적 공동체에서 선거과정은 매우 중요하다. 그러한 의미에서 가장 중요한 회무의 연장이라고 생각할 수 있다. 그렇다면 그 비용의 부담을 모든 회원들이 나누어 가지는 것이 올바른 정의라고 생각한다. 그 시작을 기탁금에서 하자고 제안한다.

치과계 직선제의 궁극적 목표점

선거라는 행사를 어느 관점에서 바라보는가에 따라 그 목표점과 토론의 방향이 사뭇 다를 수 있다. 즉 선거과정을 후보자와 핵심 캠프의 관점에서 바라본다면 선거일에 근접할수록 승리와 당선이라는 구체적 목표에 몰입하는 것이 너무도 당연하다.

그러나 다수 유권자, 즉 전체 구성원의 입장에서 바라본다면 현 상황에 알맞은 후보자를 선출하여 공동체의 고유목적 달성과 구성원의 행복과 안녕, 그리고 발전을 이루어야 하는 목표가 더욱 중요하다는 것이 타당하다.

선거의 목표점을 생각해 보면 대의와 소의, 공익과 사익 사이의 간극이 나타날 때, 선거 당사자인 후보자와 핵심캠프는 갈등할 수밖에 없다. 이 문제는 회원의 이익과 국민 건강권의 문제가 미묘하게 대치되는 상황일 때와 같이 간단명료한 문제만은 아니다.

연말연시가 다가오면서 치과계 직선제의 열기가 서서히 달아오르기 시작한다. 처음으로 맞이하는 직선제이기에 모든 후보자의 진영에서 마지막까지도 안심할 수 없는 형국이라고 생각된다. 저마다 회원들의 어려움을 이해한다면서 변화의 필요성을 외치지만, 사실상 그 진정성을 액면 그대로 믿어 주는 회원들이 많은 것으로 보이지는 않는다.

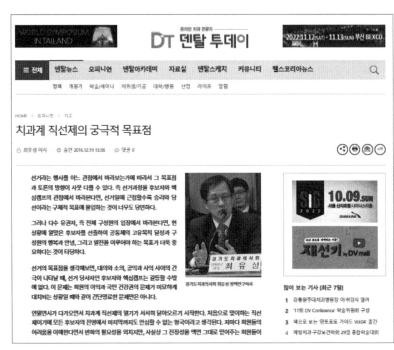

　　이에 대한 한 가지 방법론적인 제안을 하고자 한다. 현재 후보
자를 중심으로 핵심 참모진들의 선거전략이 활발하게 토론 중일
것으로 예상된다. 다양하고도 새로운 정책 개발, 지지층 확장을 위
한 전략, 상대 진영에 관한 정보교류, 바이스를 포함한 당선시 함
께할 인물 섭외, 후보자의 효율적 행보 등일 것이다.

　　한편 어떤 면에서 후보자들은 외로운 존재로 보인다. 선거 참모
들 및 지지세력의 의견개진 내용과 반대 진영 등에 관한 정보 속에
서 고독한 결정을 강요당할 것으로 보이기 때문이다. 이때 두 가지
목표점 사이의 간극이 존재한다면 더욱 괴로울 것이며, 그 기간에

축적된 가치관은 당선될 경우에 통치철학으로 작용할 수 있다는 걱정 아닌 걱정을 생각해 본다.

이에 각 후보 진영의 선거전략본부에서 이루어지는 토론과정이 매우 중요하다고 생각한다. 그러한 토론과정이 결국 향후 3년간을 좌우할 수도 있다는 책임감을 가져야 한다는 것이다. 비록 내부 토론과정일지라도 후보자를 포함한 관계자들은 공의, 정직, 신실의 원칙으로 책임감 있는 발언들이 필요하다는 생각이다.

선거의 궁극적 목표는 승리에 의한 당선도 물론 중요하지만, 더욱 중요한 목표점을 절대 간과해서는 안 된다. 즉 우리 공동체의 발전에 더욱 적합한 인물을 선출하는 공공성이 존재한다는 사실을 항상 명심하자는 것이다.

이 두 가지 목표의 간극이 적은 후보자가 당선되어야 하는 것이 이번 직선제의 가장 중요한 목표점이며, 이에 대한 후보자들과 핵심 참모진들의 의식 전환을 제안하는 것이다. 물론 이 과정에서 가장 큰 역할을 해야 하는 세력이 다수의 일반 유권자들임은 너무나 분명하다. 다수 회원들이 두 가지 목표점의 간극을 명확히 인식한다면, 선거 결과는 올바른 방향이 될 것이다. 이것이야말로 다수 회원들의 깨어 있음이 직선제의 진정한 성패를 가를 것이라고 믿는 이유이다. 이에 대한 근거로서 최근 몇 주간의 촛불혁명을 떠올리는 것은 자연스러운 과정이라고 생각한다.

결론적으로 이번 직선제를 통하여 치과계 전체의 발전과 구성원들의 행복, 그리고 국민의 구강건강 증진에 이바지하는 이미지를 추구해야 한다. 각 후보자와 핵심 참모들 그리고 전체 회원들이 이러한 점에 다함께 공감대를 형성하는 것이 치과계 직선제의 궁극적 목표점이라고 생각한다.

3) 보조인력 문제

치과계 보조인력 문제에 관하여 생각해 보면, 비단 치과계의 문제라기보다는 우리 사회의 여러 문제점들과 연관되어 있기에 해법이 쉽지 않다.

먼저, 무엇이 문제인지 모호하다. 도심지역과 외곽지역의 차이, 치과 규모에 따른 차이, 인건비 부담이 적고 위임진료를 원하는 것은 아닌지, 젊은 세대들의 취업에 대한 개념 차이 등이 복합적으로 연관되어 있기에 단순한 수요공급과는 다른 문제로 보인다.

여러 직역 간의 역지사지하는 마음과 상생의 방법을 찾아가야 하고, 당장의 추구점과 장기적 목표도 구별해야 하면서, 일의 순서를 정하는 것과 치과의사들의 전향적 사고의 전환도 필요하다는 생각이 든다.

경기지부 선거과정에서의 공약과 정견발표회 중에서

(1) 그동안 경기도치과의사회 차원의 노력에 대하여 돌아보고자 합니다. 거시적으로나 개개 사안별로 다양한 문제점들이 함께 어우러져 있기에 어느 하나의 사업이나 정책으로 명쾌하게 해결하기는 어렵다는 생각입니다.

(2) 지부와 협회 선거 때마다 단골메뉴로 등장하는 치과 보조인력 문제를 해결하는 데 있어서, 치과위생사의 배출을 증원하려는 시도나 업무범위의 제한이 큰 조무사 인력의 활용 등으로는 문제점 해결이 힘들다고 생각합니다. 또한 지부의 업무 역량도 아니라는 판단에, 새로운 탈출구로서 해외인력 수급의 측면도 고려해 보았고, 법적 업무범위와 이에 따른 이해관계를 조율하고, 대형 치과로의 쏠림 현상을 막아보고자 유관단체와 토론회를 개최함으로써 서로 존중하고 사랑하는 문화를 만들어 보고자 노력하였습니다.

(3) 경기도치과위생사회, 관내 치위생과 학과장과의 간담회를 통한 극복방안을 모색하였고, 비록 단기적으로 실효성이 없었으나 가멕스 기간에 채용박람회를 개최하기도 하였습니다. 아시다시피 구인구직사이트의 활성화는 구인과 구직을 원하는 측의 인프라가 가장 중요한데, 덴탈잡을 운영하는 회사는 생각보다 많은 투자를 하고 있는 실정입니다.

(4) 이 문제는 기본적으로 최저임금, 자영업자, 인구고령화와 저출산, 직업관과 사회적 세태 등 우리 사회의 구조적 문제가 어우러진

상황으로 치과계 내부에서만 근본적인 해결책을 찾는 것은 거의 불가능하다고 생각합니다.

(5) 다만, 지부 차원에서 접근할 수 있는 방안을 찾아보고자 합니다. 먼저 치과 업무를 자격증과 업무 분야의 민감한 부분과 그렇지 않은 부분을 분류하고, 환자 접수와 상담, 진료기록지 업무 및 보험청구, 소독 관리 및 디지털 관련 업무 등을 담당할 인력개발을 위하여 노력하겠습니다.

(6) 위의 목표 달성을 위하여 경기도 관내의 특성화고등학교의 실습을 치과로 유도하고, 치과교육 과정을 조율하며 지역 분회의 특성에 맞는 협의 과정을 중재하겠습니다. 개인정보보호법으로 추진이 어려웠던 치과위생사 경력단절자들에 대한 접근을 지자체의 일자리 창출 사업과 연계하여 극복하도록 하겠습니다. 동일한 맥락으로 고용노동부와 여성인력개발원 등 여성 취업 단체들과 협력하여 지역의 치과에 취업할 수 있도록 하겠습니다.

(7) 기존의 치과에 바로 적용하기 힘든 진료실 내부 직원들간의 문제점이 존재할 수 있으나, 신규치과에 적용할 수 있는 치과진료실 인력구조를 담당업무와 함께 실제사례로 제시함으로써 구인난의 새로운 탈출구를 모색하겠습니다.

치과위생사 의료인화… 치과의사의 입장은?

본 기고글은 강릉원주대학교 치과대학 치위생학과 신보미 조교수의 논설 〈치과위생사 의료인화, 어디까지 왔는가?〉에 대한 경기도치과의사회 최유성 부회장의 의견을 담은 글이다.

"배는 이미 떠났고, 망망대해 위에 있다. 다시 돌아갈 수도, 멈출수도 없다."

그야말로 비장함 그 자체와 같은 표현이다. 먼 산 불구경하듯멍하고 있을 수만은 없는 우리 식구의 비장함이기에 고민의 망망대해에 함께 출항해 보고자 한다. 우리 치과 개원의들도 그만한비장함으로 절규하고 있기에, 그것이 단지 먼 산의 문제가 아닌 바로 우리의 문제라는 생각이기 때문이다.

먼저 '치과위생사 의료인화의 당위성'에 관한 언급에서 명분론에서는 타당하나, 실제적 각론에서는 부족한 논리적 타당성과 국민적 합의에는 다소의 한계가 있음을 고백한다. 이 부분에 대하여는개인적으로 이렇게 정리되면 어떨까 한다.

우리 사회에서, 특히 보건의료분야에 있어서 의료계와 일반 국민들과의 입장 차이와 유사한 맥락으로 생각되며, 다시 말해서 특정집단의 이해관계에 대한 집단 내부의 의견이 타 집단에 대한 설득으로 진행되기 힘든 상황으로 보여진다.

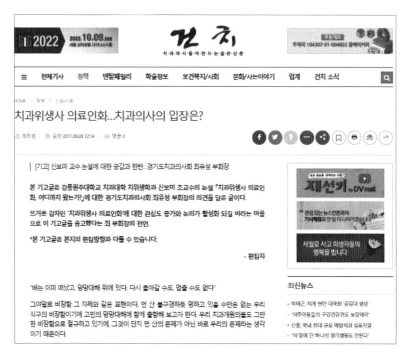

〈출처: 건치신문〉

그와 같은 관계는 치과위생사를 중심으로 치과계 다른 집단과의 관계 설정은 물론 그 범위를 넓혀서, 치과계를 중심으로 타 의료계 단체와의 역할론에서도 영향을 미칠 것으로 예상된다. 즉 '치과팀을 기반으로 전신건강 회복, 증진 및 삶의 질 향상에 기여'한다는 부분이 타 의료계 집단에게는 그저 메아리로만 여겨질 수 있는 것이 치과계가 의료계 전체에서 차지하는 우리네 현실이라는 생각이다.

같은 맥락으로 치과계 패러다임을 치료 중심에서 예방 중심으로 전환하는 부분과 1차치과의료체계를 확립하는 문제도 치과계만의 상황이 아니고, 전 보건의료계의 이상적 목표점이라는 점을 감안하면, 현재 시점에서는 다소 벅찬 한계상황으로 보인다. 이는 신보미 교수가 언급한 바와 같이 관련 법개정으로 해결될 수 있는 사안이 아니라고 볼 수 있다.

'치과위생사 의료인화는 장기적으로 추진될 가능성이 높다'라는 확신(?)의 가장 큰 요소로 '직역 간 업무영역 분쟁, 위임진료, 개원가 치과위생사 인력난 등의 현안뿐 아니라, 장기적으로 치과위생사 인력수급 및 제도 개편, 교육 및 면허시스템 정비, 역할의 재정립 등'을 생각하고 있는 듯하다. 특히 개원가 치과위생사 인력난의 문제에서, 망망대해에 함께 출항하고자 했던 명분인, 같은 식구라는 의미가 드디어 적당한 접점을 찾은 기분이다.

얼마 전 개인적으로 페이스북에 올렸던 내용 중에서 일부분을 발췌해 보았다.

사람이 빵으로만 사는 것은 아니지만, 역설적으로 빵이 없이는 대부분의 사고가 무의미할 수도 있다는 것이 엄연한 현실이라는 생각도 해본다. 너무 편협하고 세속적이며 현실적으로 보이지만, 치과의사 대부분이 치과의원을 운영하는 자영업자라는 점을 감안하면, 어쩌면 이를 회피하고는 한 걸음도 나아갈 수 없다는 생각이 들기도 한다.

치과의료기관을 통한 수익이 치과원장과 관련 종사자들을 위한 빵의 원천적 요인이고, 이를 합리적으로 분배하고자 하는 것으로 바라볼 수도 있다는 생각이기 때문이다. 치과의료기관의 주 수입원인 비급여 진료비가 제자리걸음 혹은 여러 요인에 의하여 거꾸로 하락하기도 하는 추세는 대부분의 치과계 종사자들이 인정하는 부분이고, 건보 저수가로 인한 급여진료비 부분은 아직도 많이 부족하다는 점도 시민단체를 비롯한 일반적인 사회적 정서라고 볼 수 있다.

이러한 제한적 관점이라면 치과의사, 즉 치과의료기관 운영자의 소득에 대한 적정성과도 연관될 수 있다는 사실을 부분적으로나마 인정할 수밖에 없다. 그러한 관점에서 치과의사 소득의 적정성에 관한 체계적 고찰이 필요하다는 것이 사실이고, 치과의료기관 사이의 소득불균형 문제, 왜곡된 진료행태를 방지할 수 있는 제도적 보완책 등이 함께 고려될 문제라는 생각이다.

한편으로는 치과진료에 있어서 최종 책임을 감당해야 하면서 자영업자로서 투자와 경영에 대한 압박감도 풀어가야 하고, 치과에 내원한 환자의 여러 측면은 물론 함께 치과진료의 팀워크를 이루는 구성원들의 생계와 비전까지도 감안해야 하는 치과의사의 사정도 예전과 같이 그렇게 녹록하지는 않은 것이 사실이다. 이는 비단 빵의 문제는 물론 더 큰 위기감을 의미한다는 생각이다.

치과 직원 구인란에 제시되어 있는 일부 대형 치과들의 파격적인 복지혜택과 실제 SNS상에서 자랑삼아 보여 주는 치과 직원 해외여행과 같은 부러운 사진들을 보면서 대다수 소규모 치과원장들은 심정이 착잡할 것이다. '최저임금조차 제대로 주지 못하는 기업과 관련 산업에는 과감히 메스를 들이대야 한다'는 모 신문의 사설을 보면서, 만약 모든 물가의 상승이 동반되는 치과계의 환경에 적용한다면, 진료수가의 상승이라는 탈출구가 정말 절실하다는 심정이 치과 개원의로서의 갈급함을 보여 주는 것이다.

비록 단편적인 내용들의 나열인 것은 인정하지만, 현 상황에서 당장 시급한 부분은 소위 말하는 대다수 보통의 소규모 치과에서는 치과위생사와 함께 치과진료행위를 할 수 없다는 사실이다. 그야말로 '구인 대란'인 것이다. 면허번호 8만을 앞두고 있지만, 치과위생사를 만날 수조차 없는 치과가 생각보다 많은 것이 다른 어떤 상황보다도 가장 급한 불인 것이다.

어떤 측면에서는 '치과위생사 의료인화'의 가장 큰 이해당사자인 치과의원 원장의 입장을 생각해 본 내용이다. 표면적으로 내세우기 부끄러울 수도 있지만, 이를 고민하지 않고는 앞으로 나아가기 힘들다는 생각이다.

마지막으로 언급한 의료법의 내용에서, 각 보건의료인에 대한 법률을 개별법에서 독립적으로 다루고 있는 다른 국가의 경우는 치과계의 또 다른 숙제인 1인1개소법의 합헌을 위해서도 필요한 상황으로 보인다. 왜냐하면 의과계를 비롯한 다른 단체들은 상기법안에 대한 절박함이 부족하고, 내부 이견이 있어서 합헌의 취지를 훼손하는 데 이용당할 우려가 있기 때문이다.

치과위생사인들의 직업적 자부심과 그에 합당한 역할 수행을 위한 염원에 다양한 장애요인이 존재하는 듯하다. 그러나 보건의료계의 대부분의 문제들이 당면하고 있는 환경과 유사하다는 생각이다. 다만 국민의 구강건강을 위한 공동의 책임의식을 공유하면서 함께 노력한다면 그에 합당한 결과가 있으리라고 희망한다.

다음은 경기도치과의사회의 다양한 노력에 관한 내용이다.

치과 인력난··· 해외수급 '돌파구' 모색

경기도치과의사회(회장대행 최유성)가 치과 개원가의 고질적 고민거리인 보조인력 문제를 해소하기 위해 팔을 걷고 나섰다. 경기도치과의사회가 주최하고 경기도치과의사회 정책위원회(위원장 이선장)가 주관하는 '치과보조인력 해외수급 설명회'가 지난 7일 토즈 강남점에서 열렸다.

12월 7일, 치과 인력난을 타개하기 위한 '치과보조인력 해외수급 설명회'가 개최되었다. 설명회에는 경기도치과의사회 최유성 부회장, 전성원 부회장, 임경석 총무이사, 이선장 위원장, 김형진 정책연구이사, 박인오 치무이사, 양동효 법제이사, 김준수 대외협력이사 등 경기도치과의사회 임원진을 비롯해 서울치과의사회 김중민

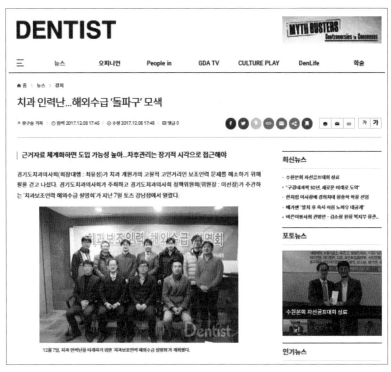

치무이사, 용인시치과의사회 서인석 회장, 용인시치과의사회 이영수 부회장 등이 자리를 함께해, 치과계의 한 단면인 보조인력 부족 현상에 대한 새로운 방안을 모색했다.

사회를 맡은 이선장 위원장은 "개원가에 오래전부터 자리잡은 보조인력 문제에 대한 이야기를 나누고자 한다. 당장 구체적인 방안이 나오긴 어렵겠지만, 우리가 처한 환경에 대해 논의하는 생산적인 자리가 되길 기대한다"고 말했다.

최유성 부회장은 인사말을 통해 "경기도치과의사회에서는 경기도 치과위생사회 및 경기도조무사회와의 협의회, 관내 대학 치위생과 간담회 등 인력난 타개를 위한 다방면의 노력을 이어가고 있다"고 운을 뗐다. 그리고 "치과계에 산적한 문제들이 많지만, 주위 회원들을 보면 일선에서 겪는 인력난을 가장 절박한 문제로 꼽는다. 이로 인한 고충이 크다 보니 '해외에서 인력을 충원해야 하는 것 아닌가'라는 이야기도 심심치 않게 들린다. 이에 전문지식을 갖춘 실무자를 연자로 초청해 정보를 공유하고, 실현 가능성을 가늠해 보는 시간을 마련했다"면서 행사 취지를 설명했다.

　　박인오 치무이사의 치과계 현황 브리핑을 시작으로 보조인력 해외수급에 대한 심도 있는 논의가 펼쳐졌다. 박 치무이사는 "본인도 직원 관리에 어려움을 느끼는 개원가로서, 인력문제의 해결점을 찾기 위한 대안을 함께 고민하면 좋겠다"면서 치과계 보조인력 확충과 유지, 관리에 어려움을 겪고 있는 개원가의 현실을 짚었다.

　　설명회의 연자로 선 신태수 이민법률연구소장은 치과 보조인력 문제에 공감을 표하며, 이를 타개할 수 있는 새로운 대안인 인력 해외수급 방안과 가능성, 한계 등에 대해 설명했다. 신 소장은 법무부 출입국관리직, 김포공항 입국심사팀장, 인천공항 입국심사팀장, 인천사무소 사범 조사팀장 등의 이력이 있으며, 현재 이민법률연구소장, 재한베트남공동체 행정자문, 재한중국교민협회 법률지원단장, 재한몽골커뮤니티 행정자문 등으로 활동하고 있다.

치과 보조인력 해외수급의 가능성을 가늠하기 위한 첫 번째 과제로 ▲출입국관리사무소에 대한 이해의 필요성이 대두됐다.

신 소장은 "출입국관리법은 특별법에 속하기 때문에 출입국관리사무소의 재량도 무한대다. 또 당연 규정은 없고 '할 수 있다'는 규정으로 돼 있기 때문에 잘만 이용한다면 해외인력 수급 문제를 융통성 있게 해결할 수 있다"고 말했다.

실제로 출입국관리사무소의 허가 하에 경영자금관리자, 외국인 강사 등 50여 가지 분야에서 외국인력을 활용하고 있다. 2014년에는 E-7비자(*외국 숙련노동자를 고용 시 발급받아야 하는 비자. 고용주와 피고용인 각각 정해진 발급 요건을 충족해야만 함.)로 입국한 간호보조원을 시초로 국내에서 E-7비자를 받은 8명의 간호보조원이 고용된 사례가 있다.

신 소장은 ▲치과 보조인력 해외수급 가능성에 대해 '굉장히 높다'고 평가했다. 그는 "간호보조원 고용 등의 선례가 있으니 이를 치과계로 옮겨 적용하면 된다. 치과계 인력난을 뒷받침할 논리적인 자료를 갖추고, 이를 이슈화하면 충분히 가능하다"고 했다.

▲해외인력 수급을 위한 최우선 과제로는 근거자료 구축을 뽑았다. 치과위생사, 간호조무사 등은 E-7비자가 필요한 숙련노동자에 속하는데, 외국인력 고용의 타당성을 뒷받침할 자료를 갖춰야만 비자 발급이 가능하다고 설명하였다. 치과계 인력 현황 통계

자료를 체계화하고, 국내 거주 외국인 수의 증가에 맞춰 치과계에서 외국인 인력을 갖추겠다는 논리를 드는 등 실마리를 제시했다.

▲인력 충원 국가로는 베트남을 강력 추천했다. 보건전문교육기관 졸업생들의 임금 수준, 한류열풍 등을 근거로 고급인력 충원의 가능성을 역설했다.

신 소장은 "베트남엔 보건전문대학교가 많은데, 2014년 졸업생들의 평균 월급이 20~30만 원 정도였다. 또 한류열풍 덕분에 한국어능력시험을 준비하거나 한국 취업에 열망을 품는 학생들도 상당수"라고 말했다. 이어 "현지 보건전문대학교와 MOU를 맺어서 국내 치과에서 원하는 경력이나 자격증, 한국어 능력을 교육해 달라는 요청이 가능하고, 실현 가능성도 높다. 전문인력은 얼마든지 충원 가능하다"고 강조했다.

다만, ▲해외인력 고용 시 인지해야 할 부분도 언급했다. 신 소장은 "해외인력 인건비는 국내 인력과 비슷하거나 높은 수준"이라고 전했다. 정부에서 외국인 임금 가이드라인을 별도로 규정하고 있어, E-7비자를 소지한 외국인의 올해 월급여는 170만 원 정도. 최저임금이 상승할 경우 이 역시 오른다. 또 숙소는 반드시 제공해야 한다. 인력수급 후 이탈 방지 등의 관리 측면은 차후에 풀어야 할 숙제이다.

신 소장은 "1~2년이라는 시간을 두고 충분한 자료를 준비한다면

인력난에 허덕이는 치과계에 해결점이 보일 것"이라고 언급하며, 설명을 갈음했다. (하략)

치과보조인력 정책 현안 및 해결방안 토론회

극심한 치과보조인력난이 해소되려면 많은 노력과 시간이 필요할 것으로 보인다. 경기도치과의사회(회장 최유성, 이하 경치)는 '치과보조인력 정책 현안 및 해결방안 토론회'(이하 토론회)에서 경기도치과위생사회(회장 이선미), 대한간호조무사협회(회장 홍옥녀, 이하 간무협)와 오랜 토론 끝에 각 단체가 모두 동의할 해답은 찾지 못했으나, '치과계 발전'과 '국민 구강건강'이라는 공동의 목표로 나아가기로 의견을 모았다.

지난 28일 회관 대강당에서 열린 토론회에는 폭우에도 각 단체에서 30여 명이 참석해 보조인력 문제의 심각성에 깊이 공감했다. 경치에서는 최유성 회장, 전성원 부회장, 김준수 대외협력이사, 이선장 정책연구이사 외 임원진이 참석했으며, 경기도치과위생사회에서는 이선미 회장을 비롯해 10명이 참석했고, 간무협에서는 김길순 수석부회장을 포함하여 7명이 참석했다. 강릉원주대학교 치위생과에서는 신보미 교수 외 3명이 참석했다. 대한치과의사협회(회장 김철수, 이하 치협)에서도 이정호 치과진료인력개발이사가 참석하여 보조인력 문제에 대한 치협의 입장을 대변했다.

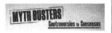
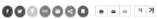
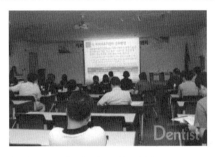
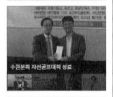
〈출처: 덴티스트〉

    최유성 회장은 "보조인력 문제는 풀기 어려운 사안이다. 오늘 토론회가 치과진료실의 평화와 공존, 치과인의 존재 가치에 대해 허심탄회하게 의견을 나누는 자리가 되었으면 한다. 각 직역별로 입장을 대변하는 가운데 역지사지의 마음을 갖고, 결국 진료실에서 함께 일하는 사람들로서 국민의 구강건강을 우선으로 생각했으면 좋겠다"며 개회를 선언했다.

    주제발표, 패널발표, 자유토론으로 진행된 토론회에서는 보조인력 문제 해결 방안으로 ▲외국처럼 직역 간 영역이 분명한 치과팀 구성 ▲보조인력이 기대하는 임금·복지 충족 ▲경력단절·유휴인력과 더불어 치과전문간호조무사 적극 활용 등이 거론됐다.

'치과보조인력 정책의 현황과 과제'로 발제한 강릉원주대학교 치위생과 신보미 교수는 연구팀과 함께 지난 6개월 동안 진행한 연구를 바탕으로, 외국의 사례를 통해 치과보조인력 문제 해결 방향을 제안했다.

2000년대 이후 치과위생사 양성기관이 급격하게 증가했으나 배출된 인력에 비해 현장에서 활동하는 인력은 절반 정도에 불과하다. 신 교수는 "치과계는 업무 강도가 높아 이직이 잦은 편인데, 미국의 경우를 보면 치위생사의 일이 우리나라와 큰 차이가 없으나 업무에 대한 만족도가 높다"며 연차와 업무 내용에 따른 임금체계 개선과 다양한 근무형태를 포함한 근무환경의 개선을 촉구했다.

또한 치과의료체계 안에서 인력자원을 잘 활용하는 측면으로 검토가 이루어져야 한다고 주장했다. "WHO나 외국에서는 치과진료 영역에서 일하는 치과 팀원들을 전문인력으로 인정하고, 각각의 업무영역을 정확히 구분하고 있다. WHO에서는 진료가 효율적으로 이루어지려면 팀 기반의 진료로 보조인력을 활용해야 한다고 본다. 치과위생사, 치과조무사, 기공사의 영역을 분명히 나누어 팀을 구성한 외국의 사례가 대안이 될 수 있겠으나, 우리나라 현실과 다른 부분이 있어 논의가 필요할 것이다"라고 덧붙였다.

현재 인력난을 겪고 있는 대부분의 치과에서는 치위생사와 간호조무사가 서로의 업무영역을 넘나들 수밖에 없기 때문에, 병원을 운영하는 참석자들은 외국과 같은 치과팀 구성이 현실적으로 가능한 방안인지에 대해서 다소 회의적인 반응이었다.

보조인력 문제는 인력 구성비에서도 나타났다. 지역마다 편차가 있지만, 현재 인력 구성비는 의사 1명당 보조인력은 2명 정도 수준이다. 연구팀에서 치과의사 200명, 치위생사 100명을 대상으로 진행한 설문조사에 따르면 기대하는 인력 구성비는 치과의사 1명당 보조인력 4명이다.

신 교수는 "부족한 인원을 신규 인력으로 활용할 것인지, 아니면 기존의 인력을 활용할 것인지에 대한 검토가 필요하다"면서 "인력이 부족하다고 정원을 늘리고, 다시 인력이 부족하면 또 정원을 늘리는 '도돌이표 정책'은 해법이 될 수 없다"고 말했다. 이에 대해서는 참석자 대부분이 동의했다.

경력단절 인원과 유휴인력을 활용하는 방안도 제시됐다. 치위협이나 시·도만이 아니라 각 지부 치과의사회도 관련 사업에 참여하여 현장에서 필요한 교육 내용을 구성하여 인력이 필요한 치과와 연계함으로써 인력 문제 해결의 실마리가 될 수 있다고 보았다.

신 교수는 "팀 기반의 진료체계를 구축하려면 법적 근거하에 각각의 인력이 전문성을 발휘할 수 있는 체계부터 마련되어야 할 것이다. 그렇다면 효율적이고 안전한 진료서비스로 이어져 국민의 건강에도 기여할 수 있다"고 발제를 마무리했다.

이후에는 세 명의 패널이 발제를 이어갔다. 주제발표에서 거론됐던 보조인력 문제의 원인이나 인력 구성비 등은 생략했다. 김준수 대외협력이사는 보조인력 현황과 보조인력 문제 해결을 위한 경치의 노력 등을 언급했다. 치위생사는 해마다 많게는 5천여 명이 배출되며, 자격취득자는 총 7만 5천여 명으로 추산된다. 그러나 실제 활동 중인 인력은 절반 수준인 3만4천여 명이다. 간호조무사 역시 20여만 명 중 치과에 종사하는 수는 1만 7천여 명에 불과하다.

김준수 이사는 "요즘 치과 원장 두세 명만 모이면 가장 먼저 하는 이야기도 인력 문제다. 소규모 치과를 운영하는 대부분의 경치 회원에게 인력난은 가장 큰 문제이다. 협회에서도 회장 선거가 있을 때마다 직업소개소 개설, 채용박람회 개최 등 여러 공약을 내놓고 있지만 체감할 수 있는 결과는 아직 없다"며 치과 내 간호조무사 제도화와 치위생사 및 간호조무사 업무영역 재정립의 필요성을 강조하고, 치위협과 간무협의 적극적 참여와 공동의 노력을 당부했다.

경치에서는 작년 12월 7일 '치과보조인력 해외수급 설명회'를 개최, 인력 문제 해결을 위한 새로운 대안을 모색하기도 했다.

다음으로 경기도치과위생사회 우은영 대외협력이사가 인력난의 원인과 단기 전략을 발제했다.

우은영 이사는 인력난의 원인으로 높은 노동 강도와 낮은 자율성, 역할 자체에 대한 매력도의 부재를 꼽았다. "최저임금 수준의 급여를 받고 휴가도 필요에 의해서가 아니라 병원의 사정에 맞추어야 하기 때문에 복지 만족도가 낮을 수밖에 없고, 결국 이는 근무 환경에 대한 불만족으로 이어진다"면서 해결 방안으로 복지 개선을 강조했다. 또한 ▲청년내일채움공채, 시간제 전환 지원금, 간접노무비와 같은 국가지원제도의 활용 ▲대형 치과로의 인력 쏠림 현상을 해소하기 위해 소규모 치과의 지역 중심 네트워크 형성을 대안으로 제시했다. "근무환경 개선을 위해 노력하는 치과의사들도 많지만, 운영을 하면서 이를 동시에 하기에는 어려움이 있기 때문에 나라와 지자체에서 지원하는 복지 혜택을 받으면 부담을 줄이고 직원 만족도도 높일 수 있다"고 말했다.

임금과 복지 외에도 직업의식 함양을 위한 교육과 멘토링의 중요성을 언급했다. "유휴인력의 활용도 좋지만, 현장의 인력이 유휴인력이 되지 않도록 관리하는 것이 더 바람직하다"며 "감정노동이 많은 만큼 투철한 직업의식으로 무장할 수 있도록 교육뿐만 아니라 협회에서 인사 상담이나 선배와의 멘토링 등에 더 많은 시간과 비용을 투자해야 한다"고 강조했다.

마지막 패널로 나선 대한간호조무사협회 최종현 기획이사는 치과

전문간호조무사 활용을 대안으로 제시했다. 치과전문간호조무사는 치협과 간무협이 공동으로 인증제를 시행했으며, 일정 기준을 갖춘 치과전문학원 졸업자 및 소정의 교육을 이수한 자에게 대한 구강보건협회에서 인증시험을 실시한다. 2009년~2018년 4월 말까지 인증을 받은 치과전문간호조무사는 480명이다.

최종현 기획이사는 "치위생사와 간호조무사의 직무를 분석하고 이에 필요한 정원 기준을 별도로 정하고, 간호사 정원의 2/3를 간호조무사로 대체하여 여기에 1/2 이상을 치과전문간호조무사로 대체할 수 있게 하면 전체 전문성을 키워 나갈 수 있을 것이다. 새로운 제도를 만들기보다 치과전문간호조무사 자체로 법적 근거를 만들면 보조인력이 지금보다 더 자부심을 갖고 일할 수 있는 기회가 되지 않을까 한다"고 말했다.

4) 국민 구강건강을 위한 치과의사의 책임감

치과 진료, 치료에서 예방 중심으로 (중앙일보 2016. 10. 17 게재)

국민들에게 '치과'는 아프고, 비싸고, 그래서 가기 싫은 이미지로 각인되어 있는 경우가 많다. 결국 참지 못할 정도가 돼서야 마지못해 치과를 방문하고, 고가의 치료비로 임플란트나 각종 보철치료를 감당해야 하는 악순환이 발생된다. 정상적인 구강건강 관리체계를 통해 적절한 시기에 치료를 받는 국민 비율이 20% 내외라는 통계 수치를 참고한다면 '건강한 치아는 오복(五福) 중의 하나'라는 속담이 무색하다는 생각이다.

선진국의 척도는 여러 가지가 있지만 인권의 으뜸이라 할 수 있는 의료분야에서 치료 중심이 아닌 예방 중심으로의 이동으로도 볼 수 있다. 그러한 관점에서 '치과주치의사업'은 장기적으로 추구해야 하는 목표이지만 우선적으로 아동·청소년에 대한 예방적 개념의 치과주치의사업을 초기 목표로 삼을 만하다는 견해가 지배적이다. 2012년부터 서울시에서 시행되고 있는 학생 치과주치의사업은 그동안 반응이 좋아 확대 시행되던 사업이다. 올해부터는 경기도 성남시에서도 시작됐고, 내년엔 경기도 부천시에서도 시행 예정으로서 막바지 절충 과정만 남은 것으로 알려져 있다.

다만, 정책적 초기 과정으로서 초등학교 4학년생만을 위한 사업으로 시작됐으며, 사업 내용이나 투여되는 시간에 비해 관리 비용이 적절하지 못하다는 치과계 내부의 의견도 존재하는 등 몇 가지 풀어야 할 숙제는 남겨두고 있다. 그러나 국민의 구강건강을 위해서는 앞으로 아동·청소년의 연령층을 확대하는 것은 물론이고, 생애 전환기의 성인 연령층, 만성질환 대상자들에 대한 적극적 관리 체계 구축 등의 목표를 향한 치과계의 의지는 전문가적 책임감으로 확고한 상태이다.

한편으로는 학생 치과주치의사업을 시행 중인 서울시와 성남시, 그리고 시행 예정인 부천시의 공통점을 살펴보면 불안정한 측면이 보이는 것도 사실이다. 왜냐하면 지자체장들의 공약사항이거나 강력한 추진 사업이라는 사실이 사업 실행의 주된 동력이었기 때문이다. 이런 여건이 사업의 안착에 큰 힘이 되는 것은 사실이나, 앞으로 지역적 확대 혹은 대상 연령의 확대나 사업의 지속성에 있어서는 정치적 역학관계에 따른 불안감이 존재할 수도 있다는 것이 현실이다.

치과주치의사업의 긍정적 결과물은 이제 다양한 경로를 통해 확인됐고, 학부모를 중심으로 한 긍정적 여론도 조성되었다는 생각이다. 치과계는 전문가적 집단의 책임감으로 치과주치의제의 전국적 확대 실시와 대상 연령층의 확대를 위해 목소리를 내야 할 것이다. 아울러 성인 건강검진이 건강보험공단으로 이관된 것과 같은 이유로 학생 건강검진도 교육부에서 벗어날 수 있도록 요구하고, 궁극적으로 국가정책과 건강보험정책으로 흡수될 것을 주장해야 한다. 그것이 치과계를 포함한 의료계 전체가 장기적으로 추구해야 하는 예방 중심 진료의 목표라는 생각이다.

상생 위한 치과 주치의제에 대한 생각

지난 7일 경기도치과의사회 회관에서 수원과 용인분회 임원진주최로 최근 서울과 성남에서 시행중인 학생 치과주치의사업에 관한 간담회가 열렸다. 강릉원주대학교 정세환 교수와 성남분회 박주현 치무이사와 함께 궁금한 점과 고려할 사항 등에 관해 실제적인

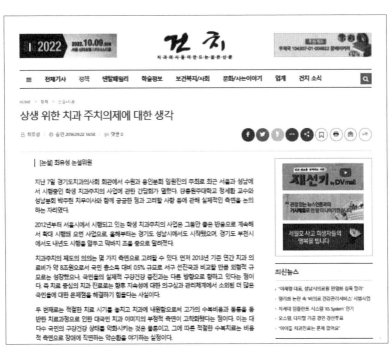

〈출처: 건치신문〉

측면을 논의하는 자리였다.

2012년부터 서울시에서 시행되고 있는 학생 치과주치의사업은 그동안 좋은 반응으로 계속해서 확대 시행돼 오던 사업으로, 올해부터는 경기도 성남시에서도 시작됐으며, 경기도 부천시에서도 내년도 시행을 앞두고 막바지 조율 중으로 알려졌다.

치과주치의제도의 의의는 몇 가지 측면으로 고려할 수 있다. 먼저 2013년 기준 연간 치과 의료비가 약 8조 원으로 국민 총소득 대비 0.5% 규모로 서구 선진국과 비교할 만큼 외형적 규모로는 성장했으나, 국민들의 실제적 구강건강 증진과는 다른 방향으로 향하고 있다는 점이다. 즉 치료 중심의 치과 진료로는 향후 지속성에 대한 의구심과 관리체계에서 소외된 더 많은 국민들에 대한 문제점을 해결하기 힘들다는 사실이다.

두 번째는 적절한 치료 시기를 놓치고 치과에 내원함으로써 고가의 수복비용과 동통을 동반한 치료과정으로 인해 대국민 치과 이미지의 부정적 측면이 고착화됐다는 점이다. 이는 국민의 구강건강 상태를 악화시키는 것은 물론이고, 그에 따른 적절한 수복치료는 비용적 측면으로 장애에 직면하는 악순환을 야기하는 실정이다.

세 번째는 지불능력이 있는 약 20%의 사람들을 대상으로 치열한 경쟁을 벌이고 있는 치과계의 내부사정으로 인해 대국민 신뢰도가 추락하고 있다는 사실이다. 또한 80년대 중반부터 전국적으로 7개 치과대학 졸업생들이 추가 배출되면서 야기된 치과의사의 과잉배출과 함께 사회 세태에 따른 치과의사 은퇴연령의 후퇴 등의 문제도 치과계의 과잉경쟁을 유발하는 원인으로 꼽을 수 있다.

이제 국민에게 각인된 치과의 부정적 이미지를 탈피하기 위한 노력이 요구되는 시점이다. 즉 치료 중심에서 예방 중심의 정책 전환으로 국민의 구강건강 증진을 위한 방안을 모색해야 한다. 이는 그동안 고가의 수복 진료에서 소외됐던 80%의 국민에게 다가가는 길이기도 하고, 전체 치과의료비 감소로 이어질 수 있다. 국민과 정부, 치과계가 모두 윈윈할 수 있는 유일한 방향일 것이다.

현재 치과주치의제도의 추진을 위해 가장 공감대 형성이 쉬운 아동·청소년을 대상으로 5년 전부터 지자체 차원에서 주치의제도가 시행되고 있다. 그에 대한 긍정적 여론과 결과물들이 나타나고 있기에 치과계가 앞장서서 국가정책과 건강보험정책으로 진행되기를 주장해야 한다. 또한 아동·청소년의 연령층을 확대하는 것은 물론이고, 생애전환기의 성인 연령층, 만성질환 대상자에 대한 적극적 관리체계 구축 등도 지속적으로 관심을 가져야 한다.

물론 학생 치과주치의사업 추진을 바라보면서 몇 가지 장애요인도 존재하는 것이 사실이다. 즉 치과주치의사업이 시행중이거나 예정인 서울시, 성남시, 부천시 모두 지자체장들의 공약사항이거나 강력한 추진사업이라는 점이다.

이러한 여건이 사업 시행의 주된 동력이고 사업의 안착에 큰 힘이 되는 것은 사실이나, 지역적 확대 혹은 대상 연령의 확대 실시나 사업의 지속성에 있어서는 정치적 역학관계에 따른 불안감이 존재할 수도 있다. 같은 맥락으로 다른 지자체의 사업추진은 마냥 수동적으로 기다려야 하는가의 고민이 존재할 수 있다.

또한 치과계 내부에서는 사업 내용에 비해 책정 비용이 부적절하다는 불만도 있으며, 예전의 보험수가와 같이 초기에 무개념으로 수가가 정해지면, 그것의 고착화로 인해 현재와 같은 불합리한 상황에서 벗어나기 힘들다는 의견들도 논의됐다.

이와 같이 주치의제도는 해당 제도의 궁극적 목표와 운영과정 등에 있어서 모든 집단으로부터 의구심을 받을 수 있는 실정이다. 이해관계에 따른 상호간의 불신의 벽이 존재할 수도 있다. 그럼에도 불구하고 계속적인 논의를 통해 그 방향으로 가야 하는 당위성은 분명하다. 즉 현재와 같이 소수의 국민들만이 감당할 수 있는 고가의 치료 중심 체계에서는 국민, 정부, 치과계 모두가 더 이상 버티기 힘들다는 점과 치과계의 존재 목적이 국민의 구강건강 증진에 있다는 사실만으로도 충분하다는 생각이다. 치과계는 전문가적 책임감으로 국민과 정부, 그리고 정치권을 설득하는 데 있어서 표심에 민감한 정치인들의 측을 배워야 한다.

구강정책과 토론회를 다녀와서

'구강정책과 신설에 따른 치과의료 정책 추진 방안 토론회'가 지난 7일 국회의원회관에서 개최되었다. 구강정책과가 12년 만에 다시 설치되었다는 점에 지난 연말과 연초에 치과계 전체가 기뻐했던 기억이 새롭다.

지난 1월 신년교례회에서 보건복지부장관을 비롯한 보건복지위원회 소속의 많은 국회의원들이 참석하여 축하인사말을 해주었지만, 가장 기억에 남는 내용은 윤일규 의원의 너무나 당연한 일이고 축하할 일이라기보다는 그동안 존재하지 않았던 것이 이상하다고 언급한 것이었다.

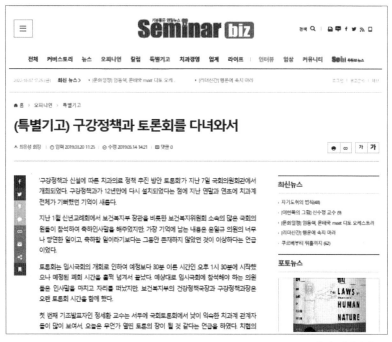

    토론회는 임시국회 개회로 인하여 예정보다 30분 이른 시간인 오후 1시 30분에 시작했으나 예정된 폐회 시간을 훌쩍 넘겨서 끝났다. 예상대로 임시국회에 참석해야 하는 의원들은 인사말을 마치고 자리를 떠났지만, 보건복지부 건강정책국장과 구강정책과장은 오랜 토론회 시간을 함께했다.

    첫 번째 기조발표자인 정세환 교수는 서두에 국회토론회에서 낯익은 치과계 관계자들이 많이 보여서 오늘은 무언가 열띤 토론의 장이 될 것 같다고 언급했다. 치협의 많은 임원들과 함께 치과위생사협회, 치과기공사협회, 치과기재산업협회, 조무사협회, 구강보건

협회 회장과 패널 발표자들로 회의장의 분위기는 활기가 넘쳤다.

구강정책과의 과 명칭에 대한 논의부터 다양한 치과계의 요구와 의견들이 그야말로 쏟아져 나오는 듯한 모습이었다. 말미에 의견을 피력한 권준욱 국장은 다원주의 사회에서 이렇게 다양한 의견들을 나누는 토론회 모습은 바람직스럽다고 했다.

2시간 예정으로 참석했다가 3시간 30분을 훌쩍 넘긴 토론회에서 얼마나 많은 공감대가 형성되었는지는 모르겠지만, 그리고 개원의로서 생업을 잠시 접을 만큼의 열정을 가지고 참석한 일원이었음에도 불구하고, 너무나 긴 토론회 시간에 지쳤다는 생각이 들었다.

일선의 동네치과 회원들과 접점이 많은 지부장으로서의 솔직한 심정은 기조발표나 패널들의 직역 이해관계에 관한 장시간의 발표 내용보다도, 비록 곁가지 이야기이지만 개인적으로 중요하다고 생각한 내용들이 있었다. 그래서 반드시 발언하겠다는 다짐을 가지고 길을 나섰기에, 참석자들이 모두 지친 상황이었지만 기어코 마이크를 잡았다. 비록 관련 없는 내용이라고 제지를 받기는 했지만, 할 말은 해야겠다는 굳은 신념으로 토론회를 마치고 복도에서 누군가의 목소리가 들렸다. 그만큼 치과계에서 할 말이 많았던 것이라고. 그래서 떠올랐던 생각은 협회 임원들과 전국 지부 임원들을 중심으로, 그리고 회무에 관심 있는 젊은 회원들을 위한 대토론회장을 마련하는 방안을 제안하고 싶은 마음이다.

아마도 구강정책과에 생명수를 공급해 주는 엄청나고도 신선한 제안들이 쏟아질 수 있다고 기대된다. 결국 정책사업과 예산의 쏠림이라는 것이 이해관계의 공통분모 찾기와 여론의 향배라면, 당장은 현실성이 부족해 보일지라도 이러한 제안들이 새로운 핵심동력이 될 가능성이 높기 때문이다.

최근 치과계의 상황은 각종 규제와 일부 동료들의 빗나감에 기인한 불신의 개원 환경, 사회구조적인 문제와 연관된 치과진료실 인력 문제, 과잉공급된 동료들과의 진료비 인하 경쟁, 너도나도 전문의가 되어 동료보다 우위에 서 보겠다는 우리 자신들의 모습 등 너무나 많은 문제가 산적해 있지만 해결점은 보이지 않는 형국이다.

전국 시도지부 임원들은 그야말로 열정과 봉사정신으로 모인 회원들이다. 치과의사로서, 개원의로서, 회무로 봉사하는 임원으로서, 그리고 국민의 한 사람으로서 답답한 사회환경과 주위 동료들의 억울한 사정들에 대한 의견이 정말 많을 것이다. 즉 신선한 동력원의 마중물이 될 것으로 기대할 수 있다.

국회토론회에 대한 의미 부여도 나름 중요하지만, 내부의 열정들을 모아서 불쏘시개로 삼는 과정이 더욱 소중하다는 생각이다. 분회, 지부, 협회의 회비를 왜 납부해야 하는지, 회무를 수행하는 임원들이 우리 공동체를 위해 얼마나 노력하고 있는지, 우리 치과의사들의 대부분은 면허증을 부여받을 때의 순수함과 책임감을 가지고 생활하고 있는지에 관하여 우리 서로에게, 그리고 주위의 지인들을 넘어서 국민 모두에게 알려지는 과정이 구강정책과 신설의 진정한 의미이고, 궁극적 목표일 것이라는 생각에 이르게 되었다.

파노라마가 국가구강검진에 필요한 이유

'국가구강검진제도 개선을 위한 정책토론회'에 대한 일정을 전해 듣고 이제 구강검진에 파노라마가 도입될 것이라는 기대가 컸던 것이 사실이다. 주로 교육청 관리하의 학교 구강검진을 하였지만 그때마다 이러한 검진의 의미는 무엇일까 하는 의문이 들었던 것도 솔직한 심정이었다. 관심 있는 부모들은 일부러 시간을 내어 아이와 함께 오는데, 이때 부모들이 궁금해하는 것은 충치가 몇 개인가의 문제인 경우가 대부분이다. 그때마다 치과의사로서의 양심으로 이렇게 설명하곤 한다.

"검진의 목적은 예방과 초기치료, 그리고 치아관리에 대한 동기부여입니다. 단순한 육안적 검진으로 충치가 몇 개인지, 몇 개의 치아를 치료해야 하는 것인가를 정확히 판단하는 것은 어려우니 접수를 하고 정확한 검사와 진료를 받는 것이 중요하고 오늘 검진의 목적이 그것입니다."

상담에 대한 시간을 투자하면 확실히 동기부여에 대한 효과는 있는 것 같다. 정작 부모 자신은 치과치료에 대한 두려움인지, 혹은 경제적 이유나 시간적 제한 요소 등으로 치과치료에 주저하는

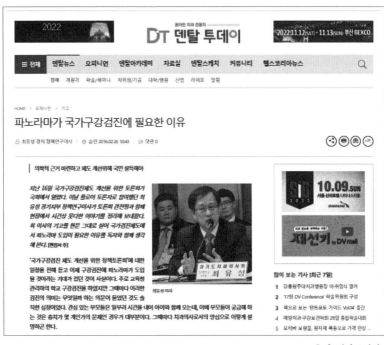

경우가 많음에도 불구하고 아이들에게는 필요한 치료를 해주려는 경우가 많다.

　국가구강검진제도의 가장 중요한 목적은 무엇일까? 혜택을 받는 국민의 입장에서는 단지 귀찮은 요식행위로 취급받을 수도 있지만 국가적 차원에서는 꽤나 많은 예산이 소요되는 사업이다. 국민의 구강건강을 위한다는 무형의 상징적인 목적은 일단 논외로 하더라도 사용된 예산으로 인해 향후에 발생 가능한 치과치료비의 감소효과가 예측 가능해야 함은 너무나 당연한 일이다.

치아는 오복 중의 하나라는 가벼운 언급이 아니라 구강건강 상태가 고령화 시대에 삶의 질적인 부분에 미치는 영향은 물론 전신적 건강에 미치는 영향이 실제로 크다는 것은 이미 널리 알려진 사실이다. 다만 이것이 얼마나 효과적으로 홍보가 되었느냐의 문제는 우리 치과의사들조차도 잠시 잊고 지내는 경우가 허다하니 부족하다고 보는 것이 올바른 판단인 듯싶다.

이번 정책토론회의 쟁점은 일반 검진에 비해 현저하게 낮은 구강검진 수검률을 바라보는 시각의 차이에서 시작된다. 건강세상네트워크의 김정숙 집행위원은 파노라마 도입의 타당성에 동의하지 않으면서 치과치료의 본인부담율이 높은 것만 주장했다. 그리고 국민건강보험공단 건강증진실 박헌준 부장은 직장가입자의 56%인 283만 명의 국가검진이 출장검진으로 이루어지는 상황에서 파노라마 촬영이 검진기관의 자격요건 문제, 촬영시간으로 인해서 당일 결과를 알려 주어야 하는 구강검진의 경우에 가능한지를 되묻고 있다.

그리고 보건복지부 건강증진과 황상철 사무관은 파노라마의 검진 항목 도입의 의학적 근거 평가에서 2013년에 부족하다는 평가를 받았다고 하며, 검진 항목의 추가는 재정적 측면보다는 의학적 근거가 중요한 요소라고 하였다.

구강검진 실무자인 치과의사들은 너무나 당연히 필요한 사항으로 인식하고, 다만 비용적 측면이 가장 큰 제약 요인으로 생각하고 분위기가 무르익기만을 기다리고 있었는데, 출장검진과 의학적 근거 부족이라는 장애요인이 있다는 사실에 황당한 느낌마저 들었다. 2011년에도 양승조 의원 주최로 유사한 내용의 정책토론회가 열렸던 관계로 관련 자료를 찾아보고 긍정적인 기대를 가지고 참석했던 정책토론회는 허탈한 실망감만 안겨 주었다.

경기지부 임원 카톡방에서는 파노라마 도입으로 인한 미세한 법률적 문제점까지도 염두에 두면서 심도 깊은 논의를 거친 후에 평일 14시 국회의사당이라는 큰 제약 조건에도 불구하고 3명의 관련 이사들이 참석하면서 남다른 관심을 보였다.

하지만 예상과는 달리 파노라마 도입에 대한 치과계 외부의 시각은 치과계 내부의 바람과는 너무나 다르고, 몇몇 치과계 언론 기사 내용도 무관심과 다를 바 없는 기사 처리를 보면서 일선 개원의로서 그리고 평일에 국회 정책토론회에 참석한 열정을 돌이켜보며 무엇이 진정 우리 치과계가 추구해야 할 목적인가의 문제와 5년 전에 열렸던 정책토론회에서 조금도 나아가지 못한 원인을 생각해 보고자 한다.

구강건강 중요성 설득하는 논리와 명분이 필요한 시점

서두에 언급한 바와 같이 국가구강검진 항목에 파노라마 도입에 대한 긍정적인 기대를 갖고 참석하면서 기회가 주어진다면 이러한 내용들에 관해 발언을 하려고 마음먹고 있었다.

(1) "결국 오늘 정책토론회의 쟁점에 대한 필요성은 최소한 이 자리에 계신 분들은 인정하고 공감대가 형성되어 있다는 생각입니다. 다만 모든 정책에서와 같이 이 자리에 계시지 않은 더 많은 사람들에게 필요성을 홍보해서 공감대를 얻는 것이 그 첫째요, 같은 맥락에서 사회적으로 제한된 자원의 효율적 분배 차원에서 구강검사 항목에 파노라마 도입을 우선순위에 둘 수 있느냐의 문제 같습니다. 의료에 있어서 더 중요한 생명과의 연관성, 삶의 질적인 측면 등을 고려할 때 구강건강의 중요성을 타 의료인들과 일반 국민들에게 설득할 수 있는 논리와 명분이 필요한 시점 같습니다."

(2) 발언 분위기에 따라 다음과 같은 내용도 첨언하려고 했다.
"오늘과 같은 정책토론회의 근본적 목적은 국가와 국민을 위하는 것이고, 실무자들의 의견을 청취하여 효율적인 방안을 마련하는 데 있다고 생각합니다. 당면 주제와는 직접적 관련성은 없지만 향후의 활발하고도 적극적인 행사 추진을 위하여 한 가지 제안을 하려고 합니다.

오늘과 같은 행사의 개최시간을 정함에 있어서 치과 관련 정책의 최일선에 있는 치과 개원의들의 입장을 고려해 주시기 바랍니다. 결론적으로 14시 개최는 국회의사당에 오고가는 시간을 고려한다면 하루 중 전후의 시간은 이용하기 곤란한 시간입니다. 즉 사업주인 일선 개원의의 편의를 먼저 생각하느냐, 정해진 급여를 받는 분들의 편의를 생각하느냐의 문제라고 생각합니다. 어느 분들의 입김이 센지를 잘 모르는 사람으로서, 하지만 모든 정책의 성패를 가르는 것은 작은 배려에서 출발한다고 생각하는 사람으로서 한 말씀 드립니다."

(3) 위 두 가지 발언을 거쳐서 검진료와 검진 당일 진찰료의 현실화를 위하여 다음과 같은 내용에 관하여 발언하려고 했다.

"국가건강검진은 따로 진찰료 없이 '상담료 및 행정비용'으로 초진 진찰료의 52.1%를 산정하고 있는데 이 비용에는 문진, 진찰 및 상담, 각종 계측, 혈압 측정, 시력·청력 측정, 결과 통보 및 입력 등의 수가가 포함되어 있습니다. 이런 업무는 진찰 시 초진 업무에 비하여 적지 않은 업무량이므로 최소한 초진 진찰료의 100%는 인정해 주어야 합니다.

현재 검진 당일 진료에 대해 진찰료의 50%를 지급하고 있는데 이제는 검진 당일 다른 진료에 대한 진찰료를 100%를 인정해 주어야 합니다. 다른 예를 보더라도 금연사업이나 1차의료활성화사업의 경우 상담료와 더불어 진찰료도 100% 산정되고 있는데, 검진에서만 50%를 산정한다는 것은 불합리합니다.

검진에서의 수가는 검진에 필요한 '상담료 및 행정비용'이며, 질환에 대한 진찰 및 처방은 '진찰료'로 서로 구분되는 업무이므로 검진 당일에 질환에 대한 진찰 또는 처방전 발행 시 검진의 '상담료 및 행정비용'과 '진찰료'는 각각 인정해 주어야 합니다."

그러나 예상했던 분위기와는 다른 이유로 실제로는 다음과 같은 발언을 하였다. 출장검진을 지양하고, 1차의료기관 중심의 검진을 주장하였으며, 2011년 1월 28일에 열렸던 '구강검사 수검률 향상 및 제도 개선을 위한 토론회'에서 조경애 건강세상네트워크 대표의 자료를 이용해서 발언하였다.

파노라마 검진과 함께 청구 간소화도 필요

즉 "구강검진과 치과진료는 분절적이므로 구강검진과 진료를 연계하는 것이 필요한 국민들은 '아무것도 해주지 않는' 구강검진이 아니라 치과진료실에서 구강검진을 실시하고 검진 결과 예방조치나 치료를 해주는 것을 원하고, 정기구강검진을 받은 사람에게만 '예방 목적 치석제거'를 보험 적용하거나, 정기 구강검진을 받은 노인에게 '틀니'를 보험 적용하는 등 인센티브제를 적극 도입하는 것이 필요함"을 자료를 읽으면서 제시했고, 조경애 대표의 제안과 같은 맥락으로 현 급여체계 상황에서 가능한 수검률 증가의 인센티브로 파노라마 검사와 본인 부담금을 면제한 스케일링을 추가하자는 제안을 하였다.

그리고 국가구강검진의 청구 간소화를 요구하였다. 필자의 경우를 보더라도 얼마 되지는 않지만 구강검사 후에 청구를 포기하였는데, 많은 개원의들이 유사한 상황이라면 당일 발표된 수검률의 통계 결과는 다소의 오류가 있다는 생각이 들었다. 계속된 발언에서 국가구강검진 청구의 어려움을 지렛대 삼아서 의료기관의 행정 업무 증대에 관하여 다음과 같이 호소하였다.

"실손보험에서 요구하는 진료기록지 복사, 진단서 및 소견서 발급, 보험회사 고유의 서식 기록 등의 문제와 개인정보 보호를 위한 복잡한 절차 등의 현 상황을 겪으면서 의료기관의 고유 업무가 무엇인지 의구심이 생길 정도라고 생각합니다. 직원 2~3명으로 근근이 유지하는 의원급 기관에서 이러한 행정적 업무의 증대는 결국 정확한 치료의 어려움, 설명시간의 부족, 의료인의 스트레스 증대로 인한 의료사고의 가능성 등이 우려되는 상황입니다.

다른 이야기이긴 하지만 실손보험의 청구를 의료기관에 미룬다는 사고방식은 특히나 1차의료기관이자 영세자영업자인 의원급 의료기관에서 부실하고도 위험스러운 진료환경을 만드는 것이라고 생각합니다. 즉 어떤 선한 의도의 정책사업도 가장 중요한 진료업무를 방해해서는 곤란하다는 생각입니다."

결론적으로 파노라마의 검진항목 도입의 장애요인으로 제시된 출장검진과 의학적 근거의 부족이라는 내용은 우리가 암묵적으로 이해하고 있었던 재정적 문제와는 별개의 문제점으로 인식된다. 즉 출장검진은 사업주의 편의를 위한다는 정책적 명분으로 국가적 예산의 많은 부분이 국민의 실질적 건강증진으로 향하는 것이 아닌 출장검진 병원의 수익을 위하고 있다는 의구심마저 들었다. 또한 파노라마의 의학적 근거가 부족하다는 2013년의 보고 내용을 치과의사들의 대표기관인 치협에서도 모르고 있었다면, 이는 결국 일반검진에 묻어가는 구강검진의 현실적 위치를 그대로 보여 주는 것이라고 생각한다.

2016년 2월 17일자 인터넷판 데일리덴탈의 상기 정책토론회에 관한 기사 내용에 다음과 같은 내용이 포함되었다.

최유성 경기지부 정책연구이사는 "출장검진은 차라리 하지 않는 게 낫다. 예산 낭비"라고 지적한 뒤 "검진제도를 1차의료기관을 중심으로 바꿔 진정으로 국민의 구강건강을 위하는 방향으로 추진해야 한다"고 목소리를 높였다. 좌장의 부드러운 제지를 받을 정도로 발언 내용의 일부분으로 출장검진의 치과계 파이마저 없애려는 것으로 오해를 받을 수도 있지만, 본래의 취지는 다른 발언을 함께 언급한다면 문제가 없을 듯하다.

"우리가 구강검진에 파노라마를 도입하자는 것은 치과의사들의 수익을 위한 것이 아니다. 지금이 어떤 세상인데 우리의 사소한 이득을 내세우겠는가, 이는 진정으로 국민의 구강건강을 위하는 방향이기 때문이다."

출장검진으로 파노라마 촬영이 어려운 문제를 바라보며 출장검진을 내원검진으로 바꾸려는 시도를 진행해야 하는가의 문제는 여러 다른 문제들이 얽혀 있어서 고민이 필요하다는 생각이나, 파노라마의 의학적 근거에 관해서는 당장 해결해야 하는 당면과제라는 생각이다.

앞으로 치과계의 가장 중요한 블루오션이자 치과계가 사회로부터 인정과 존경을 받는 길은 임플란트, 교정, 심미, 보철 분야가 아니고, 구강검진으로 시작하는 예방치료와 초기치료, 만성질환자의 구강관리, 학생들을 중심으로 하는 치과주치의사업 등이 될 것이라는 믿음이 있기에 이번 정책토론회에 대한 미련과 여운이 오래가는 듯하다.

5) 건강보험제도의 문제점과 치과의사들의 생각

적정수가, 신뢰 그리고 정치적 표현

현 정부의 건강보험 보장성 강화대책 수립에 참여한 전문가로 평가받고 있는 김윤 교수의 주제발표 서두는 사실상 치과계와는 관련성이 적다는 부분으로 시작되었다. 그 함축된 의미는 과연 무엇일까? 의료기관별 진료비 점유율이 치과 5.4%라는 적은 비율을 의미하는 것일까? 아니면 패널토론자였던 손영래 건강보험보장성강화추진단 예비급여팀장이 언급한 내용과 같이 치과 분야의 많은 비급여 항목들에 대한 급진적 급여화가 단기간의 목표점이 아니라는 점 때문일까? 그러나 치과계는 크게 걱정하지 말라는 근거 없는 긍정적인 신호로 들리지만은 않았다.

'문재인 케어와 치과의료'라는 정책포럼의 주제와는 달리 문재인 케어 자체에 대한 홍보강연의 뉘앙스가 풍기는 주제발표를 듣고 있으니, 지난달 27일과 31일에 개최되었던 '건강보험 보장성 강화방안'에 관한 정책포럼들의 기사 내용과 거의 동일하다는 생각만이

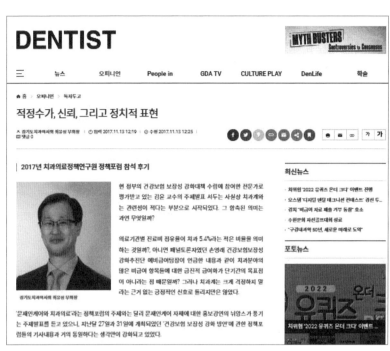

강화되고 있었다.

당시 포럼 행사의 기사를 참고하면, 노인의료비 문제에 대한 대비책은? 대형 병원 선호로 인한 의료전달체계 붕괴, 공급자의 희생을 담보했던 그동안의 수많은 전례, '적정수가 보장'과 '보장성 강화'의 순서 잘못으로 인한 의료공급자의 붕괴 우려 등의 다양한 반대논리에 부딪쳤으며, 의협 비대위를 비롯한 많은 의사들에 의하여 SNS상에서 치열한 논쟁에 휘말리고 있는 실정으로 보인다.

과연 어르신 틀니와 임플란트의 본인 부담금 인하라는 결과물로 치과계는 안도할 상황인가에 대한 걱정이 치과 개원의로서 묘한 딜레마의 심정인 것이 사실이다. 전체 의료비에서의 치과가 차지하는 비율이 어느 정도인지의 문제는 차치하더라도, 의료소비자로서와 국민의 일원으로서의 심정만으로도 문재인 케어에 대한 걱정이 꽤나 크다는 생각이다.

다만, 소위 '심평의학'이라는 난관의 첫 번째 장애요인으로 기재부를 들면서, 심평원의 삭감액과 조정액을 기재부의 심평원에 대한 평가기준이라는 언급을 통해서 과연 논쟁의 핵심이 무엇인가에 대한 공감대는 분명하다는 위안(?)을 받았다.

또한 여러 진영에서 함께 주장하기는 하지만 서로 다른 동상이몽의 가장 큰 이슈 대상인 '적정수가'라는 부분과 다양한 상호방향성으로의 '신뢰'라는 부분이 특히나 인상 깊었다는 것이 이번 포럼의 특징으로 다가왔다.

앞서 언급한 지난달의 포럼에서 정형선 건정심 부위원장이 발언했다는 급여해야 하는 것을 급여화하겠다는 일련의 과정에서 가장 큰 전제조건은 '적정수가'이다. 이는 자본주의사회에서 거스를 수 없는 대원칙이기도 하다.

먼저 '적정수가'라는 부분에 관하여 주관적이지만 실제적이고 전형적인 예로써 임플란트 급여화 과정과 운영에 관하여 생각해 보고자 한다. 일단 다양한 연구결과를 통해서 산출된 급여수가가 언론의 포격으로 공격받고 있다는 지점을 제안의 출발점으로 본다면, 재료대라는 가시화된 자료를 시작으로 무형의 가치인 행위료가 위협하고 있는 형국으로 보인다.

이에 대한 근거로는 과도한 이익이라는 사회적 인식과 함께 일부 저수가로 유인행위를 일삼는 일부 치과의사들의 행태를 들 수 있다. 그러나 이에 대한 폐해를 정부 차원에서 대국민 홍보를 하는 등 사회적 합의 차원에서 급여수가를 지켜줘야 한다는 생각이다. 언론의 자극적이고 선정적인 행태를 은근히 즐기는 정부와 각계의 시각들과 더불어 의료계를 마녀 사냥하듯 몰고 가는 형국은 결코 바람직한 상황이 아니라는 생각이다. 그러한 제반 상황들이 어쩌면 '적정수가'의 본질적 측면일 수도 있다는 것이다.

이는 대국민, 대정부, 대의료인 신뢰의 측면과도 관련된 문제이면서, 문재인 케어에 대한 주요 비판 요소 중의 하나인 의료전달체계라는 문제의 핵심 고리라는 생각이다. 즉 대형 병원을 선호하는 국민들의 의료 이용 패턴의 강화는 결국 1차의료기관에 대한 신뢰 부족이 중요한 요소로 보인다는 것이다. 이를 단지 얄팍한 인센티브 요소의 첨부와 평균치라는 잣대로 의료인들의 자율성을 통제하려 한다고 해서 근본적으로 해결될 문제는 아니기 때문이다.

또 다른 측면을 살펴보면, '확진 안 되면 보험 인정 불가'라는 그동안의 관료적 기준을 지양하고, 기관의 평균적 경향을 기준으로 삼는 부분이 김윤 교수의 주제발표에서 방법론적으로 제시되었다.

이는 일면 합리적으로 보이지만, 실제 임상에서 개개 환자를 진료하는 데 있어서 평균치에 의해 통제받는 어불성설의 상황을 야기하는데, 이 부분도 소위 말하는 '심평의학'의 주요 축으로써 결국 의료인에 대한 신뢰 문제로 생각할 수 있는 것이다.

그리고 같은 질환과 코드라 하더라도 시술 난이도가 다른 경우가 분명히 존재하는데, 이를 기계적으로 맞추다 보면 또 다른 왜곡을 낳는다는 지적도 의료인에 대한 우리 사회 구성원들의 신뢰 문제로 보는 것이 타당할 것이다.

적정수가와 신뢰의 문제로 바라본 이번 정책포럼의 평가를 지난 달 31일 대한병원협회 'Korea Health Congress'의 '건강보험 보장성 강화 방안'의 포럼에서 좌장을 맡은 정형선 건정심 부위원장의 발언을 생각해 보면서 마무리하고자 한다.

"비급여의 완전 급여화는 정치적 표현으로 실무와는 다르다. 모든 비급여를 급여화하겠다는 것이 아니라 급여해야 하는 것을 급여화하겠다는 것이고, 예비급여를 통해 왜곡을 막겠다는 데 핵심이 있다"라고 평가했다는 관련 기사 내용을 보면서, '정치적 표현'이라는 부분이 계속해서 머릿속에 아른거렸다.

'정치적 표현'이라는 부분이 지금까지 감히 건널 수 없었던, 정부, 국민, 의료인 등의 다른 주체로 보이지만 결국 동일체인 각 진영 사이에 존재했던, 험난하고도 거친 강이 아니었나 하는 불길한 생각이 들었다. 비급여의 전면 급여화라는 대선공약, 병원비 걱정 없는 든든한 나라, 건강보험 하나로 의료비 해결 등 어설프게 포장된 문구들이 바로 '시각 차이'라는 건널 수 없는 강이 아니었을까라는 생각이다. 이는 문재인 케어를 비롯한 그동안 제시되었던 수많은 의료정책의 딜레마였다는 생각으로 이어졌다.

그것이 실제 임상을 하지 않는 정책 수립 교수들의 한계점이라는 주위의 볼멘소리들의 근거일 수도 있다는 생각이 들었고, 얼마 전 읽었던 칼럼 내용을 첨언하면서 '정치적 표현'이라는 문구를 다시 한 번 되새겨 보았다.

"정치는 철학일 수 있지만, 그 행위는 과학이어야 한다. 철학은 영감을 주지만, 과학은 해법을 추구한다. 국가정책은 이성과 냉철한 현실 판단 위에 설 수밖에 없다. '실사구시'에 기반하지 않은 정치행위는 주장의 옮김일 뿐이다. 철학과 과학의 조응은 다양한 이해관계에 포위된 정치가 가치 있게 생존하고 작동할 수 있는 방식이다."

건세넷의 수가계약 비판 기사를 읽고

건강세상네트워크(공동대표 김준현, 정은일, 현정희. 이하 건세넷)가 지난 1일 완료된 건강보험공단의 수가계약에 대해 "공급자 보상 수준을 극대화하겠다는 의도하에 진행된 결과"라며 강하게 비판하고

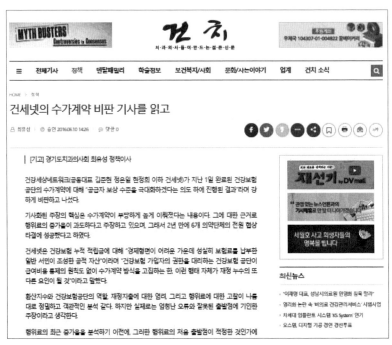

나섰다. 기사화된 주장의 핵심은 수가계약이 부당하게 높게 이뤄졌다는 내용이다. 그에 대한 근거로 행위료의 증가율이 과도하다고 주장하고 있으며, 그래서 2년 만에 6개 의약단체의 전원 협상 타결에 성공했다고 하였다.

건세넷은 건강보험 누적 적립금에 대해 "경제형편이 어려운 가운데 성실히 보험료를 납부한 일반 서민이 조성한 공적 자산"이라며 "건강보험 가입자의 권한을 대리하는 건강보험공단이 급여비용 통제의 원칙도 없이 수가계약 방식을 고집하는 한, 이런 행태 자체가 재정 누수의 또 다른 요인이 될 것"이라고 말했다.

환산지수와 건강보험공단의 역할, 재정지출에 대한 염려, 그리고 행위료에 대한 고찰이 나름대로 정밀하고 객관적인 분석 같다. 하지만 실제로는 엄청난 오류와 잘못된 출발점에 기인한 주장이라고 생각한다.

행위료의 최근 증가율을 분석하기 이전에, 그러한 행위료의 처음 출발점이 적정한 것인가에 대한 평가가 부족하다는 생각이다. 치과 분야에 대한 내용으로 국한해서 본다면 치과 개원의로서 바라보는 대한민국 건강보험제도는 비급여 항목의 상보적 관계로써만이 그 존재의 의미가 있다고 감히 단언할 수 있다. 즉 비급여 진료비에 의한 보상이 전제돼 비정상적으로 저평가된 치과진료 행위료가 문제의 근원이라는 것이다. 이것은 일부 선진국에 거주하는 일부 국민들의 연례행사로 치러지는 국내 치과진료로서 단편적이나마 증명된다고 생각한다.

그리고 최근의 치과보장성 확대정책으로 일부 비급여 항목이 급여 항목으로 편입돼 자연증가분이 많아지면서 국민들의 혜택이 늘어난 측면이 있는 것도 사실이다. 순수한 목적과는 별개로 '노인 임플란트 2개 50% 지원'이라는 제도가 과연 우리 실정에 효율적 자원의 분배 측면에서 타당한 것인지도 의문이다.

미국에서의 오바마 케어에 대한 강력한 저항을 보면서 전 국민 건강보험이 얼마나 어려운 제도인가의 문제를 생각해 본다. 논란의 핵심인 보장성의 가장 큰 부분을 국가가 담당해야 함에도 불구하고

민간에게 떠맡기는 구도에서 행위료의 정상화에 훨씬 미치지 못하는 최근의 증가분에 대한 분석은 출발점에서부터 잘못된 논리인 것이다.

절대적인 치과의사 수의 증가와 탐욕스러운 자본과 같은 비정상적인 요소들의 개입으로 인해 비급여 진료비의 하락이 대세인 상황에서 최근에 진입한 젊은 치과의사들의 어려움이 그것을 방증한다고도 할 수 있다. 비정상적 수가는 진료행위의 왜곡을 발생시켜 더욱 큰 문제를 일으키는 것은 물론이고, 정상 비용을 지불하지 않은 대가는 최근의 구의역 사건과 같이 비참한 결과를 야기할 수도 있다는 걱정이다.

다음은 건세넷의 주장과 반대되는 의료계의 견해로서, 이러한 두 집단의 상반된 견해 충돌은 이제 더 이상 피할 수 없는 상황이다. 아니, 충돌이라기보다는 객관적 자료에 의한 합리적 결론의 도출과정으로 바라보는 편이 타당할 것 같다.

보건의료 가치의 근본적 재평가와 국민적 합의를 미루어서 발생되는 문제점은 이미 우리 사회 도처에 널려 있다. 우리 실정에 맞는 방안을 위해 진정성을 가지고 논의해 보기를 바라는 마음이다.

의협 측 주장
의협은 "수가협상의 재정투여금액도 알지 못한 채 매번 협상에 임하고 있는 이러한 불합리한 수가협상결정구조는 반드시 짚고 넘어갈 문제"라며 "제20대 국회에 불합리한 수가협상결정구조를 바꾸는 법안이 반드시 발의돼 통과되도록 혼신의 노력을 경주하겠다"고 강조했다.

노환규 전 의협회장의 수가협상에 대한 평가 (페이스북 내용)

"의사들이 '甲'이라고? 이런 '甲' 보신 적 있는가? 그리고 제발 협상이라는 단어 쓰지 말자. 건강보험공단이 제시하는 안을 거절함으로써 수가협상이 결렬되면 곧바로 페널티를 받게 되므로 의협의 거절은 불가능하다. 마치 거절하는 것처럼 시늉만을 할 뿐이다. 이 절차의 이름은 수가협상이지만, 실제는 건보공단과 공급자측이 협상인 척 연기를 벌이는 코미디일 뿐이다. 자유민주주의 제도를 채택하고 있는 전 세계 그 어디에서도 볼 수 없는 광경이 매년 5월 마지막 날 대한민국에서 벌어진다. 부끄럽고 어이없다. 대한민국 관료들이 지나가는 곳에는 비상식이 상식이다."

파이의 크기는 기재부에서 결정돼 건보공단을 거쳐서 보건의료단체에 전달되며, 협상 아닌 협상, 그리고 주고받는 부대조건들, 과연 이것이 국민건강을 책임지고 있는 국가와 의료인들이 받아들일 수 있는 정상적인 방법인가 하는 의구심이 든다. 합리적이고 상식적이며 보편타당한 방법인가의 의문점과 더불어 보건의료의 가치를 근본적으로 재평가해야 한다는 생각이다.

'틀림없이 다른 길이 있을 것이다.'

건강보험 저수가에 대한 생각

치과계를 비롯한 전체 의료계 전문지에 실린 수가협상에 관한 기사들의 논조는 대개 유사한 듯하다. 주 독자층인 공급자 위주의 견해로 일관되는 것이 그렇게 편향됐다고 느끼지는 못했던 것이 사실이다. 다만 이번 건치신문에 기고된 건강세상네트워크의 수가협상에 대한 비판기사는 그러한 측면에서 단연 눈에 띄었다.

결국 공급자 이외의 대다수 국민들의 관점이 이에 가까울 거라는 생각이 들었기에, 이에 관한 문제를 수면 위로 공론화하고 싶은 심정이었다. 어쨌든 절대적 진실이 존재하기 힘들다는 마음의 여유가 있다면 수가협상에 관해서는 문외한이지만, 실제 환자와 매일 치열한 접점에서 씨름을 하고 있는 치과 개원의의로서의 느낌을 피력했던 것이었다.

그러나 이에 대한 반박기사의 내용이 용어에서부터 고도의 전문성이 엿보여 지레 겁을 먹게 되는 상황을 맞이하게 됐다. 혹시나 '그 정도의 지식도 없으면서 시민단체의 기사문에 대해 감히'라는 마음이 든다면 이미 정상적인 논의는 불가하다는 생각과 동시에, 그것은 기우에 불과하다는 전제로 몇 마디 하고자 한다.

먼저 건강보험 수가에 관한 문제를 비단 공급자, 즉 의료인의 수입에 관한 문제로만 몰아가는 것은 상당히 위험한 논리라는 생각이고, 우리나라 실정에서 '시장가격'이 아닌 것은 명백한 팩트지만,

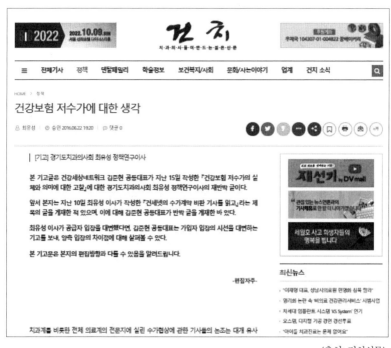

그렇다고 '통제가격'만으로 바라보는 것도 약간의 무리가 있는 것 같다고 생각한다.

2006년 제1차 상대가치점수 개정연구(주관 건강보험심사평가원) 결과, 행위 간의 '상대적인 가치'를 판단하기 위한 목적으로 비용조사를 시행, 개별 행위점수에 적용된 변환지수, 상대가치점수, 환산지수, 의료인의 인건비 등에 관한 자료 평가는 수가협상단의 경험이 없는 일개 개원의로서 논하기에는 벅찬 것이 사실이다. 그러나 일반적인 상식으로 납득이 가지 않는다면 자칫 궤변으로 흐를 수 있는 것이 통계자료와 고도의 기술적인 자료들의 양면성이라는 생각이다.

'환산지수'에 대한 다음과 같은 평가기사도 읽어 보았으나, 이마저도 편향된 시각이라고 한다면 개원의 입장에서는 이러한 논의의 틀에서 버틸 수 없다는 것이 솔직한 심정이다.

의료계 관계자는 "여러 가지 수가 모형 중 공단에 유리하게 산출된 자료만 협상 테이블에 올라온다. 공급자 측면에서 계산된 수가 모형은 공개하지 않는다"며 "연말에 공개되는 전체 연구용역 보고서와 수가협상 결과가 비슷하게 간 적도 없었다. 제대로 쓰이지도, 용역 결과대로 진행하지도 않을 연구를 계속하는 게 무슨 의미가 있는가"라고 지적했다.

이미 2014년 11월 대한의사협회와 대한병원협회는 공동 성명서를 내 "무의미하고 비현실적인 연구를 진행하며 국민의 돈을 낭비하는 건보공단의 의도가 의심스럽다. 내용의 객관성과 중립성도 담보하지 않았으며, 발표된 연구보고서는 기존의 형식적인 결과물에 불과하다"고 비판한 바 있다.([수가협상] ③ '참고'만 할 환산지수 용역에 매년 5000만 원? 의협신문 2016. 05. 25 기사 참고)

개인적 생각으로는 논쟁이라는 목적이 상대방의 설득이나 굴복을 강요하는 측면도 있지만, 그 논쟁의 끝을 넘어서 궁극적 목표는 새로운 합의점에의 도달이라는 것이 너무도 당연하다는 것이다. 즉 이는 공급자와 가입자 간의 논쟁이면서도, 공급자를 공급자의 입장에서만 바라보는 것이 아니라, 그들도 동시에 가입자와 보건의료의 소비자라는 인식을 공감한다면, 그들의 선의의 목적도 함께 공유될 수 있을 것이다.

의료인이라는 집단에 대한 선입견이 우리 사회에 나름의 정서가 있는 것처럼, 시민단체라는 이름의 집단에 대한 사회적 선입견도 존재하는 것도 사실이다. 이 집단들이 이에 대한 극복과 자신들의 논리를 전개하기 위한 틀거리는 매우 중요하다는 생각이다. 그리고 그것의 오류에 대한 가능성, 현실적인 팩트들, 그것들이 비록 편향적인 자료들이라고 하더라도 열린 관심이 필요한 부분임에는 틀림없다는 생각이다.

비록 필자가 어느 집단의 대표성을 가지고 있지는 않지만 대부분의 선한 의료인들은 시민단체의 궁극적 목표와 동일하다고 감히 단언할 수 있다. 그것이 정상적이고, 그래서 우리 사회가 이만큼 유지되는 것이 아닐까 하고 자문해 본다. 그런 의미에서 일부의 단면을 일반화하지 않도록 모두가 노력하는 것은 포기할 수 없는 명제라는 생각이다.

다만, 건보공단을 비롯한 정부와 정치권은 그들의 생리상 민주적 제도의 필요악인 표심(왜곡된 포퓰리즘을 주로 지칭)과 어떤 정책에 따른 반대급부에 모든 관심이 집중됐기에 의료계와 같은 적은 유권자로 구성된 이익단체가 접근하기에는 어려운 점이 많은 실정이다.

어림잡아 20~30여만 명 수적인 열세와 더불어 기득권층으로 치부되는 부정적 이미지는 자타가 공인하는 악조건으로 보여지기 때문에, 공익적인 목적에 가장 부합하는 시민단체의 목표와 동질성을 확보하는 것이 중요하다. 이는 대다수 선량한 의료인들이 요구하는 최소한의 생존권적인 권리의 주장과 함께 그 누구도 예외가 될 수 없는 의료소비자들을 위한 공적인 목적을 추구할 수 있는 가장 전략적인 출구라는 것이 개인적 생각이다.

최근의 치과계 언론 기사에 의하면 신규 의료인의 개인회생 및 파산 비중이 의사, 한의사, 치과의사가 각각 2위, 4위, 5위를 차지한 것으로 나타났다. 비록 그것이 극단적이고 편향적이라고 폄하되더라도, 이들의 문제를 시장경제적인 측면과 개인적 사정으로만 바라본다면, 그 와중에 그들의 본능적 몸부림에서 자칫 희생양이 될 수도 있는 사람은 다름 아닌 우리 자신일 수도 있다는 생각이 가장 걱정스러운 부분이다.

다행히도 말미에 건강세상네트워크 김준현 대표는 병상·장비 등 외형 중심의 고비용 경쟁질서의 폐해를 지적하고, '수가불균형'의 문제, 그리고 개업의의 노동가치나 1차의료의 상대적 평가절하에 대한 고려도 언급했다.

솔직히 본인은 자신의 입장 이외에 거시적인 보건의료 전체의 구조적 관점을 가지기에는 대단히 부족한 일개 치과 개원의일 뿐이다. 즉 기업형 사무장 치과, 의과계의 중소전문병원, 비정상적으로 운영되는 의료기관 등의 문제점에 대해서는 단지 소비자로서의 입장일 뿐이다.

다시 말하지만 이렇게 반박(?) 기사문을 작성하는 필자는 당장 본인을 믿고 찾아오는 환자를 보면서 영세자영업자로서의 관점과 윤리적 사명감의 관점에서 잠시나마 갈등을 할 수 있는 나약한 자연인 치과의사라는 사실이다.

주장하는 바가 탐욕스러운 욕심의 선상인지, 정상적인 가치의 주장인지는 객관적 자료와 의료인에 대한 신뢰로 풀어가야 한다고 생각한다. 설사 그동안의 행태가 신뢰를 잃을 정도라고 하더라도, 그것을 지키고 다시 세우려는 노력이 없이, 그렇게 신뢰가 무너진 상태에서는 공급자와 가입자 모두 전혀 도움이 되지 않는다는 생각으로 부족한 글을 마무리하고자 한다.

수가담합 의혹과 공정거래법의 취지

생산품과 서비스의 가격에는 소비자와 공급자 사이에서 수요공급의 원칙이 기본적으로 작용하기 마련이다. 공급자 입장에서는 가격이 높을수록 수익이 많아서 유리하겠지만, 소비자 입장에서는 동일한 조건이라면 가격이 낮을수록 유리할 것이다. 또한 공급자 입장에서는 다양한 방법을 통한 원가절감으로 비용을 낮추고, 동종 업체간 가격경쟁력을 갖추기 위하여, 혹은 생산하는 재화나 서비스의 질적 향상을 위해 노력할 것이다. 대량생산을 통한 규모의 경제가 그 일환이라고 할 수 있다.

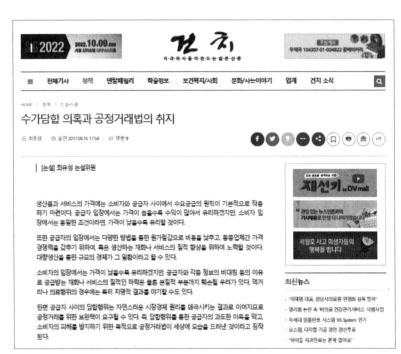

소비자 입장에서는 가격이 낮을수록 유리하겠지만, 공급자와 각
종 정보의 비대칭 등의 이유로 공급받는 재화나 서비스의 질적인
하락은 물론 본질적 부분까지 훼손될 우려가 있다. 먹거리나 의료
행위의 경우에는 특히 치명적 결과를 야기할 수도 있다.

한편 공급자 사이의 담합행위는 자연스러운 시장경제 원리를 왜
곡시키는 결과로 이어지므로 공정거래를 위한 보완책이 요구될 수
있다. 즉 담합행위를 통한 공급자의 과도한 이득을 막고 소비자의
피해를 방지하기 위한 목적으로 공정거래법이 세상에 모습을 드러
낸 것이라고 짐작된다.

다만, 소비자 보호라는 입법 취지와는 달리 먹거리 재료의 부적절한 사용과 왜곡된 진료행위와 같은 문제점이 발생하는 주요 원인이 과도한 가격경쟁으로 나타난다면, 공정거래법의 선별적 예외조항이나 적용대상의 변경이 필요하다고 볼 수 있다.

물론 의료의 경우에 배타적 전문직종이라는 상황, 고가의 비급여 진료비에 대한 부담, 그리고 의료공급자의 과도한 수익 등에 관한 국민들의 인식 문제는 또 다른 논란의 여지가 있으나, 이마저도 최근의 상황은 잘못 알려진 부분이 많은 것이 사실이다.

그러나 공급자 사이의 과도한 가격경쟁으로 정상적 범주에서 벗어난 공급물의 본질적 변형, 즉 의료의 경우에 있어서 과잉진료와 같은 진료행위의 치명적 변형의 가능성을 충분히 예상할 수 있다. 또한 최근의 최저임금제 상승 변화 이전부터 부담이 커져왔던 인건비 상승, 임대료와 같은 관련물가 상승, 건강보험 급여진료비의 저수가와 최근 일부 비급여 치과진료비의 가파른 하락으로 인하여 치과의 경영상태가 주목할 정도로 악화일로의 상태이다.

이는 예전에 고소득층으로 비쳐지던 인식을 상쇄할 정도로 인정되기에, 시장경제적 측면으로 치과진료의 본질적인 부분이 손상될 위기상황으로 해석될 여지가 있는 것이다. 다시 말해서 의료인이라는 개인적 사명감이 감당할 수 있는 범주를 넘어선 것으로 보아야 할 것이다.

최근 지역사회 치과의사회의 비급여 진료수가 담합 의혹이 방송되고, 공정거래위원회의 조사대상이 되었다고 한다. 공정거래법의 본래적 취지는 사업자의 시장 지배적 지위의 남용과 부당한 거래행위 등으로부터 소비자를 보호하여 국민 경제의 균형 발전을 도모하고자 하는 것이다.

이와 같이 소비자 보호가 해당 법안의 궁극적 목표라고 생각한다면, 치과진료와 같은 의료행위에 있어서 가격을 통한 과도한 경쟁을 유발하는 상황은 과잉진료와 같은 비도덕적 행태를 발생시킬 수 있다는 점을 염두에 두어야 한다. 이는 공정거래법의 입법 취지인 소비자 보호를 심각하게 훼손할 수도 있기 때문이다.

김상조 공정거래위원장은 최근 취임사에서 "경쟁법의 목적은 경쟁을 보호하는 것이지 경쟁자를 보호하는 것이 아니다"라고 했으며, 이는 경쟁을 촉진하여 소비자 후생을 늘리는 것이고, 경쟁자 특히 경제사회적 약자 보호를 목적으로 삼아서는 안 된다는 의미라고 한다. 그리고 결코 을이 아닌 자들이 을의 눈물을 호소하는 비정상적 요구와 함께 '을의 눈물' 속에 뒤섞여 있는 포퓰리즘과 비도덕적 세력이 존재하고 있음을 간과해서는 안 될 것이다.

치과진료와 같은 의료행위는 대량생산과 같은 규모의 경제와 생산성 향상을 통한 원가절감의 가능성에 분명한 한계가 존재하는 분야이다. 이는 정상적인 의료전달체계상에서 환자들과 접점을 이루고 있는 1차진료기관이라는 특수성과 연관된 문제로도 볼 수 있다.

또한 치과경영의 투명성이 뚜렷하게 높아진 최근의 상황에서 치과경영에 대한 과도한 압박은 가격경쟁에 의한 소비자 보호가 아닌 비정상적 방향으로 왜곡될 수 있으며, 최근에 사회적 문제로 언론에 보도되고 있는 상황도 그 일환으로 볼 수 있다. 이는 경제적 논리에서의 가격문제가 아닌 의료행위 자체의 신뢰 파괴 문제로 접근해야 할 것이다.

결론적으로 실정법상 금지되어 있음에도 불구하고, 적정진료비 혹은 표준진료비라는 명목으로 치협과 시민단체와 같은 공신력 있는 기관의 제안과 함께 사회적 합의가 필요한 시점이고, 이는 '정상적이고 양심적인 진료행위'를 보장하기 위한 최소한의 조치로 보는 것이 타당하다는 견해이다. 만약 그러한 사회적 합의 과정에 필요하다면 치과의사의 적정소득에 대한 사회적 논의도 고려해야 하며, 이는 의료분야에 있어서 공급자와 소비자 사이의 신뢰 문제는 포기할 수 없는 항목이기 때문이다.

국가로부터 부여받은 치과의사면허증의 본래 역할을 지키기 위한 전문가 집단의 사명감은 공정거래법의 본래적 취지인 소비자의 진정한 보호와 맥을 같이한다고 확신하며, 일부 지탄받는 작은 부분은 대부분의 치과의사들과는 별개의 예외적 상황으로 보는 것이 국민의 구강건강권을 지키는 올바른 길이라고 생각한다.

6) 치과의사 적정수급에 관한 문제

정책포럼에서 못다 한 이야기

시덱스 기간 중인 지난 16일 '해외교육 치과의사의 국내 진료에 대한 대책은?'(해외교육 치과의사의 국내 유입에 따른 치과의료의 질 보장)이라는 주제로 정책포럼이 열렸다. 치과의료정책연구소 홍순호 소장님의 인사말을 빌리면, 국민의 관점에서 마음놓고 구강건강을 맡길 수 있는 치과의사로서 필요충분조건을 갖추고 있는지 치과의사들 스스로 평가해야 할 것이라는 취지로 개최됐다고 한다.

주제발표와 네 분의 패널발표를 통해 수면 위로 공론화시켰다는 점에서는 긍정적 측면이 있으나, 충분한 논의와 토론시간의 부족이 다소 아쉬웠으며, 과연 앞으로의 진행에 있어서 다시 한 번 공론화와 더욱 많은 치과인의 의견이 제대로 반영될 수 있을까 하는 의구심도 들었던 시간이다.

광범위한 문제이기도 하고 여러 측면의 고려사항이 요구되는 문제였다. 짧은 시간이었지만 정책포럼 자리에서 있었던 본인의 질문 내용과 강릉원주대학교 김경년 교수, 한국보건의료인국가시험원 임종규 사무총장의 답변 내용, 그리고 실제로 질문하고 싶었던 내용에 관해 더 많은 치과인과 의견을 나누는 기회로 삼고자 한다.

먼저 본인의 질문 내용을 요약하면 다음과 같다.

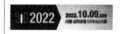

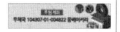
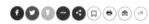
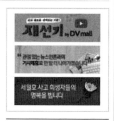
〈출처: 건치신문〉

"개인적으로는 일본이나 중국 등 해외로 치의학을 공부하기 위해 유학을 가는 점은 긍정적이라고 생각합니다. 다만 그것이 우리가 지금 이 자리에서 이야기하는 것과 다른 목적, 즉 국민의 구강건강 증진이라는 목적보다는 비즈니스형 목적인 돈을 버는 것을 더욱 중요시 여기는 상황이 다소 걱정되는 것이고요. 만약 모든 규정과 조건이 맞는다면, 다시 말해 강연 내용 중 말씀하신 치과의사 역량의 국제기준에 충족한다면 모두 받아들이시겠다는 것인지 질문 드리고 싶습니다. 일본에서는 치과의사 수를 억제하기 위한 방법으로 국가고시 합격률을 60~70%로 제한한다고 발표하는데, 사회적 합의가 가능한 부분인지도 묻고 싶습니다."

이 질문에서 추가해야 하는 부분은 해외에서의 치의학 전공자에게만 해당하는 것은 아니고 국내 치의학 전공자들도 마찬가지로 비즈니스형 목적이 많다는 점과 최근 치과계의 경영상태가 어렵다는 사실로서, 실제 포럼장에서 언급하지 못한 부분이다.

김경년 교수의 답변 중에는 치의학도를 교육시키는 데 투입되는 세금과 여러 비용이 많으므로 국가고시를 통해 인위적으로 수급상황에 대한 제한을 두는 것은 어렵다는 내용이 포함돼 있었고, 임종규 사무총장의 답변은 특별한 결격사유가 없다면 국가고시 응시를 제한할 수 없다는 답변이었다. 치과의사의 입장 문제가 아니고, 국민의 입장에서 바라봐야 하는 문제이고, 우회적 경로를 통했다고 하더라도 헌법정신에 근거한 평등권에 위배된다는 이유를 근거로 삼았다.

두 분의 답변은 공통적으로 국민의 구강건강을 고려해야 한다는 논리가 주된 내용이었다. 사실상 그 부분이 원하는 답변이었으나, 중요한 이후의 질문을 하기에는 시간적 문제로 역부족이었다. 그러한 상황을 이번 글의 목적으로 삼고자 한다.

필자의 질문에 이어 질문한 사람은 미국에서 치과대학을 졸업하고 국내 치과의사 국가고시를 준비 중인 분이었다. 그분은 임 사무총장의 '우회적 경로'라는 단어에 민감하게 반응하며, 개인적 사정에 의해 국내 치의 국시에 응시하고자 한다고 했다.

사실상 국민 구강건강을 위한 치과의사의 질적인 부분을 논한다면, 강연 중에 언급한 '치과의사 역량 국제기준: ISDR(2015)'에 따라 1992년에 치과의사 면허를 부여받은 본인은 부합하는가의 근본적인 질문 앞에 서게 된다. 이는 3만여 명의 치과의사 면허인들 모두에게 해당되는 문제이고, 해외 유학생뿐만 아니고 국내 과정의 경우에도 같은 잣대를 적용해야 명쾌하다고 볼 수 있다.

　치평원을 중심으로 '치과의사 역량 국제기준'에 관한 판단기준을 마련하여 질적인 부분을 관리하는 문제는 고도의 전문적인 부분이므로 일개 개원의로서는 접근이 어렵기 때문에 국내 치과의사 국가고시와 수급상황에 관한 부분만 언급해 보고자 한다.

　국가고시 합격률로 치과의사의 수급상황을 조절하는 방법의 옳고 그름을 떠나, 해당 방법이 우리 사회적 정서에 부합할 것인지, 이에 대한 사회적 합의를 이룰 수 있는지의 문제가 있다. 그러나 박인임 대한여자치과의사회 수석부회장이 발표한 패널토론의 결론에서는 일본 내의 치과의사 수를 억제하는 방법으로 국가고시 합격률을 60~70%로 제한한다고 했다.

　이 부분의 궁금증은 일본 사회에서 이러한 국가고시 합격률을 사회적으로 용인하는가와, 그렇다면 우리 사회 분위기와의 차이점은 무엇인가 하는 문제이다. 6년간 교육에 투자되는 비용과 노력은 양국의 입장에서 같은 차원의 문제이다.

불합격하는 이들에 대한 문제점이 발생하지만, 앞서 두 분의 답변과 같이 국민 입장에서 생각해 보면 과잉배출된 치과의사들이 생존권을 위해 정상범주를 벗어난 진료행위를 시행했을 때 국민이 피해를 입는다는 논리도 가능하다고 생각한다. 즉 치과의사의 역량에서 절대적인 질적인 문제와 그것이 어느 정도 수준으로 충족됐다는 가정하에 수급문제가 발생한다면, 질적인 측면이 부족한 경우와 유사한 상황이 발생된다는 생각이다.

그리고 임종규 사무총장의 답변 중 중국의 치과의사 부족에 대한 언급과 함께 해외 진출을 권유하는 듯한 내용이 있었다. 한편으로 긍정적이기는 하지만 국내에서도 치과가 수도권에 밀집돼 있는 이유를 재차 생각해 보기를 바라는 마음이며, 해외로의 자연스러운 진출을 유도하는 요인으로 국내에 비해 경제적 반대급부가 있는 것은 지극히 예외적인 상황이라고 생각한다. 설사 그러한 조건이 있다고 하더라도 과연 정상범주의 진료행위로 국내보다 월등한 조건이 얼마동안이나 유지될 수 있는가의 문제를 냉정하게 판단해야 한다.

국내 의료인의 수급상황은 국내 인구구조와 진료환경에 맞도록 정책을 수립해야 하는 것이 가장 중요한 점이라는 생각이며, 해외 환자의 국내 유치나 국내 의료인의 해외 진출은 소수의 예외적 선택사항임을 잊지 않아야 한다.

결론적으로 국내와 해외를 막론하고 치과의사 역량 평가와 함께 치과의사의 수급상황도 조절해야 국제적 역량을 가진 치과의사가 정상범주의 진료행위를 할 수 있으며, 결국 이러한 방향이 국민의 구강건강을 진정으로 위하는 길이라고 생각한다.

국민건강권 수호를 위한
'치과의사 인력수급체계 개선정책 토론회'를 다녀와서

신제원 치의학교육평가원장의 주제발표로 국내 대학의 평가인증제와 외국 대학 인증 부분에 관한 내용이 발표됐다. 그런데 우리의 현실적인 적정수급 문제와는 큰 의미로는 연관성이 있을지 모르나, 대다수 개원가에서 원하는 자료와는 다소 거리를 두고 있다는 느낌을 받았다.

지정토론 I 은 이재일 서울대 치전원장이 대학의 입장을 설명했다. 입학생 수에 대한 논의보다 배출되는 치과의사의 질적 수준을 관리하겠다는 취지의 발표했다.

문제가 있는 치과의 왜곡된 의료형태와 이윤추구의 극대화가 의료기관의 일차적 목표가 되는 상황에 대한 원론적인 부분을 질적 수준이라고 결론내리는 관점에 대한 심도 있는 토론이 필요하다. 왜냐하면, 많은 개원의들은 대학에서 단순하다고 여기는 산술적 공급인력의 문제점을 더 크게 생각하고 있다고 믿기 때문이다.

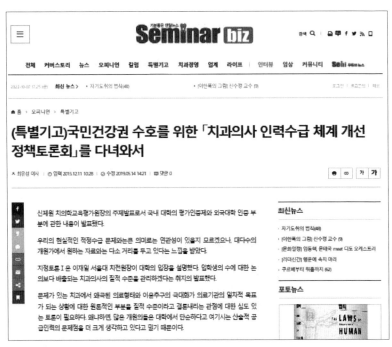

〈출처: 세미나비즈〉

지정토론Ⅱ는 윤명 소비자시민모임 기획처장의 발표로, "국민은 양질의 진료서비스를 적정한 의료비용을 지불하고 진료받기를 원한다"고 했다. 또한 치과의료기관의 수가 너무 많다고 느끼고, 과잉경쟁으로 인한 광고비, 시설투자비 등이 진료비용에 포함됨을 우려했다. 또한 적정한 인력의 정의도 애매하고, 미래와 통일을 생각한 적정의 의미 부여가 필요할 것 같다고 언급했다.

소비자라는 명칭을 앞세우는 단체의 리더들, 즉 진정으로 국민의 의견과 요구사항을 모아서 결집시킨다는 그들과의 담판이 어쩌면 가장 절실한 부분이라는 생각이 든다. 만약 그들과의 대화에서 양측의 진정성을 찾을 수 있다면, 이재일 교수가 강조한 산술적인 숫자는 중요하지 않고, 질적인 역량 강화를 통해서 그리고 국민과의 신뢰 관계하에서 의료인의 자세를 지킬 수도 있다는 생각이다.

결국에는 현 상황의 정확한 판단과 앞으로의 미래 상황을 직시하기 위해서 수많은 연구와 통계수치들이 제안되고 있고, 그러한 연구 결과들의 산물로서 대다수 국민이 치과계의 문제점에 대한 공감대를 형성하여 우리의 최종목표인 국민의 구강보건 향상을 이루는 것이다.

지정토론Ⅲ에서 강정훈 치무이사는 정원 외 입학 정원 감축, 해외 대학 출신 면허자 관리 방안 마련, 장기적 계획 수립을 위한 협의체 구성을 제안했다. 즉 현재 상황이 너무나 어렵지만 그럼에도 불구하고 대부분의 치과에서는 소신진료, 적정진료를 하고 있으며, 과잉배출로 인한 폐해로 걱정되는 문제들인 과잉진료와 같은 상황은 사무장 치과, 불법네트워크 치과에서 주로 발생한다고 했다. 우리 개원의들의 공감과 함께 앞으로 더 힘들겠지만 그럼에도 끝까지 지조를 지켜야 그나마 좋은 세상을 꿈꿀 수 있다고 했다.

지정토론Ⅳ는 권혜나 보건복지부 의료자원정책과 사무관의 발표로 진행됐다. 권 사무관은 5년마다 보건의료인 중장기 수급추계를 조사하고 이를 토대로 장기대책을 수립하고 있다며, 다만 수요 측면의 자료에서는 과거 의료 이용량을 이용하는 단점과 공급 측면에서는 해외 유입과 해외 전출의 변동량을 고려할 수 없음을 언급했다.

지정토론Ⅴ는 박찬호 교육부 사립대학 제도과 서기관이 발표했다. 고등인력 양성의 정원 문제는 '중장기적 인력 수급 전망'을 기초로 학교가 자율적으로 유지함을 언급하며, 정원 외 입학의 경우를 차등적인 교육 기회 부여로 바라볼 필요성과 함께 학교 자율적인 측면에서는 규제 강화의 방향성을 지적했다. 하지만 인력 수급 전망만으로는 정원 감축의 명분은 약하고 국민과의 공감대 형성, 국민이 체감하는 구강보건 서비스 정도의 요인 등을 들었다. 수많은 연구, 복잡한 보건의료에 관한 통계자료, 다른 분야와의 비교자료, OECD 국가와의 비교자료 등의 조사와 연구의 최종목적인 국민들의 실제적·체험적 공감대 형성의 중요성을 언급했다.

필자가 바라본 이번 정책토론회의 결론은 크게 두 가지로 요약된다. 먼저 통계상 과잉배출이라는 자료와 함께 과잉배출의 폐해를 논리적으로 잘 포장하여 국민들의 공감대 형성을 이루어 내는 것이 가장 중요하다. 그리고 대학에서는 정원을 줄이는 문제를 애써 피해가려는 듯한 느낌, 다시 말해서 현재의 입학 정원을 줄여야 하는 당위성에 직면했을 때조차도 학과 운영이 규모적인 측면에서 어렵다는 명제를 어떻게 드러내느냐의 문제 같다.

교수들은 어떻게 평가하는지 궁금한 내용인 치의학전문대학원의 문제점과 치과대학으로 회귀하려는 당위성은 무엇인지의 문제, 그리고 그 과정에서 발생되는 입학 정원의 문제에서 무엇이 가장 큰 걸림돌인지를 생각하면 해답이 보일 것이다.

또한 그 제도에 대하여 한때의 위정자들의 강요에 의한 것이라고 평가하는지, 나름 의미가 있었다고 평가하는지에 대한 논의 과정도 분명히 필요하다. 그 과정에서 정원 감축 문제를 바라보고 지켜나가는 대학들의 다양한 모습에서 정원 감축의 모든 명분이 쌓여졌을 때 다시 한 번 힘든 고비가 있을 수도 있다. 즉 많은 연구자료와 논의과정, 전략적인 투쟁과정을 통해서 어렵게 국민적 공감대와 정책적 명분을 얻어낸다 해도, 그다음 단계인 대학의 반대요인도 그에 못지 않은 장애요인이 될 수 있을 것이다.

전쟁터에서 사령부의 전략과 여러 상황분석이 전쟁의 승패를 좌우하는 최대 요인임에는 틀림없으나, 실제로 눈앞의 적들과 백병전을 치르는 병사의 일전으로 실제적 상황이 최종 결정되는 것은 시대가 변해도 부정할 수 없는 사실이다.

'치과의사 과잉배출' 국민 공감대 형성이 우선

덴탈투데이 지난 27일자 치대 정원 외 입학 5% 감축 '코앞'이라는 기사를 봤다. 정원 외 입학 5% 감축으로 시작해서 적정 수급의 문제로 확대해 가는 방향성은 인정하지만 근원적 해결의 수순은 아니라 생각한다.

먼저 정원 외 입학의 취지와 현 실태에 대한 자료 공개가 우선이다. 우리 사회에서 필요한 부분이 있다면, 그것이 비록 대중적

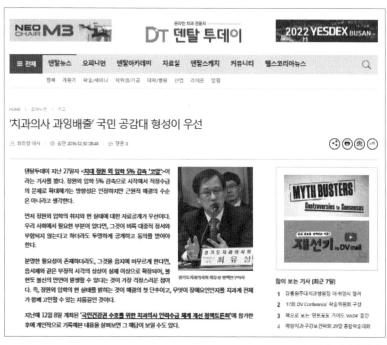

정서와 부합되지 않는다고 하더라도 투명하게 공개하고 동의를 받아야 한다.

    분명한 필요성이 존재하더라도 그것을 음지에 머무르게 한다면, 음서제와 같은 부정적 시각의 상상이 실제 이상으로 확장되어, 불현듯 불신의 만연이 발생할 수 있다는 것이 가장 걱정스러운 점이다. 즉 정원 외 입학의 현 실태를 밝히는 것이 해결의 첫 단추이고, 무엇이 장애요인인지를 치과계 전체가 함께 고민할 수 있는 지름길인 것이다. (하략)

'뜨거운 감자' 국시합격률 조정에 관해

논란의 시작은 일본 치대 유학생의 배출이 본격화됐다는 기사에서였다. 정원 외 입학 5% 감축으로 연 40여 명의 배출이 감소하더라도, 일본 치대 졸업생들이 그 이상으로 진입할 수 있다는 위기감이 논란의 핵심 사안이다. 이는 기사에서와 같이 일본 국가고시 합격률이 80%라는 자료에서 멈춰선다. 그렇다면 우리나라의 96% 합격률은 적절한 것인가?

우리나라도 국시 합격률을 조정해 적정수급을 위해 노력해야 한다는 의견이 대두한다. 그러나 그것이 사회정서에 부합하는지 여부를 살펴봐야 한다는 것, 나아가 사회적 합의가 필요한 사안이라는 의견도 만만치 않았다. 6년간 교육에 투자되는 비용과 노력의 거시적 관점과, 개인적 진로 문제가 심각한 점으로 인식될 수 있다.

이 논란은 다시 치과의사의 역량 문제로 이동된다. 학부기간에 정상적인 교육과정이 이루어지지 않은 20%에게 진료받기를 원하는 국민은 없을 것이라는 논리로 사회적 합의 부분을 돌파해 보고자 한다.

입학 정원을 감축하는 경로가 얼마나 어려운가에 대한 상황은 널리 알려져 있다. 일본 치대 유학생들의 국내 진입을 막을 국제적 명분도 마땅치 않은 상황에서, 국시 합격률을 조정해 실제 치과의사의 배출을 조절하겠다는 발상을 무조건 반대하기도 쉽지 않다는 생각이다.

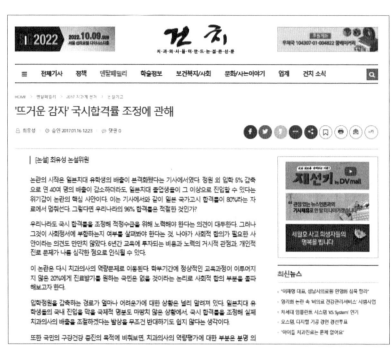

또한 국민의 구강건강 증진의 목적에 비춰 보면, 치과의사의 역량평가에 대한 부분은 분명 의미가 있다. 관례적인 문제은행 방식 출제의 문제점, 실기시험과 같은 엄격한 시험과정의 필요성이 그것이다. 그러나 적정수급만을 목적으로 하는 인위적인 국시 합격률 조정은 반대의견이 존재할 수밖에 없다.(중략)

치과계의 여러 사정은 정말 어렵다. 그리고 6년간 치과의사가 되기 위하여 투자된 시간을 허무하게 포기해야 하는 개인적 입장도 쉬운 문제는 아니다. 국민의 눈높이에 맞는 역량을 가진 치과의사의 배출도 포기할 수 없는 명제임에는 틀림없다.

과잉배출로 인한 심각한 부작용과 비정상적 진료환경에서 어려움에 처한 기존의 치과의사 집단, 현재 치과대학에서 공부를 하는 중이거나 진학 예정인 광의의 예비 치의들, 자신의 구강건강을 맡길 신뢰감 있는 치과의사의 배출을 원하는 국민들, 이 모두를 만족시킬 만한 솔로몬의 해법을 마련해야 하는 큰 짐도 차기 집행부의 중요한 업무영역이다.

'국시 합격률 조정'이라는 뜨거운 감자와 같은 명제는 최소한 궁극적 목표인 입학 정원 감소의 명분을 사회적으로 이슈화하는 전략적 접근방법으로는 유용할 듯하다. 이번 직선제를 통해 선출될 협회장은 이러한 복잡한 문제의 해법도 제시해야만 하는 것이다.

7) 이상훈 협회장 사퇴로 인한 보궐선거에 즈음하여

개혁의 기치로 당선된 이상훈 집행부는 임기 초반부터 선거 관련 소송과 집행부 내부의 내홍, 그리고 노조협약서로 인한 예산안 부결 등의 문제로 협회장 사퇴라는 초유의 상황이 발생했다.

그리고 보궐선거 방법, 선출직 부회장과 임명직 임원들의 거취 문제, 잔류 임원들 불신임을 목적으로 하는 임총 개최 등 치과계 전체가 논란에 휩싸였다. 이에 관련된 상황에 관하여 언론지에 기고글을 게재하여 대의원을 비롯한 회원들의 올바른 여론 조성을 위하여 노력하였다.

치협 회장 선거를 위한 두 가지 제언

지난 5월 12일 이상훈 치협 회장의 사퇴로 치협 회장 선출을 위한 보궐선거가 오는 7월 12일 진행된다. 치협 정관 제16조와 제18조에는 회장 유고 시 남은 임기가 1년 이상일 경우 보궐선거를 하도록 규정하고 있다. 하지만 선출된 부회장까지 동반 사퇴해야 한다는 명확한 규정은 없다. 이에 본지는 회원의 의견을 묻는 설문조사를 진행 중에 있다. 회장선거는 직선제 선출이기 때문에 회원들의 의견이 중요하다. 이에 본지는 회장 1인만을 선출해야 한다는 논지(최유성 경기도치과의사회장)와 현 부회장단이 모두 사퇴해야 한다는 논지(이태현 전 울산시치과의사회장)를 동시에 게재한다. 이 두 가지 관점을 통해 독자 여러분의 현명한 판단을 기대한다. (편집자주)

세미나비즈의 '치협 정관은 정도(正道)의 바로미터'라는 기사를 읽으며 일견 동의하면서도 걱정이 되는 측면이 있어서 한참을 주저하다가 용기를 내어 펜을 들어본다. 어쩌면 불필요하게 나서는 것일 수도 있지만, 필자는 유사한 사례를 경험했던 당사자로서의 책임감이 있다는 결론에 이르렀다. 이에 우리 모두의 공동체인 치협의 이번 보궐선거에 관한 혼선에 대하여 논란의 중심에 서 보고자 한다.

현재 24일까지의 선거공고 기한에 가장 중요한 선거 대상자를 결정하지 못한 채 29일 임시총회로 그 결정이 미루어진 상황이다. 이미 그 끝을 가늠하기 힘든 혼란이 시작된 것 같아서 안타까운

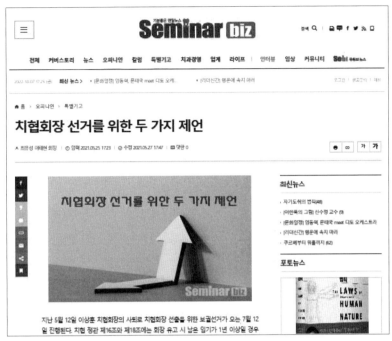

심정이다. 결론적으로, 이번 보궐선거에서 선출직 부회장을 포함한 공동후보를 선출해야 하는지, 궐위된 회장만을 선출해야 하는지를 결정하기 어렵다는 것이다.

최선의 선택을 위해서 2017년 11월 말 경기지부장의 사퇴 시점으로 돌아가보자. 당시 경기지부 선관위는 회장과 선출직 부회장을 함께 선출하는 방식으로 보궐선거를 진행하였고, 필자가 경기지부장으로 당선되었다.

그러나 다음해인 2018년 10월 상기 보궐선거는 무효판결을 선고

받았다. 법원은 판결문에서 회장만의 궐위시에 선출직 부회장을 포함한 공동후보제 방식의 선택이 회칙과 규정을 위반했다고 명시했다. 그 이유로 회칙상 선출직 부회장을 직접투표로 보선할 아무런 근거가 없고, 설사 선출직 부회장의 궐위가 발생했어도 회칙상 이사회에서 보선해야 한다고 하였다.

29일 임총을 통해서 선거 형식이 결정되면 과연 아무런 문제가 없을 것인가? 비록 총회는 치과계 '최고의결기구'이기는 하지만 법률적 판단보다 우선할 수는 없다고 생각한다. 정관의 기본적 취지와 회원의 정서가 총회 결과에 반영될 수는 있겠지만, 이러한 상황의 근본적 원인인 정관과 규정의 미비점을 극복하기는 힘들 것으로 사료된다.

더 나아가 변호사와 같은 법률전문가들의 의견서는 나름 전문적이기는 하지만, 대한민국 사법부의 판결문에는 한참 미칠 수 없다는 점이 상식적인 판단일 것이다. 치협 선관위가 요청한 고문변호사들의 다수가 경기지부의 판결문을 근거로 의견서를 작성했다는 것이 바로 그 방증이다.

물론 대법원의 최종 판결이 아니라는 점이 고려요인이 될 수는 있지만, 그러한 논리라면 대법원의 판례도 위헌소송으로 바뀔 수 있으니, 그 법적 싸움의 끝자락은 우리의 감당 범위를 넘어서서 본말이 전도되는 것이라 할 수 있다.

다시 한 번 2018년 선거 무효판결의 경기지부로 돌아가보자. 당시 1심 무효판결 선고 후에 항소를 진행했으면 승소하지 않았을까 하는 아쉬움이 지금도 남아 있다. 그러나 그러한 법적 과정은 분명히 '회원들을 위한 회무'라는 대전제에 너무도 반하기에 항소를 포기하고 재보궐선거를 시행하기로 대승적 결단을 했던 것이다.

치협 정관이 1+3 공동후보제를 선택한 취지나 정신을 생각하면, 당시 경기지부에서 처음 보궐선거를 진행했던 결정과 같이 공동후보제로 진행하는 것이 옳다고 생각한다. 그러나 과거 경기지부의 경우와 가장 큰 차이점은 동일한 상황의 판결문이 우리 앞에 놓여 있다는 것이다. 비록 그것이 대법원의 최종 판결문은 아니지만, 우리에게 있어서 가장 큰 참고문헌이기에 우리는 회장 단독 선거방식을 선택할 수밖에 없는 실정이다.

왜냐하면, 경기지부에서 당시 항소를 포기하고 재보궐선거를 진행했던 회무 철학은 '회원을 위한 회무'라는 가치를 가장 우선순위에 둔 것이기 때문이다. 만약 이번에 명확한 법적 판결과 역행하는 1+3의 선거방식을 선택한다면, 경기지부의 판결문을 넘어야 하는 법적 절차를 감내해야 할 것이다. 기나긴 과정 끝에 얻은 승패는 이미 실익이 없을 뿐만 아니라, 2018년 경기지부에서 항소를 포기하면서까지 지키려고 했던 '회원을 위한 회무'라는 가장 중요한 가치를 중차대하게 훼손하는 것이기 때문이다.

또한 사법부의 명확한 판결문을 반박하려는 시도는 설사 그것이 옳은 방향이라고 하더라도, 최후의 승패를 떠나서 그 혼란의 폐해가 너무나 치명적이고 소모적일 수밖에 없다. 즉 현재 시점에서 가장 중요한 우선순위는 선거무효소송의 발생을 줄이는 것이고, 설사 소송이 들어오더라도 승소 가능성이 높은 길을 선택해야 하는 것이다. 그것만이 유사한 사례를 선행한 경기지부에서 추구했던, '회원을 위한 회무'라는 숭고한 가치를 지키는 길이다.

현재 시점의 치협의 경우에 있어서도 다소 애매한 것 같지만 '대한민국 사법부의 판단'은 의외로 명확하다.

치과신문 '편집인 칼럼'을 읽고

"이번 보궐선거만큼은 세 후보 모두 최선을 다해 선거에 임하고 그 결과에 깨끗이 승복하길 바란다. 그리하여 우리 내부 갈등을 봉합하고 다시 한 번 힘을 모아 치과계 난제를 극복해 나가길 3만 회원들은 기대하고 있다."

치과신문의 최근 '편집인 칼럼' 마지막 부분이다. 이러한 명제에 대해서는 이견이 없을 것이다. 다만, 그러한 목표점을 위한 구체적 방법론에 대한 의견 개진은 찾아보기 힘든 것 같다.

다수 회원들의 이번 보궐선거에 대한 시각은 과연 어떨까를 생각해 보았다. 역시 '무관심'이 1순위가 아닐까 짐작해 본다. 심지어

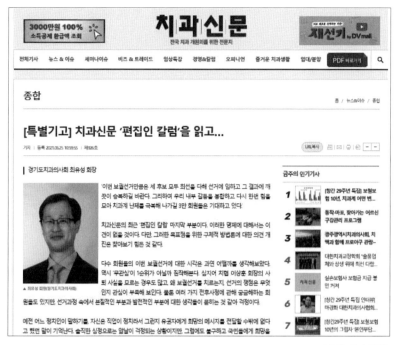

치협 이상훈 회장의 사퇴 사실을 모르는 경우도 많고, 왜 보궐선거를 치르는지, 선거의 쟁점은 무엇인지 관심이 부족해 보인다. 물론 여러 가지 전후사정에 관해 궁금해하는 회원들도 있지만, 선거과정 속에서 본질적인 부분과 발전적인 부분에 대한 생각들이 묻히는 것 같아 걱정이다.

예전 어느 정치인이 말하기를, 자신은 직업이 정치라서 그런지 유권자에게 희망의 메시지를 전달할 수밖에 없다고 했던 말이 기억난다. 솔직한 심정으로는 앞날이 걱정되는 상황이지만, 그럼에도 불구하고 국민들에게 희망을 외친다고 하였다.

보궐선거를 왜 하는가에 대한 의견들을 보면, 이상훈 회장의 사퇴 원인부터 다소 과대포장하는 측면도 있는 것 같다. "오랜 시간 개혁을 외쳐왔고 그 개혁을 실현하고자 노력했으나, 여러 가지 어려움에 봉착해서 힘들어하다가 개인적인 건강상의 문제로 사퇴하였다." 이렇게 보는 관점은 과연 무리가 있을까?

3만 회원을 대표하는 치협 수장의 책임감도 물론 중요하지만, 결국 치협도 자연인 치과의사들의 모임이고, 그 치과의사 개개인의 권익과 행복을 위한 모임이 아니었던가? 그렇다면 자연인 이상훈의 인간적 고뇌와 어려움을 이해하려는 과정이 부족한 상태로, 어느 한편으로만 몰고 가는 것이 과연 치과계의 발전과 화합에 도움이 되는지 묻고 싶다.

작금의 상황은 모든 치과의사의 삶을 어렵게 하고, 치과 경영을 옥죄고 있는 것이 사실이다. 역설적으로, 그렇기 때문에 치협의 대내외적 회무도 그만큼 어려울 것이다. 물론 협회장을 비롯한 치협 임원들이 실수한 부분도 분명히 존재한다. 그러나 세상의 모든 일이 그렇듯이 나름의 이유와 변명의 여지는 있을 것이다. 개혁이라는 이상과 현실과의 괴리감, 노조 친화적인 사회적 세태, 국민의 여론을 앞세운 정치적 압력, 결선투표제도의 그림자인 집행부의 연합구성 등 나름의 이유와 변명의 여지는 얼마든지 있다고 생각한다.

바로 얼마 전에 회원들의 직접선거를 통해 선출된 동료들의 잘못에 대해 과도하게 추궁하는 행위는 결국 반작용으로 표출될 수도 있다고 생각한다. 필자는 선거를 통한 과도한 공격에 대해서는 제법 경험을 해서인지, 그것을 감내하기 매우 힘들다는 사실과 결코 우리 치과계 공동체의 발전에는 도움이 되지 않는다고 확신하고 있다.

우리 모두는 동시대를 살아가는 대한민국의 치과의사 동료들이 아닌가? 프로 정치인도 아니면서, 동료의 실수와 잘못을 발판삼아 치과계의 발전을 도모한다는 대의명분이 과연 정당성을 인정받을 수 있다고 생각하는지 의구심이 든다.

"그리하여 우리 내부 갈등을 봉합하고 다시 한 번 힘을 모아 치과계 난제를 극복해 나가길 3만 회원들은 기대하고 있다."

협회장의 책임감과 '투표 독려'

필자가 소위 회무에 처음 관심을 가지게 된 계기는 치의신보를 통해 우연히 참석했던 '치과의료정책 전문가과정'이라는 행사이다. 지난 2015년 9월 3일 '혼란의 시대, 갈 길은?'이라는 김병준 전 부총리의 개강 특강을 듣고 받은 감명이 아직도 생생하다. 당시 치과의료정책연구소 홍순호 소장의 지대한 관심으로 주옥같은 강의들이 이어졌고, 그 9주 동안 매주 목요일 저녁을 기다리던 시절이 있었다.

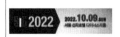
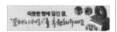

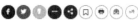

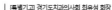
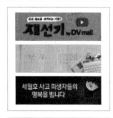

〈출처: 건치신문〉

그리고 그해 겨울을 지나 이듬해 상반기까지 치과전문의제도의 마지막 진통을 겪고 있었던 것으로 기억한다. 이미 제도는 시작됐지만 기수련자의 기득권 쟁취와 미수련자의 상대적 박탈감이 충돌했고, 표면적으로는 국민의 건강권을 내세웠던 것 같다. 임시총회와 정기총회에 걸친 혼란과 급기야 협회장 불신임안의 상정과 같은 일들이 있었다.

최근 '건치신문'의 주관심 대상은 기후문제로 보인다. '기후위기는 모두의 문제이며, 모든 것의 문제이다'라는 기후행동 캠페인에 관한 내용이 자주 등장한다.

　지난 3일 치협 강당에서 개최된 협회장 보궐선거 후보자 정견발표회를 참관해 보니, 후보자들의 열정과 노력에 경의를 표하고 싶다. 그러나 치열한 정견발표회 도중에 문득 공허하다는 생각이 들었다. 치협 정관 제2조에는 치협의 설립 목적이 명시돼 있다. "국민 보건 향상을 위하여"라는 문구로 시작해 "회원 간의 친목과 복지를 도모함을 목적으로 한다"로 끝난다.

　회원들의 이익 추구는 협회장으로서의 책임과 의무이다. 다만, 국민 보건 향상을 위하여 노력해야 하는 점도 염두에 두어야 한다. 즉 국가 전체적인 관점에서 치과의사들과 전체 국민들 사이에서의 이해충돌도 고려해야만 하기 때문이다. 그리고 '치과의료인이 앞장서는 기후위기 기후행동을 위한 캠페인'을 제안하는 건치인들의 관심사도 협회장의 머릿속에는 더해져야 할 것이다.

　한편으로는, 친한 선배와의 전화통화 내용도 추가해 보고자 한다. "비급여자료 제출은 해야 할까?" "여러모로 부당하지만 어쩔 수 없을 것 같아요. 촛불로 세워진 문재인 케어의 여파로 보이네요." "그럼 현재 받던 진료비보다 엄청 낮게 신고해야겠네." "형님! 그런데 치과 은퇴 후에 생을 마감할 즈음에 우리 후배 치과의사들의 사회적 위상이 많이 떨어질 텐데, 그럼 슬플 것 같아요."

　협회장의 어깨가 너무 무거워 보인다. 총론과 각론, 회원과 국민과 지구 문제, 그리고 현재 치과의사의 위상은 물론 수십 년 후의 위상도 그려내야 한다.

'전임 협회장의 아쉬움과 신임 협회장의 기대감'이라는 어느 선배의 칼럼에는 다음과 같은 표현이 있다.

"당대 치과인의 '시대 열망'을 성취하라. 모든 걸 던져야 하고, 모든 걸 버려야 하고, 모든 걸 바쳐야 한다. 그런 각오 없이 잠시 명예와 감투 욕심으로 나서는 건 곤란하다."

상상만 해도 소위 엄청난 왕관의 무게가 느껴진다. 오는 12일 투표에 참여하는 유권자로서의 책임감도 함께 느껴진다면, 치과계의 앞날에도 '희망'이 보일 것이다. 주위에 투표 독려는 물론 더욱 심사숙고해 잘 선택하자!

임원탄핵, 불신임의 건 그리고 치협 정관과 총회 수호

우리는 살아가면서 수많은 선택의 기로에 서게 된다. 가지 않은 길에 대한 후회도 있지만, 선택의 순간에 포기할 수 없는 '우선순위'를 생각하면서 역사와 인생의 굴곡은 이루어지게 마련이다.

그 이유를 불문하고, 이상훈 협회장의 사퇴로 시작된 보궐선거의 결과는 예상보다 큰 표 차이의 당선으로 결론지어졌다. 그러나

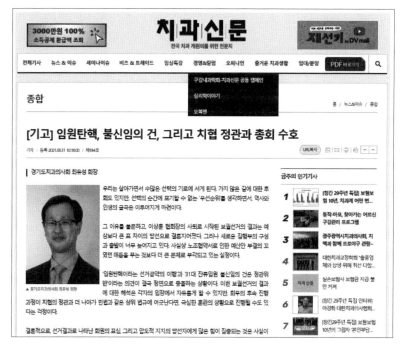

〈출처: 치과신문〉

새로운 집행부의 구성과 출발이 너무 늦어지고 있다. 사실상 노조
협약서로 인한 예산안 부결의 꼬였던 매듭을 푸는 것보다 더 큰
문제로 부각되고 있는 실정이다.

'임원탄핵이라는 선거공약의 이행'과 '31대 잔류 임원 불신임
의 건은 정관 위반'이라는 의견이 결국 정면으로 충돌하는 상황이
다. 이번 보궐선거의 결과에 대한 해석은 각자의 입장에서 자유롭
게 할 수 있지만, 회무 후속 진행 과정이 치협의 정관과 더 나아가
민법과 같은 상위 법규에 어긋난다면 극심한 혼란 상황으로 진행
될 수도 있다는 걱정이다.

결론적으로, 선거 결과로 나타난 회원의 표심, 그리고 압도적 지지의 당선자에게 많은 힘이 집중되는 것은 사실이지만, 그것은 치협 정관의 틀 안에서의 힘으로 보는 것이 타당하다. 설사 대의원총회 결의라 하더라도 대한민국 사법체계를 뛰어넘을 수는 없다.

이번 9월 4일 개최 예정인 비대면 임시총회의 쟁점 안건인 '불신임의 건'에 대한 변호사들의 의견서 중에서 몇 가지 문구를 인용해 본다.

"어느 시점의 사단법인의 사원들이 정관의 규범적인 의미 내용과 다른 해석을 사원총회의 결의라는 방법으로 표명하였다 하더라도 그 결의에 의한 해석은 그 사단법인의 구성원인 사원들이나 법원을 구속하는 효력은 없습니다."

"임원 불신임 안건의 의결이 적법하기 위해서는 정관 제34조 제2항에 따른 의결정족수를 충족하여야 하는 등의 절차적 요건이 갖추어져야 할 뿐만 아니라, 같은 조 제3항에 따른 불신임 사유가 존재하여야 한다는 실체적 요건도 반드시 갖추어져야 합니다. 따라서 임시총회에서 불신임 결의가 진행되기에 앞서 정관 제34조 제3항 각호에 따른 불신임 사유가 존재하는지 여부에 대하여 개별 불신임 대상 임원별로 충분히 심의가 이루어져야 하고, 만약 불신임 사유가 존재하지 않음에도 불신임이 결의되어 법적 분쟁이 발생하는 경우 위 불신임 결의는 실체적 하자가 있어 무효로 판단될 가능성이 매우 높습니다."

"오히려 정관에 위배되는 내용의 불신임안의 상정을 강행하고, 그 의결까지 강행하여 진행하는 것은 그 자체로 정관에 위배되는 행동으로 사료됩니다. 이러한 행동이 정관 제34조 제3항 제2호 '정관 및 총회의 의결을 위반하여 회원의 권익을 중대하게 침해한 때'에 해당한다고 주장하며 회장에 대한 불신임을 추진하는 경우가 발생할 수도 있다고 판단됩니다. 이 경우 협회의 내부 분쟁이 극심해져 협회 운영에 큰 지장이 발생할 수 있습니다."

지난 보궐선거 당선인인 박태근 협회장의 공약 이행과 회원의 민의를 배경으로 하는 추진력과는 별개로 '대한치과의사협회 정관의 준수'와 '대한민국 사법체계와의 충돌 방지'는 치협 회장의 매우 중요한 책무라고 생각한다.

치협 정관에 명시된 불신임 사유는 제한적인 열거 규정이므로 제한적으로 해석되어야 한다는 점은 다수 변호사들의 공통된 의견이고, 이는 어쩌면 불신임을 당하는 당사자에게는 형법상의 처벌보다 더욱 큰 모욕이나 불명예로 볼 수 있다는 정관의 취지로 해석할 수 있다.

아무리 흉악범이라고 하더라도 공권력에 의한 처벌에는 객관적 잣대가 정말 중요하다고 할 것이다. 죄 없는 사람에게 폭력을 행사하면 사회적 지탄을 받지만, 악인에게는 몽둥이찜질을 해도 통쾌함과 정의감, 그리고 지지자를 얻게 될 수도 있다. 아무나(?) 악당을 만들어서 내부의 결함을 숨기려는 방법이 하나의 정치 방식이던 시절이 있었다고 한다. 그런데 그 아무나의 방법론은 드라마와 같은 관찰자 시점이 아니면 명확하지 않은 것이 대개의 경우라 생각한다. 필자는 대중의 정서법에 의한 마녀사냥 혹은 중국의 홍위병과 같은 오류가 걱정되는 마음이다.

협회장의 회무철학을 기반으로 하는 개별 사안들과 선거공약의 이행을 위한 추진력에는 가급적 지지해 주는 것이, 최근과 같은 어려운 상황에서 치협 구성원들의 도리일 것이다. 그러나 중요한 선택의 결론으로 인한 더욱 큰 혼란을 막아내야 하는 것도 구성원들의 의무이면서, 한편으로는 공동체의 생존본능인 것이다.

즉 211명 대의원들은 이러한 중요한 기로에서 치과계의 명운을 좌우하는 위치에 서 있다고 볼 수 있다. 9월 4일 임총에서 '불신임의 건'은 그저 31대 잔류 임원 12명에 대한 정서적 감정을 표현하는 과정이 될 수는 없다고 생각한다. 이는 그들 개개인의 명예와 인권의 문제이기도 하고, 치협 정관 수호는 물론 최고의결기관인 대의원 총회를 상위 법률의 저촉으로부터 지켜내는 일이기도 하다.

대의원들의 현명한 판단으로, 정관에 위배되는 '불신임의 건'이 부결되는 집단지성을 이루기를 간절히 바란다.

5. 어떻게 살 것인가?

1) 최진석의 삶과 죽음의 경계

경계에 대한 생각

어느 철학자의 강의가 떠올랐다. 경계에 서 있는 불안함이 고도로 예민하게 하고 이는 곧 강하게 단련할 수 있다는 내용이다. 경계 중의 으뜸인 생과 사의 경계로 스틱스(Styx)라는 강물에 목욕을 하면 강철과 같이 단단해진다는 신화도 떠오른다.

경계에 서 있다는 불안감과 부질없는 허망함이 그 실체라는 극단적인 감정을 경험하기도 했다. 바람직한 일이 아니라 바라는 일, 해야 하는 일이 아니라 하고 싶은 일, 좋은 일이 아니라 좋아하는 일이 무엇인가에 대한 생각도 깊이 묵상할 수 있는 기회가 되었다.

개인의 자발성에서 나온 힘으로 이루어지지 않는 사회는 약하다는 내용과 자신을 천하만큼 사랑하는 사람에게 천하를 맡겨야 한다는 성현들의 말씀도 떠올려 본다. 평소에 멀리했던 책과 유튜브 강연들을 보면서 되돌아보았다.

오래전 읽었던 '레테의 연가'라는 소설의 제목인 레테와 스틱스가 한 지류라는 내용도…. 이 소설은 27세의 미혼여성이 기혼남인 한 미술가를 사랑하게 되는 동기부터 결말까지를 일기 형식으로 쓴 글이다.

"나는 내일이면 한 남자의 아내가 된다." "여성에게 있어서 결혼은 하나의 레테(망각의 강)이다. 우리는 그 강물을 마심으로써 강 이편의 사랑을 잊고, 강 건너편의 새로운 사랑을 맞아야 한다. 죽음이 찾아올 때까지 오직 그 새로운 사랑만으로 남은 삶을, 그 꿈과 기억들을 채워 가야 한다"고 말하며 80년 대 초반 '3월 17일 금요일' 첫 일기부터 공개한다.

스틱스 강물에 목욕을 하면 몸이 강철과 같이 단단해져서 어떤 창칼이나 화살도 뚫을 수 없게 된다. 어느덧 경계 중의 으뜸인 스틱스 강물에 닿아 있다는 느낌이었다.

2) 석영중 교수의 러시아문학 강의를 듣고

2022년 새해를 맞이하며

또다시 무거운 마음으로 해를 넘기려나 봅니다. 코로나라는 단어를 가지고 인사말을 나누는 것도 이젠 지쳐간다는 생각이 듭니다.

얼마 전 치의신보TV에서 시도지부장 릴레이 인터뷰 동영상을

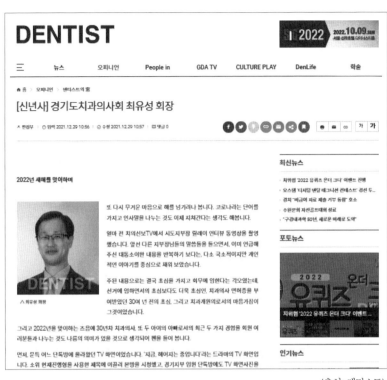

〈출처: 덴티스트〉

촬영했습니다. 앞선 다른 지부장님들의 말씀을 들으면서, 이미 언급해 주신 대동소이한 내용을 반복하기보다는, 다소 국소적이지만 개인적인 이야기를 중심으로 채워 보았습니다.

주된 내용으로는 결국 초심을 가지고 회무에 임한다는 각오였는데, 선거에 임하면서의 초심보다도 더욱 초심인, 치과의사면허증을 부여받았던 30여 년 전의 초심, 그리고 치과 개원의로서의 마음가짐이 그것이었습니다.

그리고 2022년을 맞이하는 즈음에 30년차 치과의사, 또 두 아이의 아빠로서의 최근 두 가지 경험을 회원 여러분들과 나누는 것도 나름의 의미가 있을 것으로 생각되어 펜을 들어 봅니다.

먼저, 문득 어느 단톡방에 올라온 TV 화면이었습니다. 〈지금, 헤어지는 중입니다〉라는 드라마 장면입니다. 소위 현재진행형을 사용한 제목에 이끌려 본방을 시청했고, 경기지부 임원 단톡방에도 TV 화면 사진을 장난스럽게 올려보았습니다.

다른 하나는 러시아 문학을 전공한 교수님의 동영상 강의를 우연히 접하고 제법 감동하여 여러 번 보면서 많은 생각을 하는 중입니다. '톨스토이의 문명과 인간(죽음의 문제를 중심으로)'이라는 제목의 동영상인데, '죽음'이라는 어두운 주제를 통해서 '삶'의 문제를 논하는 강의 내용에 심취하여 연말연시를 돌아보고 있습니다. 특히 '이반 일리치의 죽음'이라는 작품을 통해 전해오는 감동은 최근 우리 사회의 화두인 코로나, 50대 중반의 개인적 인생, 치과계의 많은 난제들을 숙고하는 회무 수행자로서의 고민 등을 모두 관통한다는 생각입니다.

45세 판사인 상류층 주인공의 갑작스러운 질병과 죽음을 소재로 하여 톨스토이는 그동안의 순탄하고 평범했던 삶을 끔찍했다고 표현하고, 죽음의 육체적 고통과 정신적 고통을 통해서 비로소 자기 삶을 들여다본다는 내용입니다. 순박하고 평범했던 삶의 끔찍함에 대해서는 다음의 내용으로 나타납니다.

"이반 일리치의 사망 소식을 접하자 집무실에 모인 신사들의 머리에 떠오른 첫 번째 생각은 이 죽음이 자신 또는 자신이 아는 이들의 자리이동이나 승진에 어떤 의미를 갖느냐는 것이다."

한 인간이 살다가 죽었는데, 남는 것은 자리와 급여 액수밖에 없다는 것입니다. 이렇게 문명화된 삶이 부도덕한 이유는 죽음을 회피하기 때문이라고 합니다. 그리고 한편으로는 죽음의 고통 가운데, 젊은 간병사를 통해 그동안 심지어 가족들에게서조차 보지 못했던 희망을 보게 되는데….

"자네는 이런 일 하는 게 힘들지 않아?"
"우리는 모두 언젠가 죽습니다. 그러니 수고 좀 못할 이유도 없죠."

죽음을 기억하고, 죽음을 직시하고, 죽음을 의식해야만 연민도 공감도 사랑도 가능할 것이라고 작가는 말합니다.

마지막 죽음의 고통으로 처절하게 몸부림치는 그에게 중학생 아들이 그 손을 잡아 입술에 대며 울음을 터뜨릴 때, 그는 그동안의 표면적인 삶에서 본질적인 삶으로 전이하게 됩니다. 의례적인 삶, 타인을 위한 삶, 타인의 잣대로 채워졌던 삶으로부터….

"선행으로 일관된 삶을 살고 싶다면, 얼마 안 가서 반드시 죽을 것이라는 것을 되도록 자주 떠올려야 한다"는 글을 통해 심오한 메시지도 전해 주고 있습니다. 톨스토이에 의하면, 죽음의 문제와 문명의 문제는 하나로 맞물려 역동적으로 상호작용을 하는 것이고, 이 역동적인 상호작용이 일어나는 가운데 서서히 드러나는 것은 "인간은 어떻게 살아야 하는가의 문제"라고 하였습니다.

〈지금, 헤어지는 중입니다〉라는 드라마의 제목과 같이 어쩌면 '우리는 지금, 죽음을 준비하는 중입니다'라는 경건하고도 결연한 마음가짐이 필요하다는 생각도 떠오릅니다.

코로나에 대한 두려움, 치과계를 옥죄는 여러 문제점들, 그리고 주위 사람들과의 크고 작은 갈등을 생각해 봅니다. 새해, 이제부터는 쉽게 풀기 어려운 세상사를 조금 다른 시각으로 바라보면 어떨까 합니다.

회원 여러분! 2022년 새해에도 힘내시기 바랍니다. 그리고 서로서로 격려해 주시기를 소망합니다.

6. 정말 바라는 것들은 무엇인가?

1) 치과계 진로의 다양성 및 인적투자의 필요성

치과계의 '사람 키우기' 프로젝트 제안 (2019. 03. 08)

다음과 같은 취지로 의사 출신의 국회의원 비서관과 인터뷰를 시도해 보았습니다. 처음에는 치의신보와 상의하였으나 거절당하고 덴탈아리랑과 함께 진행하였습니다.

"치과계에도 절실하게 필요하다는 생각입니다. 골치 아픈 일을 왜 하는가라는 이야기보다는, 내부에서 서로 북돋아 주고 격려해 주는 분위기가 중요하다는 생각입니다. 3만을 훌쩍 넘은 치과의사들을 위하여 이제 전문적으로 고민하는 젊은 후배들도 필요하지 않을까요?"

다음은 '구강정책과 신설에 따른 국회토론회'에서 투혼(?)을 불사르며 굳이 발언을 했던 내용 중의 하나입니다.

얼마 전 구강정책과 신설과 관련한 치과계 언론지의 기사에서 다음과 같은 내용을 읽은 기억납니다.

"하지만 전담부서의 장기적 안착을 위해선 보건복지부 내에 사람부터 키워야 한다는 지적도 있다. 과거 구강건강과에서 보듯 애정 없는 과장들이 잠시 다녀가는 경유지 정도로 여기게 해서는 구강정책과도 같은 운명이 되지 말라는 법은 없다."

'사람 키우기'의 부분은 분명히 의미가 있다는 생각입니다. 임상의로서보다는 정책 관련 업무에 달란트를 가진 젊은 후배 치과의사들이 분명히 있을 것입니다. 그들이 입시교육정책의 희생양일 수도 있지만, 어쩌면 의료인과 행정, 정치인의 교량 역할 혹은 융합적 사고의 주인공으로 거듭날 수도 있다는 기대감도 있습니다.

윤일규 의원님이 의대생들을 위해 운영했던 인턴십 과정이나 보건복지부에서 전략적 인턴 과정을 운영한다면, 그리고 관련하여 치협에서 다양하게 지원해 준다면 장기적으로 상당한 자산이 될 것이라고 생각합니다.

물론 초기에는 지원자가 없을 수도 있지만, 최근과 같이 임상의의 경제적 장점이 점점 줄어드는 추세라면, 숨겨진 재능을 발휘하려는 후배 치과의사들이 수면 위로 떠오르기 수월한 환경이 될 것입니다.

내과전문의 출신 김현지(윤일규 의원실) 비서관

"국민의 더 나은 삶 위한 정책 개선 도울 것"

최근 한 드라마에서 서울의대 진학을 목표로 하는 대한민국의 치열한 입시전쟁을 그려 사회적으로 많은 이슈를 일으켰다. 그러나 여기, 마이웨이를 선택한 이가 있다. 소위 말해 상위 0.1% 서울의대 출신 임상의사를 과감히 그만두고 전혀 다른 길을 택한 것이다.

지난해부터 윤일규(더불어민주당) 의원실에서 보건의료정책을 담당하며 정부와 의료계의 교두보 역할을 하고 있는 김현지 비서관이다. 경기도치과의사회와 덴탈아리랑은 공동기획으로 의대, 치대 졸업 후 임상뿐 아니라 직업 선택의 폭을 넓히기 위한 특별 인터뷰를 마련했다.

김현지 비서관은 2011년 서울의대를 졸업하고 서울대병원 인턴과 전공의 과정을 거쳐 내과전문의 자격을 취득했고, 동대학 보건대학원 보건정책관리학 석사과정을 이수했으며, 대한전공의협의회 부회장을 역임했다. 〈편집자주 최유성 경기도치과의사 회장〉

Q. 임상의가 아닌 보건의료정책으로 진로를 선택하게 된 계기가 궁금하다.

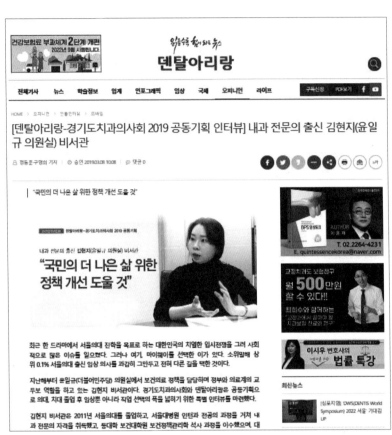

학생 때부터 보건의료정책에 대한 관심이 많았다. 결정적인 계기는 대한전공의협의회(이하 대전협)에 참여하게 되면서부터다. 막연하게 정책에 참여하고 싶다고만 생각했는데, 대전협 부회장을 역임하면서 실제로 저의 의견이 보건복지부 등에 전달되고 정책에 반영되는 것을 보면서 '아, 할 수 있겠다'는 자신감이 생겼다. 제대로 된 업으로 하고 싶다는 생각에 임상의가 아닌 길로 새로운 길을 선택하게 됐다.(하략)

2) 보조인력 문제

앞서 "그동안 꿈꾸어 왔던 일들"에서 언급되었던 치과계 보조인력 문제의 해결이 어려운 이유는 다양하다. 아마도 가장 큰 이유는 사회세태적 문제이고, 삶의 가치관의 변화일 것이다.

이에 기존의 여러 가지 방안을 복합적으로 이용하면서도, 근본적 해결방안을 새롭게 설정하는 것이 필요하다는 생각이다. 즉 기존의 치과위생사, 간호조무사, 치과기공사와 같은 전문적 업무범위와 무관한 영역을 잘 분리하여 새로운 직역을 창출하는 것이다.

기존의 직역과는 달리 치과의사의 진료를 보조하는 목적을 최우선으로 하며, 이를 치협에서 직접 교육하고 수급조절도 통제할 수 있는 것이 주요 골자이다. 치과진료실에서의 원활한 진료가 가장 중요한 목표로서, 그것이 과거에 DA라는 명칭으로 선입견이 존재하는 것은 사실이지만, 해외 사례를 바탕으로 한국형 명칭과 고유의 직역으로 재탄생하고자 하는 것이다.

'대한치과인적자원관리협회' 태동의 필요성에 관하여 조만간 공론의 장을 펼치고자 한다.

3) 건보수가 현실화

앞서 언급했던 건세넷 대표와의 기고글 논쟁에서 제시했던 시각들을 돌아보니, 정말 풀어내기 힘든 고차원적인 방정식이라는 생각이다. 의료공급자의 관점으로 설득하기에는 한계점이 분명하고, 보장성 강화라는 명분과 재정적 문제가 어우러지면, 결국 모두가 이해관계 당사자들이기 때문이다.

무조건적인 시장자유주의적인 사고방식으로는 해결될 수 없음을 다수 국민들에게 잘 설명할 수 있는 논리의 개발이 절실한 실정이다. 시스템적인 문제점을 명확하게 하고, 그것을 해결하기 위해서는 전문가 집단의 의견이 이해관계 당사자들의 밥그릇 싸움으로 치부되어서는 안 된다는 점을 부각시켜야 할 것으로 생각된다.

건강보험 수가협상의 불편한 진실

오래전 선배님들은 일부러 보험청구를 회피했던 시절이 있었다고 한다. 아마도 근관치료나 발치와 같은 수가가 그 가치에 비해 너무 낮게 평가된 원인일 수도 있다는 생각이다. 보철과 같은 비급여 진료비로 치과의 경영이 주로 이루어지는 상황에서 그렇게 진행됐을 것이고, 출혈저가경쟁은 치과의사의 과잉과 같은 시장경제원리도 어느 정도 역할을 했으리라고 본다.

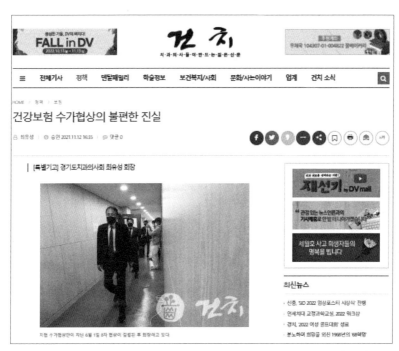

아무튼 매년 5월 31일과 6월 1일 새벽까지 밤샘 협상과정에 대해 우리 치과의사들의 생각은 무엇일까? 소위 원가에 미치지 못하는 건보수가의 현실화가 의료계의 선거 때마다 외쳐지고는 있는데, 이제 그것이 허무한 메아리라는 사실을 깨달을 시점이 되지 않았나 싶다.

도대체 무엇이 문제일까? 그럼에도 불구하고, 소위 기득권층으로 잘 살아가고 있는 모습에 의료공급자들은 우리 사회에서 신뢰를 잃고 조롱당하는 것은 아닌지 걱정스러운 심정이다. 진정 그 과정의 문제점에 대해 억울하고, 진료행위의 가치가 부정당한다고 생각한다면, 그에 대한 관심과 연구가 필요하다는 생각이다.

먼저 매년 연례행사인 수가협상 과정을 그 표면적인 과정과 이면의 복잡한 역학관계, 그리고 생존권 문제이기에 반드시 함께 공감해야만 하는 문제들을 제안해 보고자 한다. 물론 이러한 문제점들의 가장 본질적인 대전제인, 의료공급자인 우리 자신도 의료소비자이면서 국민의 일부라는 의식을 다시 한 번 다짐하는 과정이 정말 필요한 시대라는 점을 염두에 두자.

건강보험 수가는 초기에 보건복지부 '고시'에 의해 결정되었고, 2000년 7월 상대가치점수제 도입과 함께 시작된 수가계약 과정이 공단과 의료단체와의 '계약'이라는 형식을 갖추게 됐다. 그리고 작년과 올해처럼 치협과의 협상이 '결렬'되면 건정심(건강보험정책심의위원회)의 '의결'을 통해 정하도록 했다.

2001년부터의 이러한 과정이 '고시제'를 벗어나 '협상'이라는 형식을 갖추기는 했지만, 앞으로 제시하는 내용들을 살펴보면 거의 일방적인 '통보'와 다를 바가 없다는 사실을 알 수 있을 것이다.

또한 초기에는 공단과 의협, 병협, 치협, 한의협, 약협 등의 '공급자협의회'가 단일환산지수로 함께 동일한 계약을 했으나, 2008년부터는 각 단체의 특성을 반영한다는 명분으로 각기 다른 유형별 계약으로 변경했다. 그러나 이는 각 단체별 특성을 반영할 수 있다는 장점은 있지만, 결국 공단이라는 국가기관과의 협상에서 각 단체의 힘이 분산되고, 한편으로는 자신들의 이익을 위해 치열한 눈치싸움으로 변질됐다는 평가도 분명한 사실이다.

한편 수가협상의 본질인 환산지수 연구와 수가협상 과정을 살펴보면, 주된 근거자료가 SGR이라는 지속가능한 목표 진료비 증가율이라는 모형 결과이다. 이에 SGR의 역사적 생성 배경부터의 문제점과 그럼에도 불구하고 장기간 대안이 부재한 상황, 그리고 매년 연구수주의 과정, 연구시기, 정보공유의 내용 및 공유시기 등의 문제점들을 열거해 보려고 한다.

소위 SGR이라는 지속가능한 목표 진료비 증가율 모형은 1980년대와 90년대 매년 두 자릿수 이상의 의료비 지출 상승률을 경험한 미국에서 1997년에 도입한 개념으로, 실제 지출액이 지속가능한 목표 지출액 범위 이내일 경우에는 미리 정해진 공식에 따라 수가가 결정되고, 실제 지출액이 목표 지출액을 초과하면 수가를 줄이게 되는 구조이다. 결과적으로 미국 의회에서 17회에 걸쳐 초과된 지출액의 축소를 방어하기 위한 무효화법을 통과시켰으며, 결국 2015년 오바마 대통령의 발의로 영구 폐기된 정책이라는 것이 SGR 모형의 현주소이다.

또한 미국은 국내총생산(GDP)의 17.2%(2017년 기준)의 의료비를 지출하고 있기에 지출을 줄이려는 노력이 필요한 상황이지만, 우리나라는 GDP 대비 7.6%(2017년 기준)이고, 정부가 인정하는 행위별 수가 자체가 원가에 미치지 못하고 있는 실정에서는 적용불가한 모형인 것이다. 더구나 최근 보장성 강화정책으로 지출이 증가할 수밖에 없는 상황에서 지출 억제 기반의 모형을 이용하는 것 자체가 어불성설인 것이다. 즉 급여행위 원가율이 낮은 기형적 구조에서 목표 진료비와 실제 진료비의 차이를 가지고 가감한다는 개념도 모순이고, 결국 수가협상의 기준점에 대한 새로운 모형 개발이 필요하다.

다만, 위에 언급된 내용 이외에도 SGR 모형이 부적절한 이유들은 많지만, 현실적인 대안이 없다는 점이 가장 큰 문제로 보인다. 그러나 매년 건보공단에서는 수가협상을 위한 '유형별 환산지수 연구용역'을 발주하고, 수행자는 한국보건사회연구원이며, 2017년 당시 5천만 원의 예산이 투입됐다. 그리고 최근 내년 계약을 위한 연구용역으로 2억2천만 원이 투입될 예정이라는 기사를 접하고 있다.

그러나 정작 중요한 점은 이러한 연구가 매년 연말에 발주하고 연초에 연구를 시작해서 수가협상을 시작하기 바로 전에 관련 데이터가 나오는 실정이다. 또한 수가협상 테이블에서 의약단체들은 구경조차 못하고, 그해 11월경에나 외부에 공개되는 과정이 반복됐다. 물론 협상과정에서는 공단에 유리한 자료들이 올라오기는 하지만, 실제 적용되기는 어렵다는 것이 현실이다.

2014년에 의협과 병협에서는 이러한 연구용역이 예산낭비라는 지적을 해왔지만, 2021년 현재 시점에서도 2023년 수가협상에서 진료비 누적기간을 최신 데이터의 반영, 종합적인 중장기 개선방안

마련, 사회적 합의 도출과 같은 원칙적인 내용만을 언급하고 있다.

이상과 같이 기존 수가협상 과정이 절차적으로나 시기적으로도 그렇고, 계약에 활용할 근거자료의 신뢰성이나 정보공유 과정도 불합리한 상황이 장기적으로 지속돼 온 것은 분명하다. 매년 보도자료를 통해, 지속가능성을 고려한 새로운 환산지수 모형 개발 및 수가제도 개선안을 제시하고, 유형별 특성을 반영한 합리적 수가 보상 기전을 모색한다고 했으나, 올해도 연구자 선정 및 계약 체결 이후에 11월 착수와 5월경 연구 결과를 도출한다는 일정을 반복한다는 소식이다.

수가협상의 중요한 결정요인으로 밴드라고 불리는 추가소요예산이라는 항목이 있다. 이에 대한 설정 권한이 공단의 재정운영위원회에 있는데, 매년 수가협상 직전에야 밴딩폭이라고 하는 예산액이 결정되기 때문에 불필요한 소모전과 함께 불평등한 협상이 되는 것이다. 즉 SGR 모형이 구체적인 합의점을 만들어 낼 기준선의 역할을 하지 못하고, 밴딩이라는 추가소요예산도 비밀에 싸여 있는 총체적 난국이 20여 년의 세월 동안 잘못된 관행으로 이어졌던 것이다.

추가적으로 수가계약 시점을 5월로 앞당긴 이유는 다음해의 예산 편성을 위함이었으나, 가장 중요한 요인인 밴딩폭을 공단 재정운영위원회에서 결정하다 보니 인건비와 경제상황 등의 모형에 적용되는 요인들의 불확실성만을 더하게 되는 것으로 평가되고 있다.

그리고 코로나와 같은 특수한 상황, 거시적인 경제상황, 보장성 강화 등 다양한 이유로 수가협상이 아닌 그야말로 통보와 같은 연례행사로 전락하고 있다는 것이 그동안 수가협상에 나섰던 각 의약단체 대표의 의견이나 관련 기사들의 내용으로 보인다.

물론 재정적 여건을 고려해야 하고, 가입자와 거시적 경제상황도 중요하며, 다수 국민의 요구라는 정치적 계산도 민주주의의 숙명으로 볼 수도 있다. 그러나 양측이 모두 인정하는 원가 미만의 수가와 비급여라는 탈출구마저 옥죄는 대한민국 의료 현실에 대해 도저히 갈피를 잡을 수 없는 형국이다.

치과의 경우는 정부의 보장성 강화정책에 적극 협조했음을 주장하고 있으나, 어찌됐든 추가수요예산에 영향을 받는 인상율을 의약단체들이 나눠먹는 상황에서 치과계의 주장이 존재할 자리는 없는 듯하다. 즉 여러 가지 이해득실이 있을 수 있겠지만, 무리한 보장성 강화에 편승하는 것에 대한 심도 있는 치과계 내부의 논의가 필요해 보인다.

이상과 같이 해법이 요원한 상황에서 건보수가의 현실화라는 애매한 주장보다는 근본적 문제점들을 찾아보는 노력이 필요한 시기라고 사료된다. 이에 앞으로도 매년 수가협상의 당사자인 치협의 입장을 고려해, 경기지부에서 수가협상 과정의 문제점과 치과만의 특수성에 관해 법적인 문제제기를 하고자 한다.

20여 년 이상의 관행, 다수 국민의 뜻을 배경으로 하는 정부, 공단과 공급자 단체 간의 협상력 차이 등을 극복하기는 현실적으로 어려운 것은 사실이나, 건강보험제도의 본질적 목표는 국민의 건강이라는 대명제가 위태롭다는 사실, 그 판단의 정점에 있는 의료 전문가 집단의 사회적 책임감을 대의명분으로 하고자 한다.

경치, 건보수가 무효 행정소송 소장 접수

경기도치과의사회(회장 최유성, 이하 경치)가 지난 1월 정기이사회에서 2022년 건강보험 수가 내역 고시 무효 행정소송을 하기로 의결한 데 이어, 지난 2월 9일 보건복지부장관을 상대로 서울행정법원에 소장을 접수했다.

앞서 경치는 2022년도 치과 수가협상 결렬 이후 건정심이 지난해 6월 발표한 치과 최종 수가 인상률(2.2%)의 부당함에 공감하며 대응을 논의한 바 있다. 이어 7월 시·군분회장협의회에서 고시 무효 소송 의지를 밝혔으며, 11월 수가 결정이 고시되고 12월 수가 환산지수 자료가 공개됨으로써 행정소송을 제기할 수 있는 여건이 마련됐다.

경치는 건정심이 2022년 최종 수가 인상률 결정 시 공단 이사장과 공급자 단체 대표인 대한치과의사협회(이하 치협)의 의견을 적절히 반영하여 합리적인 결론을 도출해야 함에도, 치협의 의견을

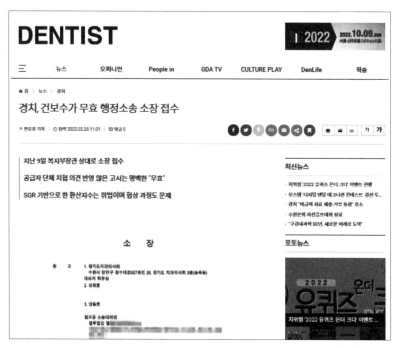

전혀 반영하지 않은 채 공단 재정운영위원회의 일방적인 의견에 따라 결정된 환산지수만을 받아들였으므로 국민건강보험법(제45조 제3항)의 입법 취지를 배제한 고시는 명백히 무효라고 주장했다.

또한 수가는 요양기관의 업무량과 투여 자원 및 위험도 등을 고려해 공평하게 산정돼야 하나, 공단이 SGR 모형을 기반으로 산정한 환산지수는 객관적이고 중립적인 수치를 제공하지 못한다고 지적했다. SGR 모형은 의료 현실을 반영하지 못하고 많은 문제를 야기한다는 이유로 2015년경 미국에서조차 폐기됐는데, 공단이 이 모형을 여전히 사용하면서 환산지수를 산정한 것은 위법이며 이를 기초로 제시한 인상률과 협상 과정에 문제가 있다는 것이다. 아울러 건정심이 보장성 강화에 따른 진료비 증가, 코로나19 사태로 인한 치과 진료의 급격한 감소와 같은 치과의 특수성을 전혀 고려하지 않았다고 지적했다.

경치, "건보공단 SGR 연구서 공개해야"

2023년 요양급여 수가협상 마감일인 23일 경기도치과의사회(회장 최유성)가 성명서를 내고 국민건강보험공단에 추가 재정 소요분과 SGR 연구서를 공개하라고 목소리를 높였다.

경치는 "정부의 보험 보장성 확대로 인한 보험급여액 증가로 수가협상 시 불리하게 작용하여 대한치과의사협회는 최근 2년간 상대적으로 낮은 수가 인상률을 제시받았다"며 "특히 건보공단이 제시한 SGR 모형은 환산지수 산정 근거가 될 수 없음에도 공단은 이를 이용하여 환산지수를 산정한 오류가 존재한다"고 지적했다.

경치는 2022년도 수가협상 과정에 나타난 문제점을 검토해 행정소송을 제기한 바 있다. 경치는 치협에도 "수가협상단에 만족할 결과만 바라는 것을 그만두고 협회장이 직접 나서 정부 정책의 부당함을 표하고 향후 보장성 확대에 대한 정책 협조에 대해 고민하여 치협의 위상을 찾길 바란다"고 쓴소리를 가했다.

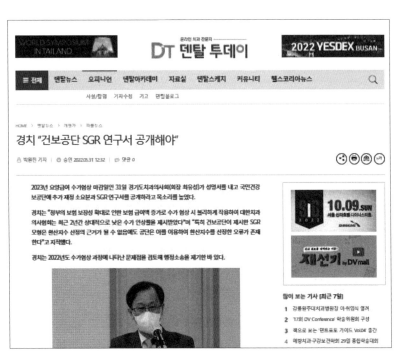

[수가협상에 바라는 경기도치과의사회 성명서]

2023년 요양급여 수가협상 마감일이다. 2008년 유형별 수가 협상이 시작된 후 대한치과의사협회(이하 치협)와 공단은 합의점을 찾지 못해 총 여섯 번 협상이 결렬되었고, 최근 2년 연속 건정심에서 환산지수가 결정되었다.

2021년 1.5%, 2022년 2.2%로 최근 2년 건정심에서 결정된 수가 인상률은 그동안 정부의 보험 보장성 확대(노인틀니보험, 임플란트 급여화)로 인한 보험급여액 증가로 수가협상 시 불리하게 작용하여 결과적으로 상대적으로 낮은 수가 인상률을 제시받았다.

당시 공단 측은 치협과 요양급여 비용에 관한 협상을 진행하면서 아무런 정보도 제공하지 않은 채 공단의 제시안만을 받아들일 것을 요구하였고, 실질적인 협상이나 논의를 하려고 하지 않았다. 건정심 또한 치협의 의견을 전혀 반영하지 아니한 채 합리적인 이유 없이 공단 측의 일방적인 의견에 따라 결정된 환산지수만을 받아들이고 의결하였다. 특히 SGR 모형은 환산지수 산정의 근거가 될 수 없음에도, 공단은 SGR 모형을 이용하여 환산지수를 산정한 오류가 존재하며 SGR 모형으로 산정한 환산지수를 제대로 적용시키지 못한 잘못도 범하고 있다. 또한 법과 제도의 변화(보장성 강화)에 따른 진료비 증가도 고려하지 아니하였다.

경기도치과의사회는 2022년도 수가협상 과정에 나타난 이러한 문제점을 검토해 법률적인 방법인 행정소송을 통해 올바른 수가협상 결과 및 과정을 기대하고 있다.

정부의 보장성 확대에 따른 보험급여액 증가로 인한 수가협상의 불리함이 치협을 지난 2년간 수가협상 결렬로 이끌었다. 단순 수치상 보험 증가율만 따지고, 적정 급여에 대한 고려 및 16% 인상된 최저임금 등을 반영하지 못한 채 유형 간 인상률을 결정할 SGR 연구서를 이용한 공단의 수가협상은 올해도 큰 기대를 하기 힘들다.

경기도치과의사회는 이런 불공정한 수가협상의 현실을 극복하여 적정 수가를 확보하고, 국민 구강건강권을 수호하기 위해 다음과 같이 요구한다.

공단은 추가 재정 소요분을 공개하라!
공단은 SGR 연구서 및 관련 자료를 공급자 단체에 공개하라!

올해 대선을 앞두고 거대 정당 후보들은 치과 보장성 확대에 매우 긍정적인 공약들을 발표하였고, 회원들도 무치악 오버덴쳐나 임플란트 연령 확대 및 개수 확대에 공감하였다. 그러나 이러한 급여 확대는 수가협상 시 적정 급여가 이루어지지 않으므로 건강보험의 지속가능한 정책 목적이 수행될 수 없고, 정해진 시간에 많은 환자를 볼 수밖에 없는 공급자인 의료계와 가입자인 국민의 건강을 위협하는 정책이라 볼 수밖에 없다.

대한치과의사협회장은 수가협상단에 만족할 결과만 바라는 것을 그만두고, 그동안 결렬된 협상 결과와 건정심에서 의결된 환산지수가 변함이 없었다는 사실을 확인하라.

치협은 협상단에 무한 책임을 묻지 말고 제시된 환산지수에 협회장이 직접 나서라. 나아가 수가협상 계약 및 적정 급여가 이루어지지 않고 보장성 확대만 하는 정부 정책의 부당함을 표하고, 향후 보장성 확대에 대한 정책 협조에 대해 고민하여 치협의 위상을 찾길 바란다.

또한 치협뿐만 아니라 수가협상에 임하는 모든 의료공급자단체는 집단의 사익에 치우치기보다 전문가 집단의 양심을 기반으로 그동안의 불합리성에 의존하지 않기를 촉구한다.

이제는 관행처럼 진행된 수가협상 과정과 결과에 대하여 근본적인 대책 마련이 필요한 때다. 건강보험제도의 존립과 국민의 건강권을 위하여 함께 힘을 모아주기를 기대한다.

2022년 5월 31일
경기도치과의사회

보험 임플란트 공약에 대한 생각

최근 치과계에 대하여 참담한 심정은 물론 불안과 걱정의 목소리가 넘쳐나고 있다. 그러나 위기를 기회로 바꾸어 보려는 의지가 우리 공동체에서 발현된다면, 그저 평안한 '정체'보다 나을 수도 있다는 긍정적 '희망'의 메시지를 기대하고 싶다.

이에 보궐선거를 바로 앞둔 시점에 선거의 유불리에 영향을 미치는 주제에 관한 의견 개진은 자칫 분란을 일으킬 수 있기에, 모든 후보들의 공통된 공약에 대하여 함께 고민해 보고자 한다.

선거는 소위 '올 오어 낫싱'의 게임이기에 '후대의 평가'보다는

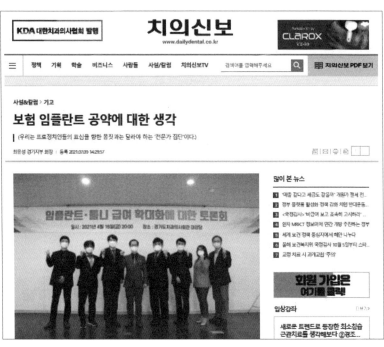

〈출처: 치의신보〉

'일단 당선되고 보자'는 심리가 강하다. 그러다 보니 유권자 다수에게 매혹적인 공약이 만들어지기 쉬운 것이 사실이고, 포퓰리즘은 대의정치의 '항구적인 그림자'라는 말도 존재하는 것이리라. 그것이 어쩔 수 없는 현실이라고 하더라도, 똑똑한 유권자가 더 많은 고려와 전략을 공감하고 있다면, 충분히 피해 갈 수 있다고 믿고 싶다. 집단지성의 힘으로.

1. 임플란트 보험 4개 증가와 대상연령 60세 하향 조정
2. 보험 규모 대폭 확대와 보험 임플란트 2조시대
3. 건강보험진료 수입 확대와 임플란트 보험 4개까지 확대

이번 보궐선거에서 세 후보자가 제시한 상기 공약이 우리 회원들의 이익만을 위한 것인지, 진정 국민의 구강건강을 위한 것인지 돌아보고 싶다. 당장 회원들의 표심을 위하여 공약으로 들고 나온 동일한 입장이기에 각 후보자의 유불리에 영향을 주지 않으면서, 선거 덕분에 함께 고민해 보고 싶은 심정이다.

그동안 보험 임플란트의 시대가 개막된 이후에 연령이 순차적으로 하향 조정되었고, 본인부담금도 50%에서 30%로 조정되었다. 결국 우리 회원들의 임플란트 진료에 대한 청구금액이 증가되는 방향으로 진행되고 있는데, 우리가 곰곰이 생각해 보아야 할 시점으로 보인다. 왜냐하면 올해 수가협상도 치과 파트에서는 결렬되어 2.2% 인상안이 확정되었기 때문이다.

상당히 복잡하지만, 공단과의 수가협상 과정을 보면, SGR 통계모형에 따라 인상 총액을 백분율로 분류하고, 이에 따라 각 5개 단체별로 미리 나누는 작업을 해 둔다고 알고 있다. 그리고 공단 재정소위에서 인상 총액, 즉 밴드가 정해지면 그 밴드 규모에 따라서 각 단체의 수가인상률이 정해지는 구조라는 것이다.

솔직한 심정으로는 이러한 공약에 있어서 그 절차적 순서에 의구심이 들지 않는지 궁금하다. 어차피 피해 갈 수 없는 대세라면, 다가오는 대선이라는 정국에서 자연스럽게 정치권에서 이슈화가 될 것이고, 치협 차원에서 수동적으로 대처하는 편이 더욱 전략적인 대응이 아닐까 하는 생각이 들기 때문이다. 그리고 혹시 그것이 예방이나 치주 보존과 같은 수가의 현실화를 막고 있는 것은 아닌지, 정부의 보장성 강화에 대한 협조라는 허울의 늪에 빠진 것은 아닌지 걱정이다.

대한치과의사협회 정관 제2조에는 치협의 설립 목적이 명시되어 있다. 그 목적은 '국민 보건 향상을 위하여'라는 문구로 분명히 시작하고 있다.

최근 경기도에서 시행 중인 초등학생 치과주치의사업은 초등학교 4학년 학생 12만 명을 대상으로 약 56억의 예산이 집행되는 대규모 사업이다. 치료 중심에서 예방 중심 구강보건사업의 첫걸음이고, 유력 정치인에게 '저비용 고효율' 정책으로 평가되었다는 사실이 어떻게 영향을 미치고 있는지 우리는 목도하고 있다. 소위 치과계의 파이는 그렇게 국민과 함께 늘려가는 것이 여러모로 전략적이면서, 치과의사 전문가 집단으로서의 사명감이자 본연의 역할이라고 생각된다.

동일한 맥락으로, 대선공약을 통한 보험 임플란트 적용과 이후의 본인부담금 인하라는 과정들이 과연 '제한된 자원의 효율적 분배'라는 측면에서 정당한 것인가의 문제도 다시 한 번 돌아보고 싶다. 즉 보험 임플란트에 소요되는 재원을 예방적 사업에 투자하는 것에 대한 전문가적 평가와 효율성의 분석과정이 존재했었나 하는 의구심이 있기 때문이다.

더 나아가 치과진료실의 인력문제, 최저임금의 문제, 대다수 회원들의 입장인 자영업자의 문제 등은 과연 우리 회원들의 입장과 국민들의 입장이 공존할 수 있는 것인가의 기로에서 갈 길을 잃은 것은 아닌지 자문해 보고 싶은 심정이다.

우리 치협 회원들도 국민의 한 사람이라는 사실을 고려해 보면 의외로 합리적 해결방안이 도출될 수 있다고 기대해 본다. '치과의사의 사회적 위상'을 회복하기 위한 길이 어쩌면 치과계의 많은 문제들과 함께 맞물려 있다고 생각한다.

비급여 진료비 공개에 대한 개인적 심정

전 국민 건강보험제도가 시행되고 있는 대한민국 의료환경에서 비급여제도의 취지는 이미 널리 알려져 있으나, '건강보험 보장성 강화'와 그 실행 방안인 '비급여의 급여화'라는 정부의 정책목표에 흔들리고 있는 형국이다.

다만, 그 과정에서 의료소비자의 알권리 차원과 비용공개를 통한 합리적 선택을 주장하는 논리가 일반 국민에게는 설득력이 있어 보일 수 있다. 표심에 민감한 정치권과 진보정권의 특성상 사회적으로 소수 기득권층인 의료공급자들을 몰아세우기 좋은 소재임에는 틀림이 없다.

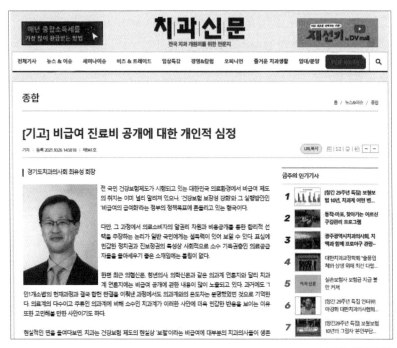

한편 최근 의협신문, 청년의사, 의학신문과 같은 의과계 언론지와 달리 치과계 언론지에는 비급여 공개에 관한 내용이 많이 노출되고 있다. 과거에도 '1인1개소법'의 헌재 과정과 결국 합헌 판결을 이뤄 낸 과정에서도 의과계와의 온도차는 분명했었던 것으로 기억한다. 의료계의 다수이고 주류인 의과계에 비해 소수인 치과계가 이러한 사안에 더욱 민감한 반응을 보이는 이유 또한 고민해 볼 만한 사안이기도 하다.

현실적인 면을 들여다보면, 치과는 건강보험제도의 현실상 '보철'이라는 비급여에 대부분의 치과의사들이 생존권을 염두에 두고 있으며, 국민들도 보철이라는 기능 회복의 가장 큰 걸림돌이 '고가비용'이라는 기본 전제가 바탕에 있다는 사실도 떠오른다.

그밖에도 기업형 사무장 치과의 사업성이 가능한 치과 운영의 구조, 임플란트라는 획기적 보철수복술이 대중화되는 과정에서 국내 임플란트 회사들이 자행한 대중광고매체의 무분별한 이용, 진료 자체보다는 진료비용이 치과 선택의 더 중요한 요인이라는 국민들의 심리구조, 이에 편승한 불법 의료광고와 저가이벤트 치과의 범람이 어우러진 상황으로 볼 수 있다.

결국 국회와 정부의 비급여 통제를 목적으로 하는 '비급여 관리 종합대책'은 의원급의 공개로까지 진행되었고, 향후 '비급여 보고와 표준화'라는 과정으로 진화할 예정이다.

그에 대한 '비급여 공개저지 비대위'의 활동이, 표면적인 과태료 피해 구제와 그저 치과의사들의 이익을 위한 주장으로 비춰진다면, 대정부 저항의 승산은커녕 기득권의 저항이라는 사회적 비난을 피하기 어려울 것이다.

그러나 우리 치과의사들이 국가로부터 치과의사면허증을 부여받은 목적이 무엇일까? 대한민국의 치과의사면허증을 취득한 자를 회원으로 하는 '치협 정관'에 명시된 그 목적을 살펴보면, 국민보건 향상을 위하여 치의학, 치과의료 및 공중구강보건의 연구와 의도의 앙양 및 의권의 옹호로 되어 있다.

대다수 국민의 마음속에 존재하는 가격요소를 부각시키면, 정부에서 언급하는 알권리가 충족되고, 시장경제원리에 의해 저가 비급여가 정착되어, 결국 국민 의료비 부담 완화와 건강권이 지켜진다는 논리의 '환상'을 벗어나도록 하는 것이 치협 회원인 대한민국 치과의사들의 책무라고 생각한다.

'진정한 알권리'라는 것은 생명체로서 존중을 받고 적절한 진료를 통해서 건강을 회복하고 유지하는 것이 궁극적 목적이 되어야 하고, 시장경제원리라는 미명하에 영리적 목적으로 왜곡된 진료의 진정한 피해자는 결국 일반 국민이라는 사실을 명확히 직시하도록 노력해야 한다.

이러한 부당성을 인식하고 8월 17일까지 비급여 자료 제출을 거부한 치과의사들의 현재 심정은 어떠할까? 과태료 금액의 많고 적음을 떠나서 불법의 경계에 들어선다는 심정은, 매일매일 환자를 대하는 의료인으로서의 경건한 입장, 가정에서 가족들에 대한 마음가짐 등을 고려할 때 정말 많은 고민의 지점이 될 수 있다.

일제강점기 독립투사들의 심정과 비교한다면 다소 과하다고 볼 수도 있지만, 권력에 맞선다는 것은 그만큼의 각오가 있어야 하고, 그 결정에 대한 확신과 신념, 그리고 공동체를 위한 자긍심이 존재해야 가능하다고 생각한다.

자료 제출자들을 비난하는 행위라고 오해하는 소문, 치협 집행부에 비협조적이라는 편향적 견해, 그리고 이러한 심정을 가진 회원들의 활동을 치의신보 기사에서 배제한다는 소식은 우리에게 또 다른 슬픔을 안겨 준다.

필자는 오늘 저녁에도 다시 한 번 생각해 본다. 과태료도 그렇고, 범법자로서의 구별도 두려운 것이 솔직한 마음이다. 다만, 후배 치과의사들의 진료환경과 국민의 건강권을 걱정하는 마음, 당대 회무를 수행하는 자로서의 책임감, 그리고 무엇보다도 저녁마다 만나는 두 아이에게도 떳떳한 부모가 되기를 간절히 소망하는 심정이다.

변협의 로톡에 대한 공격 수위와 치협을 비롯한 의료계 비급여 공개에 대한 대응전략 비교

우리 사회에서 변호사와 의료인들은 묘한 이미지를 형성하고 있다. 국민들이 정말 어려움에 처할 때에 절대적으로 의존해야 하는 대상이면서도, 그들이 너무 많은 기득권을 가지고 있는 것에 대해서는 인정하고 싶지 않은 심정으로 생각된다. 사회 구성원들이 모두 어려운 처지이기에 그러한 심정의 정당성을 논하는 것은 다소 소모적일 수 있으며, 더욱 중요한 본질적인 부분들이 급하다는 생각으로 의견을 제안해 보고자 한다.

최근 법무부는 "로톡과 같은 변호사 소개 플랫폼을 리걸테크의

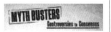

DENTIST

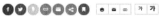

🏠 홈 > 오피니언 > 덴티스트의 톺

변협의 로톡에 대한 공격수위와 치협을 비롯한 의료계의 비급여 공개에 대한 대응전략 비교

👤 경기도지과의사회 최유성 위원 | ⏱ 암벽 2021.11.01 13:58 | 💬 댓글 0

△최유성 특별(비급여공개저지비상대책위원회 부위원장)

우리 사회에서 변호사와 의료인들은 묘한 이미지를 형성하고 있다. 국민들이 참일 어려움에 처할 때에 현대적으로 의존해야 하는 대상이면서도, 그들이 너무 많은 기득권을 가지고 있는 것에 대해서는 언짢하러 싶지 않은 심정으로 생각된다. 사회의 구성원들이 모두 어려운 처지이기에 그러한 심정의 정당성을 논하는 것은 다소 소모적일 수 있으며, 더욱 중요한 본질적인 부분들이 금하는 생각으로 의견을 제안해 보고자 한다.

최근 법무부는 '로톡과 같은 변호사소개 플랫폼을 리걸테크의 검색 분야 서비스 중 하나인 고객의 상황에 맞는 변호사를 검색하는 서비스'라고 하였고, 이에 변협에서는 강력하게 반발하며, 소속 변호사의 징계를 공언하고 있다. 그리고 법무부는 변협 징계권에 대한 감독권

행사로 대응하고 있는 상황이다.

변협 주장의 요지는 다음과 같다. 법조인들이 비록 상인과 같은 이익을 추구하기는 하지만 '제도적인 공공성'이라는 개념은 성직자와 같은 '개인의 공공성'을 의미하는 것이 아니라, 개개인의 법조인이 나름의 이익을 추구하더라도, 결과적으로 사법공정성을 보호하게 되는 역할을 한다면, 거시적 관점에서 공공성으로 볼 수 있다고 한다. 즉 1999년 법제사법위원의 회의에서 언급한 '변호사는 준사법기관이며, 공익적 성격을 강하게 띠어 다른 사업자단체와는 그 차원을 달리현다.'는 입법자의 의도를 확인하고 있다.

또한 변호사소개 플랫폼은 결국 주식회사이고, 주식회사는 주주의 왕국으로써 주주는 선출되지 않는 통치자이고, 근로자는 피통치자라는 사실을 주장한다. 따라서 '변호사의 공공성과 독립성'은 이들 주식회사의 관심사가 결고 될 수 없고, 만약 변호사소개 플랫폼에 다수 변호사가 종속되는 경우, 변협회장 선거는 특정 사

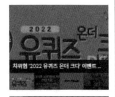

〈출처: 덴티스트〉

검색 분야 서비스 중 하나인 고객의 상황에 맞는 변호사를 검색하는 서비스"라고 하였고, 이에 변협에서는 강력하게 반발하며 소속 변호사의 징계를 공언하고 있다. 그리고 법무부는 변협 징계권에 대한 감독권 행사로 대응하고 있는 상황이다.

변협 주장의 요지는 다음과 같다. 법조인들이 비록 상인과 같은 이익을 추구하기는 하지만 '제도적인 공공성'이라는 개념은 성직자와 같은 '개인의 공공성'을 의미하는 것이 아니고, 개개인의 법조인이

나름의 이익을 추구하더라도 결과적으로 사법공정성을 보호하게 되는 역할을 한다면 거시적 관점에서 공공성으로 볼 수 있다고 한다. 즉 1999년 법제사법위원회 회의에서 언급한 "변호사는 준사법기관이며, 공익적 성격을 강하게 띠어 다른 사업자 단체와는 그 차원을 달리한다"는 입법자의 의도를 확인하고 있다.

또한 변호사 소개 플랫폼은 결국 주식회사이고, 주식회사는 주주의 왕국으로써 주주는 선출되지 않는 통치자이고, 근로자는 피통치자라는 사실을 주장한다. 따라서 '변호사의 공공성과 독립성'은 이들 주식회사의 관심사가 결코 될 수 없고, 만약 변호사 소개 플랫폼에 다수 변호사가 종속되는 경우, 변협 회장 선거는 특정 사기업 노조위원장 선거로 전락할 수 있다고 한다.

그리고 법무부의 "중개형 플랫폼은 위법이나 정액의 광고비를 받는 광고형 플랫폼은 허용된다"는 주장에 대하여는, 정액의 광고비에 관한 내용은 혹시 광고행위가 아닌지를 의심케 하는 '요소'에 불과하며, 변호사의 종속이 발생된다는 결과론적인 '본질'을 파악하지 못한 것이라고 반박하고 있다.

마지막으로, 변호사의 사기업 종속이라는 추상적 가치와 소수만이 경험할 불공정성 따위는 다수에게는 무관하다는 위헌적이고 직무유기적인 다수결을 지적하고 있다. 즉 다수의 공공성에 의한 지배라는 민주주의의 가치가 어리석음과 불의를 부를 때를 대비하여, '논리적 올바름'이라는 법치주의의 가치가 존재하고 있음을 주장하고 있다.

 이상의 내용을 읽고 보니, 비급여 공개에 대해서는 의료전문가 집단이 너무나 안이하게 대응하고 있다는 생각에 이른다. 전 국민 건강보험제도 하에서 비급여제도의 취지가 이미 널리 알려져 있건만, 보장성 확대라는 정책 목표와 국민들의 표심을 이용하여 무리하게 추진하는 과정 자체는 차치하고라도, 변협의 경우와 같이 단순 변호사 소개를 넘어 그저 가격만의 요소로써 의료행위를 평가하는 플랫폼이 등장하려는 상황에 직면했기 때문이다.

 지난 짧은 시간 동안 진화해 온 플랫폼의 역사를 돌아보면, 그 끝을 감히 상상해 보기 어려운 것이 현실이다. "배고픈 변호사는 굶주린 사자보다 무섭다"는 말이 있지만, 실제 질병을 치료하고 건강을 유지하기 위한 건강권은 인간에게는 포기할 수 없는 가장 기본적인 권리이다.

 이에 대하여 '입법단계와 최종 제출기한까지 넘긴 시점'이라는 자포자기적 대응전략, 대정부 투쟁의 어려움, 시대의 대세와 같은 핑곗거리로 안이하게 대처하는 의료계 단체들의 행태에 의료인의 한 사람으로서 동의하기 힘들다. 특히 고시와 제출기간 동안 보궐선거를 치른 치과계의 경우에는 더욱 이해할 수 없는 일들이 진행되고 있는 실정이다. 혹시 적시에 대처하지 못했던 지난 집행부의 과오로만 돌리려는 의도가 아닌지 의구심이 들고, 만약 그러한 논리라면, 강경한 대응을 천명했던 보궐선거 과정의 공약은 결국 전후 사정의 무지에서 나온 무모함이거나 그저 당선만을 위한 포퓰리즘으로 해석할 수 있기 때문이다.

그동안 변호사들과 마찬가지로 의료인들이 우리 사회에서 꼭 필요한 존재임에도 불구하고 신뢰를 잃은 것이 사실이다. 그러한 내적인 동력이 분출되는 것으로 해석할 수 있다. 왜냐하면 그들이 주장하는 정당한 관점들이 대다수 국민들과 정부 관계자들에게는 그저 공급자의 이익을 대변하는 것으로 비춰지고 있기 때문이다. 그것이 전문가 집단으로서의 양심과 책무라는 사실을 아무리 포장하려고 해도 논리 전개상 장애요인으로 작용하고 있는 것으로 볼 수 있다. 참으로 안타까운 심정이다.

그러나 이 시점에 가장 중요한 점은, 그럼에도 불구하고 여기서 포기할 수는 없는 것이다. 그 이유는 다름 아닌 그렇게 주장하는 우리 자신들도, 사실은 법조계와 의료계의 '공급자'이기 이전에 '소비자'이고, 우리 대한민국 공동체의 구성원이기 때문이다.

폭력에 대한 기억 그리고 선비정신의 필요성 (의약뉴스 2021. 11. 09 게재)

오래전 MBC 출신 언론인의 강의를 들은 경험이 있다. 80년 5·18민주화운동 시기에 쇼프로그램을 방송했다고, 취재차 방문한 광주에서 계란세례를 받았다는 내용이다. 서슬이 퍼렇던 시절에 자신들도 어쩔 수 없었다는 자괴감으로 마음에 깊은 상처를 받았다고 하면서, 결국 불가능해 보이던 일들이 법정에 선 전직 대통령들의 모습으로 되었던 일들을 회고한 내용으로 기억된다.

어떤 형태의 폭력이든 역사를 돌이켜보면 현실이기는 하지만, 정말 비참한 일이다. 하지만 많은 마음속의 짐들이 모여서 그렇게 변화를 이루기도 하였다.

얼마 전에 읽은 《감시자본주의시대》라는 책에서는 우리와 분리될 수 없는 온라인 세계와 플랫폼에 관하여 서술하고 있다. 그저 우리에 관한 개인정보가 누군가에게 노출되고 있다는 정도의 걱정을 넘어서, 개인의 자율성에 관한 기본권도 무효화하며, 인간 본성을 훼손시킨다는 내용들이 담겨 있었다.

컴맹에 가까운 편이지만, 그래도 제법 그 문명의 이기를 이용하는 일원으로서, 우리의 인간성이 상실될 위기에 처했다는 사실을, 논리적으로 그리고 통찰력 있게 설명하는 내용을 보면서 많은 생각을 하게 되었다.

그리고 최근 치과계를 비롯한 의료계 전체의 화두인 비급여 자료 공개에 대한 논쟁들을 돌아보았다. 많은 사람들이 '에누리닷컴'을 통해서 전자제품 등에 관한 가격정보를 조사해 본 경험이 있을 것이다. 공개된 정보에 의하여 소위 호갱님 취급에서 벗어날 수 있는 알권리와 합리적 소비 선택을 행사한 경험들이다. 그러나 과연 그러한 과정의 합리적인 측면이 의료공급과 소비 측면에서도 적절한가의 부분이 사회적 쟁점으로 보인다.

소위 의료공급자 입장에서는 대한민국 건강보험제도라는 현실과 비급여제도의 취지 등 반대논리는 충분하다는 생각이다. 결국 시장경제논리로 포장한 최저가 경쟁을 통해서 국민의 건강권이 심각하게 침해될 수 있다는 대의명분은 분명해 보인다.

한편으로는 의약계가 그동안 전문성 중심의 사고와 공급자 중심의 의사결정에 익숙해져 있기에 '소비자 중심사고'로의 전환을 용납하기 힘든 이유도 있다는 의견이 제기되고 있다. 결국 의료공급자의 이익이 환자의 안전과 편익에 도움이 된다는 신뢰관계가 회복되어야 한다는 제안들이 그 해결방안으로 보인다. 즉 분명히 만만치 않은 것이 현실이고, 어쩌면 시대의 대세일 수도 있고, 역부족인 형세 판단을 전제로 하는 전략적 대응이 필요할 수도 있는 실정이다.

개인적으로는 공급자 공동체에서 어쩌면 이미 기득권 세력으로 취급된다는 생각이지만, 그럼에도 불구하고 당대 회무를 수행하는 일원으로서 고민과 숙고의 노력마저 포기할 수는 없다는 생각에 이르게 된다.

'감시자본주의'라고 규정되고 있는 플랫폼의 폭력과 다수 국민들의 건강권을 위협하는 정부의 비급여 관리대책의 폭력에 대하여 성찰해 본다. 1980년에 헬기까지 동원되었던 폭력도 당시에 많은 국민들은 정확하게 상황을 파악하기 힘들었고, 가해자들은 나름의 정당성을 대외적으로 표방하고 있었다는 점을 되돌아본다.

최근 읽고 있는 《카이스트 미래전략 2022》의 서문에는 다음과 같은 내용이 포함되어 있다.

만약 북아메리카 남단에 있는 플로리다반도가 미국에 흡수되기를 거부하고 독립된 국가로 발전하려고 했다면 과연 가능했을까? 한반도 지도를 보고 있노라면 우리 선조들의 지혜와 용기에 감탄할 수밖에 없다. 역사적 패권국가였던 중국 옆에서 우리가 국가를 유지하고 발전시킬 수 있었던 비결은 무엇이었을까?

'선비정신'이 중요한 토대가 되지 않았을까? 정파나 개인의 이해관계를 떠나서 오로지 대의와 국가, 백성을 위해 시시비비를 가린 선비정신 말이다. 우리는 이러한 선비정신이 있었기에 혹여 정부가 그릇된 길을 가더라도 곧 바로잡을 수 있었다.

우리 선조들의 '선비정신'으로 혹여 정부가 그릇된 길을 가더라도 곧 바로잡을 수 있었다고 한다. 자기 직역만의 이익을 추구하는 동네 조폭과 같은 목적이 아니라면, 분명히 설득할 수 있는 길이 존재할 것이다. 그것이 국가로부터 의료인의 면허증을 부여받은 자들의 역사적 책무라고 생각한다.

4) 치과의사 이미지 개선

임플란트에 대한 국민의 과도한 기대치 감소하기를

지난 9일 토요일에는 치과계에서 가장 역동적인 경기도치과의사회에서 23일 정기총회를 앞두고 상정 안건에 관한 논의와 지부 내의 사업 설명, 그리고 지부와 분회 간의 소통을 위한 행사가 개최되었습니다. 그 자리에는 경기지부 회무의 오피니언 리더들을 위한 초청 강연이 준비되었습니다.

최근에 특히 심해진 치과의사의 대국민 이미지 추락을 비롯하여, 치과계에서 가장 중요하게 생각해야 할 부분들을 짚어 주는 귀한 시간이었습니다. 자연치아아끼기운동본부의 시작과 그 시절의 어려움 등을 말씀하시면서, 우리가 평소에 느끼면서도 바쁘다는 핑계로, 혹은 눈앞에 있는 치과 운영의 어려움, 그리고 무관심으로 보내던 내용을 다시 한 번 생각하게 한 강연이었습니다.

한 시간 동안 진행된 강연 내용 중에서 특히 기억에 남는 부분은 2014년에 75세부터 시작된 임플란트 보험에 관한 내용이었습니다. 과연 임플란트의 수명을 어떻게 생각하는가의 질문에서부터, 환자들에게는 어떻게 설명하는가의 질문이 참석자들에게 주어졌습니다.

우리는 어떻게 환자들에게 설명하고 있는가? 그리고 소위 사회

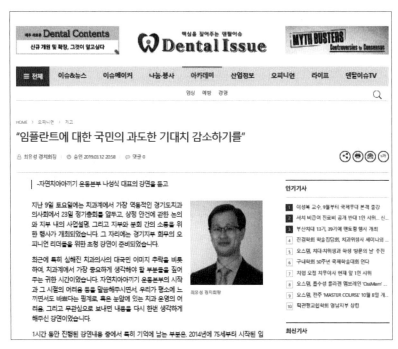

〈출처: 덴탈이슈〉

통념상 국민들은 어떻게 생각하고 있는가의 부분에서 갑자기 숨이 막혀오기 시작했습니다. 수많은 치과의사의 큰 수입원(?)이기도 하고, 어느 국회의원이 언급했던 바와 같이, 임플란트의 보편화가 국민의 수명을 연장하고 삶의 질을 향상시키면서, 저작기능의 활성화로 치매예방 효과가 있다는 내용도 떠올랐습니다.

물론 술자의 잘못을 배제할 수는 없지만, 보편적인 노화과정, 당뇨와 같은 전신질환, 개인적 구강관리능력의 저하 등 다양한 요인에 의하여 수많은 임플란트는 자연치와 마찬가지로 상실될 수 있습니다. 그런데 과연 수술을 받은 국민은 그렇게 생각하고 있을까요?

전문가 집단인 치과의사들은 환자와의 상담 과정에서 그렇게 객관적으로 설명하고 있을까요?

나성식 자연치아아끼기운동본부 대표는 1982년 고속버스터미널 인근 상가에 치과가 다수 개설된 사진과 함께 환자 유인행위에 대하여 걱정하는 언론 기사를 인용했습니다. 즉 개원가가 체감하는 어려움은 오래전부터 치과의사들의 머릿속에 존재했었다고 합니다. 그리고 몇 년 전의 '가습기 살균제 사태'와 최근의 '라돈 침대'의 경우를 말했습니다. 우리는 과연 담대하게 대처할 수 있을 것인가?

최근 개원가는 정말 어렵다는 생각입니다. 특히 젊은 후배세대들은 더욱 그렇습니다. 치과의사도 증가했고, 그만큼 경쟁도 정말 치열해졌고, 예전에 비하여 준조세도 증가했고, 인건비를 비롯한 비용도 증가했고, 세금도 만만치 않은 요즈음입니다. 치과에서 상담하고 있는 환자에게는 의료인의 입장이기보다는 영업하는 경영자로서의 갈급함에서 벗어나기 힘든 현실입니다.

치협에서 임플란트의 수명에 관하여 그야말로 적나라하고 객관적으로 공지해 주면 어떨까 합니다. TV에 나오는 임플란트 제품에 관한 광고보다는, 우리나라 최고의 대학병원에서 시술하더라도 분명히 임플란트의 상실은 가능하다고 공지해 주기를 제안하고 싶습니다. 어쩌면 회원들의 수술 건수가 잠시 감소할 수도 있습니다. 그러나 장기적인 관점에서, 그리고 무엇보다도 우리 치과의사는 팩트와 근거에 기반한 과학자이고 전문가이기 때문입니다.

치과 개원가의 광고기사에서는 저마다 최고의 시술능력을 자랑하지만, 치과의사들의 전문적이고 보편적인 견해로 국민의 과도한 기대치가 감소하기를 바라는 마음입니다. 그것이 결국 자연치아아끼기운동의 궁극적 목표점이고, 치과의사들의 이미지를 개선하는 길이며, 국민의 구강건강을 위하는 길이라는 소견입니다.

덴탈이슈의 의미 있는 시도에 감사

새내기 치과의사의 어려움은 치과계의 범주를 넘어선 우리 사회 전반에 만연한 청년세대의 어려움과 일맥상통한다는 생각입니다. 치과계의 가장 큰 문제이고, 모든 문제의 근원과도 같은 어려운 주제에 대하여 치과계의 대선배님들께서 각별한 관심과 함께 구체적인 제안까지도 마련해 주시는 모습을 보면서 감사의 마음을 전해 드리고 싶습니다.

마냥 후배로서만 생각되던 어느 날 문득 기성세대에 더 가까운 모습으로 변해 있었고, 어느덧 치과계 회무의 중심부에서 역할을 하고 있는 제 자신을 보면서 정부, 협회, 선배세대, 일부 빗나가는 동료들에게 섭섭한 마음만 표현하고 있을 수는 없다는 생각이 들었습니다.

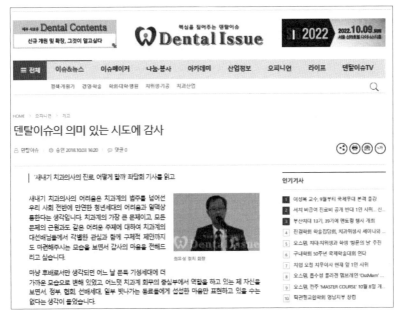

다만, 치과계에서 임상적으로나 회무적으로나 다양한 활동 경험이 있는 선배세대들의 조언을 듣는 과정과 함께 실제 절박함을 호소하는 후배세대들의 생생한 의견도 들어보고, 서로 의견을 나누는 기회가 필요하다고 생각합니다.

치과계에서 연배를 기준으로 중간자적인 입장에서, 좌담회에서 말씀해 주신 내용들에 대하여 감히 몇 가지 추가적인 의견을 제안하고자 합니다.

먼저 기사 서두에 언급한 '임상교육을 받지 못하는 2/3의 새내기를 위해'라는 표현은 치과임상의 어려움과 더불어 면허증을 위한 공교육의 보완점에 대한 내용이라는 생각이 들기도 하지만, 국가가 부여하는 '치과의사면허증'에 대한 권위의 문제라는 걱정이 되었습니다. '치과의사면허증'이라 함은 치과진료에 있어서 허가를 면한다는 의미로도 알려져 있습니다. 즉 면허증이 부여되었을 때 그에 대한 대국민 신뢰가 회복되어야 한다는 목표점을 제반 문제점들과 연관시키고 싶다는 생각입니다.

또한 치과의사 적정수급의 어려움도 토론과정에서 언급되었는데, 일본의 경우와 같이 국시합격률을 조정하는 방안을 조심스럽게 제안하고 싶습니다. 물론 사회정서상, 그리고 4~6년간 투입된 교육비용 등에 관한 장애요인들이 있지만, 일본의 경우에도 단순한 수요공급의 명분만으로 국시합격률을 조정하는 것은 아니라고 생각합니다.

대국민 신뢰 회복 측면에서 치과의사면허증의 권위를 지키려는 대의명분도 분명히 존재할 것이라는 생각입니다. 치과의사 공급과잉, 과당경쟁, 가격하락, 의료서비스 질 저하, 과잉진료로 이어지는 악순환의 고리에 관하여 정부와 국민에게 홍보하면서도, 치과의사의 질적인 수준을 높인다는 명분을 주장할 수 있다는 생각입니다. 국내 로스쿨의 경우를 고려해 본다면 그렇게 허무맹랑한 방안만은 아니라는 생각입니다.

두 번째는 치과의료 수요가 창출되도록 해야 한다는 내용에 관한 문제입니다. 전체 국민의료비 102조 원, 치과의료비 7조5천억

원이라고 인용한 통계자료를 보면, 치과의사들의 생존이 걱정스러운 상황입니다. 치과의사는 계속 증가하는데, 국민총소득 대비 치과의료비는 물론 더 나아가서 국민의료비를 과연 어느 비중까지 부담할 수 있는가의 걱정입니다. 즉 현재와 같은 치료 중심 체계에서는 분명히 한계가 있습니다. 그러한 측면에서 예방과 관리의 시대라는 말씀과 같이 치과내원률을 높이고, 적절한 수가로 보험 파이를 키워야 한다는 의견에 절대적으로 공감하는 바입니다.

2015년 7월 2일 치의신보에 따르면, 치과 연간 미치료율은 2013년 29.7%로 보고되었으나, 실상은 치과에 내원한 환자 중에서도 많은 분들은 적절한 수준의 구강건강상태를 유지할 만큼의 관리를 받지 못할 것으로 생각됩니다. 그러므로 어림잡아도 40~60%의 일반 국민은 치과를 통한 적정수준의 구강건강관리가 이루어지지 않는 실정으로, 이들에 대한 접근이야말로 치과의사라는 의료인으로서 국민의 구강건강 향상이라는 고귀한 사명을 일깨워 줄 수 있는 중요한 통로이며, 자연인으로서 치과의사의 생존권을 보장할 수 있는 길임을 확신할 수 있습니다.

다만, 예방 중심의 체계로 가는 여정에서 가장 큰 장애요인은 고가의 치료과정에 비하여 정기검진, 예방교육, 동기부여, 초기치료 등에 대한 가치가 평가절하되어 있다는 사실입니다. 우리 사회의 통념상 무형의 가치에 대하여 인색한 경향이 가장 큰 요인이라는 생각이지만, 일례로 최근 경기도에서 초등학교 4학년 12만 명을 대상으로 추진 예정인 학생 치과주치의사업의 경우에 책정된 4만 원이라는 금액이 대표적인 경우입니다.

예방교육과 동기부여, 초기치료에 대한 가치가 치료과정에 비하여 턱없이 부족하게 책정되어 있는데, 이 부분에 대한 대국민, 대정부 홍보가 절실하다는 생각이고, 먼저 치과의사 자신들부터 이렇게 상대적으로 무형의 과정에 대한 가치부여에 앞장서야 한다는 생각입니다. 즉 관련 학회인 예방치과학회, 소아치과학회 등의 권위 있는 교수님들이 그러한 가치를 부여해 주는 것이 그 첫걸음이 아닌가 하는 생각도 듭니다.

얼마 전 저널리즘에 관한 TV 프로그램에서 언급된 내용에 공감한 기억이 있습니다.

"언론의 여러 가지 기능 중 의제 설정 기능이라고 있어요. 어젠다 세팅(Agenda Setting)이라고. 의제가 설정되는 것만이 중요한 게 아니라 키워 가는 것도 중요한 거예요. 빌딩(Building)이라고 부릅니다. 지켜 가는 것도 굉장히 중요해요. 키핑(Keeping)이라고 부르는데…."

바람직한 미래를 꿈꾸며

최근 일부 치과의사의 부적절하게 보일 수도 있는 행위가 방송과 언론을 통해 사회적 이슈가 되고 있다. 인간을 통증과 질병에서

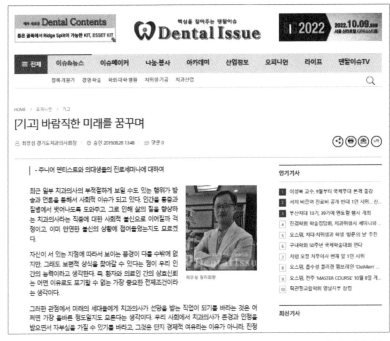

벗어나도록 도와주고, 그로 인해 삶의 질을 향상하는 치과의사라는 직종에 대한 사회적 불신으로 이어질까 걱정이고, 이미 만연한 불신의 상황에 접어들었는지도 모르겠다.

자신이 서 있는 지점에 따라서 보이는 풍경이 다를 수밖에 없지만, 그래도 보편적 상식을 찾아갈 수 있다는 점이 우리 인간의 능력이라고 생각한다. 즉 환자와 의료인 간의 상호신뢰는 어떤 이유로도 포기할 수 없는 가장 중요한 전제조건이라는 생각이다.

그러한 관점에서 미래세대들에게 치과의사가 선망받는 직업이 되기를 바라는 것은 어쩌면 가장 올바른 정도일지도 모른다는 생각이다. 우리 사회에서 치과의사가 존경과 인정을 받으면서 자부심을 가질 수 있기를 바라고, 그것은 단지 경제적 여유라는 이유가 아니라, 진정 국민의 건강을 책임지는 의료인이라는 사실을 국민의 한 사람으로서 함께 공감하고 싶다.

이러한 생각들이 모여서 이번 8월 31일 가멕스 2019의 '주니어 덴티스트'라는 프로그램을 구상하고 준비하였다.

한편, 지난 8월 25일에 열린 '의대생들의 다양한 진로를 모색하는 진로세미나'에서는 의사 출신의 기자, 작가, 사업가, 고위공무원들의 강연이 있었다. 어렵게 선택한 전공을 왜 벗어나려고 하는가의 의문도 있지만, 인생에서의 우선순위와 추구하는 바는 항상 변할 수 있다는 생각에 또한 긍정적인 행사로 보였다.

앞으로의 시대는 융합적 재능이 필요한 세상이고, 젊은 시절에 선택한 전공에 얽매어 억지로 살아가는 것보다는 더욱 창의적인 인생을 살아가는 것이 바람직한 미래사회를 만들어 가는 점에서도 도움이 된다는 생각이다. 주최 측에 부탁하여 직접 참석한 중에 의대생들의 '진로 다양화를 위한 제도적 개선방안'이라는 발표 내용에서 다음과 같은 내용이 떠오른다.

"필요하다는 공감대가 형성된다면, 같은 생각을 가진 사람들이 움직이고, 그러다 보면 정책이든 무엇이든 이루어지게 될 듯합니다."

어느덧 기성세대에 진입한 치과의사의 일원으로서, 국민과 의료인 사이에도, 의료인들의 여러 직종 사이에도, 그리고 치과의사들 사이에도 상호신뢰가 전제되는 '바람직한 미래'를 꿈꾸어 본다.

회원의 이익이 우선인가, 국민의 이익이 우선인가?

대한치과의사협회 정관 제2조에는 치협의 설립 목적이 명시돼 있다. "국민 보건 향상을 위하여 치의학, 치과의료 및 공중구강보건의 연구와 의도의 앙양 및 의권의 옹호, 회원 간의 친목과 복지를 도모함을 목적으로 한다"라고 되어 있다.

경기도치과의사회 회칙 제5조에는 "국민 보건 향상을 위하여 치의학, 치과의료 및 공중구강보건의 발전과 의도의 앙양과 치과의사 권익의 옹호와 회원 간의 친목과 복지를 도모함을 목적으로 한다"고 명시되어 있으며, 다른 시도지부의 경우에도 대동소이하다.

우리 일상사에서 도덕적 판단 기준이 명확하지 않은 경우가 많음은 주지의 사실이다. 법적 판단 기준도 마찬가지로 생각되는 요즈음이다. 치과의사들의 공동체인 대한치과의사협회의 설립 목적을 생각해 보면, 그 구성원들에 의해 선출된 협회장도 쉽게 판단하기 어려운 문제들이 산적해 있다는 생각이다. 물론 일반회원들과의 접점이 더 많은 산하 시도지부와 일선 분회 회장들도 참 어렵기는 매한가지이다.

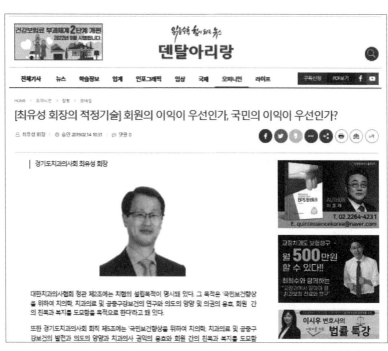

　국민 보건 향상을 위해 국가로부터 면허증을 부여받았으며, 한 편으로는 자연인으로 생업을 영위하고 있음도 엄연한 현실적 상황 이다. 치과를 찾는 환자들의 고통을 측은지심으로 바라보는 애틋 한 마음과 자본주의 사회에서의 진료과정에 대한 정당한 가치부여 의 주장도 당연한 권리로 보인다.

　공동체 구성원들의 편익과 권리행사를 대외적으로 유지하고 찾 아주는 과정이 회장으로서의 책임과 의무임에는 이견이 없을 것 이다. 다만, 국가 전체적인 관점으로 생각해 보면, 치과계와 같은 소규모 공동체 구성원들과 전체 국민들 사이에는 미묘하면서도,

때로는 구체적으로 이해충돌이 발생할 수 있다.

최근 경기도에서 시행 예정인 학생 치과주치의사업은 초등학교 4학년 학생 12만 명을 대상으로 하는 대규모 사업이다. 그런데 2012년 서울에서 처음 시행될 시점에도 불만이던 4만 원이라는 수가는 그대로 유지하면서, 사업 내용물은 거의 동일하게 원하고 있는 실정이다. 아주 오래전 선배세대들이 의료보험 수가를 책정할 당시의 업보가 지금 현세대의 부담으로 작용하고 있다는 생각이 뇌리를 스치고 지나간다.

치료 중심에서 예방 중심 구강보건사업의 첫걸음이고, 유력 정치인에게 '저비용 고효율' 정책으로 평가됐다는 행운(?)을 놓칠 수 없다는 전략적 판단과 저수가의 문제점보다는 학생이라는 차세대 국민의 구강건강을 위한다는 책임감이 공존하고 있다.

한편으로는 누군가의 대선공약으로 국민에게 다가온 세계 유일의 임플란트 시술 보험 적용과 계속 이어지는 본인 부담금 인하 과정이 과연 '제한된 자원의 효율적 분배'라는 측면에서 정당한 것인가의 문제도 관점을 조금만 바꿔 보면 유사한 문제로 바라볼 수 있다. 이에 소요되는 재원을 예방적 사업에 투자하는 것에 대한 전문가적 평가와 분석과정이 존재했었나 하는 미심쩍음이 마음 어느 구석엔가 남아 있는 듯하다.

치과진료실 인력문제, 최저임금 문제, 대다수 회원들의 입장인 자영업자의 문제 등은 과연 우리 회원들의 입장과 국민들의 입장이 공존할 수 있는 것인가의 기로에서 갈 길을 잃은 것은 아닌지 의문이다.

더 나아가 내부적으로 갈등 중인 치과전문의제도 문제를 국민에 대한 대의명분으로 바라보는 문제와 치과의사 적정수급 문제를 접근하는 방법론도 동일한 사안으로 볼 수 있다는 생각이다.

이러한 측면에서 회장의 고민을 명쾌하게 해결해 줄 묘안은 없을 것이다. 다만, 회장도 우리 공동체의 구성원이므로 다수 회원들의 생각과 크게 다르지 않을 것이다. 그리고 우리 회원들도 국가 공동체 구성원인 국민의 한 사람이라는 사실을 생각해 보면, 의외로 합리적 해결방안이 명확하지 않을까 하는 생각이다. 즉 복잡하게 얽혀 있는 사안들을 '회원들도 국민의 일원'이라는 출발점에서 시작한다면, 그 진정성이 보편적 가치를 가질 것이라고 기대한다.

어느 언론지 칼럼에서 인용한 글로 마무리하고자 한다. 7년 만에 다시 글을 내놓은 정신과 전문의 정혜신 박사의 〈당신이 옳다〉에는 다음과 같은 구절이 나온다.

"그동안 진료실에서 만나는 사람들을 환자로 규정하고 의사라는 우월적 위치에 대한 자각 없이 살았던 것이다. 진료실 밖에서 흰 가운이라는 보호막 없이 그들의 속마음을 들으며 그 사실을 확실히 알았다. '환자'라는 틀로만 바라봐도 괜찮은 사람이란 세상에 없다."

5) 치협에 관한 최근의 생각들

치협 정관의 정신에 대하여

치협 총회에서 정관개정안은 출석 대의원 3분의 2 이상의 찬성으로 의결한다. 매우 어려운 절차이고, 역설적으로 현 정관의 정신을 다시 한 번 고민해야 할 필요성이 있으며, 개정사유가 명확하고 정당성이 존재해야 한다는 의미로 해석할 수 있다.

현재 정관은 임원의 임기를 3년으로 명시하였고, 정관 해석의 차이로 인하여 지난 보궐선거에서 다소 혼란스러웠지만, 회장의 궐위 기간이 1년 이상인 경우에 '회장만을 보선'한다는 해석으로 결정되었던 경험이 있다.

이번 제71차 치협 정기대의원 총회에 상정된 정관개정안은 '임원 임기 3년'과 관련된 내용이 가장 중요해 보인다. 먼저 보궐선거로 회장을 선출할 경우 당연직 부회장과 감사를 제외한 임원은 그 임기가 종료된다는 내용이 대표적이다. 그리고 회장의 보궐선거 시 회장과 선출직 부회장 3인을 공동 후보로 보선한다는 내용과 함께 더 포괄적으로 회장의 임원에 대한 해임 권한이 포함되는 임면권을 부여하는 내용이다.

특히 선출직 부회장 3인에 대하여, 회장 궐위의 이유에 관계없이 궐위기간이 1년 이상일 경우에는 하염없이 상실된다는 점은

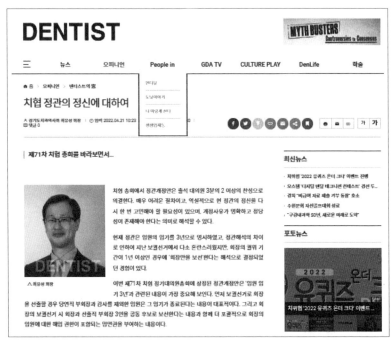

선출직에 대한 민주적 정당성 침해라는 문제점이 존재하기에 정관 변경의 이유로는 부적절하다고 생각한다.

한편, 임원의 임기 보장은 임면권과 관련된 문제로 볼 수 있다. 치협 임원들은 법인 등기이사이고, 협회는 위원회 중심으로 운영되는 시스템인데 협회장에게 임원 해임의 권한인 임면권을 부여하는 것은 보편적 상식이나 민법과 같은 법률적 타당성에서 벗어나기 때문이다. 왜냐하면 사단법인 임원의 해임은 사유가 명확해야 하고 절차를 준수해야 하는데, 이미 현 정관의 제34조에 임원에 대한 불신임의 절차와 사유가 명시되어 있기 때문이다.

물론 지난해 보궐선거와 같은 특수한 경우를 감안할 수도 있고, 협회장 중심의 효율적 회무 운영의 필요성을 이유로 고려할 수도 있다. 다만, 지난 보궐선거의 경우를 일반화하려는 것은 아닌지 의구심이 들고, 더구나 그 상황이 정당했었는지에 대해서는 역사적 판단이 필요할 수도 있기 때문에 정관 개정의 이유로는 부족하다고 볼 수 있다.

치협 정관의 행간에 흐르는 정신은 무엇일까? 바라보는 관점에 따라서 허점이 있는 것 같지만, 어떻게 보면 가장 최적의 민주적 정신에 기초하고 있다고 볼 수도 있다. 임원 임기 3년은 생업을 병행하는 다수 임원들의 업무 적응기간을 고려하면서, 위원회 중심의 집행부와 선출직 회장단과의 적절한 권력분점의 역할을 하도록 배려하는 것으로 해석할 수 있기 때문이다.

이는 회장과 선출직 부회장 3인을 제외한 임원을 대의원 총회에서 선출한다고 명시하면서, '이사의 선출은 별도의 방법으로 할 수 있다'라는 자구로 선출된 회장에게 위임할 수 있는 여지를 남겨 놓으면서 현재까지의 관행으로 진행되었던 것이다. 또한 보궐선거로 선출된 회장의 의도만이 반영된 임원의 임기 종료와 임면권 부여 등은 회장에게 과도한 권력의 집중으로 인한 폐해를 발생시킬 수 있으며, 현 정관에 흐르는 민주적 정신을 크게 훼손한다고 볼 수 있다. 결론적으로 이번 '임원 임기 3년'과 관련된 정관개정안은 개정의 사유나 그 정당성이 부족하기에 대의원들의 현명한 판단을 기대하는 바이다.

외부회계감사에 대한 '집행부 안건'의 의도는 무엇일까?

대외적으로는 여러 제반 상황과 장단점을 보고하고 대의원들의 판단을 구하겠다는 것으로 알고 있다. 너무나 당연한 수순이다. 치과계 최고의결기관인 총회의 결의에 따르겠다는 의도에 무슨 말이 필요하겠는가? 다만, '외부회계감사'에 대한 치과계의 반성이 선행되어야 한다고 생각한다. 여러 가지 상황과 기술적인 부분이 불가능하였고, 본래의 의도대로 진행될 수 없음에 대한 무지였는지, 그저 선거의 당선을 위한 선동행위였는지에 대한 반성이다.

처음 이상훈 집행부의 공약은 시대적 조류로 그럴 수 있다. 당선된 첫해 동안 여러 전문가들에게 적지 않은 비용을 소요하면서 나름의 결론을 도출했다. 그러나 총회 석상에서 이상훈 협회장은 다시 일 년 간 조사하고 숙고하여 진행 여부를 결정하겠다고 발언하였다. 그리고 개인적 사퇴로 인한 보궐선거 과정에서, 3명의 후보자 모두 외부회계감사라는 매력적이고 자극적인 용어를 공약으로 내세웠다. 그리고 이번 총회에 집행부 안건으로 상정하고 대의원들의 의견을 구한다고 한다.

이렇게 얼버무리고 지나간다면 다음 선거에서도 또다시 제기되고 불필요한 소모전이 시작되리라. 대외적인 무지의 망신이 반복될까 걱정이다. 우리에게는 '반성'의 시간이 필요하다. 작년 보궐선거 후보자 중에서 당선자인 현 협회장의 자기반성과 '진솔한 사과'만이 그나마 올바른 종결로 이어질 것이라고 생각한다. 이는 단순히

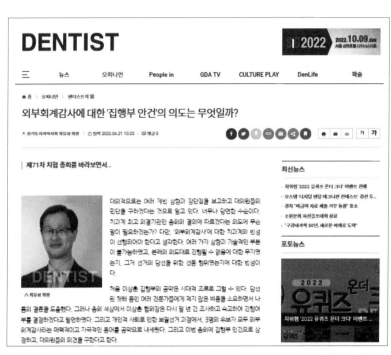

〈출처: 덴티스트〉

소요되는 비용이 많은 문제를 떠나서 실제적으로 회원들이 원하는 투명화를 이룰 수 없기 때문이다. 당선 후 실제 회무를 집행하다 보니 선거과정에서 현실을 잘못 알고 있었다는 진솔한 고백이 필요한 시점이다.

그렇다. 지금 치협에는 '외부회계감사'가 아니라, 구체적이고 명확하면서도 적절한 '재무규정'과 그것을 집행하는 임원들의 '회무철학', 그리고 그 과정을 공명정대하게 '감사'하는 과정이 필요한 것이다. 여기에 한 가지를 추가한다면, 다음과 같은 치협의 정관 내용을 염두에 두고 싶다.

"제2조(목적) 본 협회는 국민 보건 향상을 위하여 치의학, 치과의료 및 공중구강보건의 연구와 의도의 앙양 및 의권의 옹호, 회원 간의 친목과 복지를 도모함을 목적으로 한다."

혹시 아직 외부회계감사의 필요성에 대하여 의구심이 드는 분들을 위해 지난 보궐선거 과정에서 피력했던 내용을 첨부한다.

외부회계감사에 대하여

"제31대 집행부 공약사항인 외부회계감사 도입은 치협이 생긴 이래 처음 추진하는 것."

"외부회계감사 도입은 클린집행부를 표명한 31대 집행부의 주요공약이다. 취임과 동시에 클린카드, 법인카드 사용을 의무화하는 등 깨끗한 예산 운영에 최선을 다하고 있다."

– 이상훈 집행부의 제안에 관한 기사 중에서

"외부회계감사의 범위, 방법, 소요경비 등에서 명확하게 정립된 계획안이 없어서….

"치협에 가장 적합한 외부회계감사 방법을 찾아서 회원들에게 보고드릴 것을 권고합니다."

– 2020 회계연도 감사보고서 중에서

이상훈 집행부의 공약사항인 외부회계감사는 지난해 하반기에 여러 회계법인에 문의한 결과 2억 정도의 비용이 소요되고, 부가적으로 그동안 경비처리를 해오던 항목들이 경비처리가 불가한 이유로 법인세가 갑작스럽게 증가할 수 있다는 내용의 보고가 있었습니다. 또한 추가적으로 고민되는 부분으로 법인세의 급격한 증가는 지난 몇 년간의 탈세를 의심받아 세무당국의 세무조사가 발생할 수도 있는 위험성도 언급되었습니다.

다른 보건의약단체에서도 시행하지 않고, 협회 운영예산에 비하여 과도한 비용이 소요되며, 경비처리가 경직되는 문제점들이 밝혀졌습니다. 무엇보다도 회원의 권익을 위한 사단법인의 고유한 목적을 위한 업무 수행에 장애가 있을 수 있어 이상훈 집행부에서도 공약 철회와 같은 고민을 하고 있었다고 합니다.

결론적으로, 투명이라는 목표점을 위하여는 재무시스템의 정비와 명확한 지출 규정을 확립하는 것이 필요합니다. 과도한 비용을 통한 외부회계감사로는 불가능하다는 생각입니다.

다만, 투명에 대한 회원들의 요구에 부응하기 위하여 치협에 가장 적합한 방법을 찾아보는 과정은 필요하다는 생각을 하고 있습니다. 경기지부의 경우 횡령사건으로 내부적으로 큰 혼란을 겪으면서 외부회계법인에 기장과 결산, 그리고 세무조정대리수수료를 지급하면서 투명한 재무시스템을 구축하여 운영하고 있습니다. 연간 비용으로는 월 88만 원의 기장료, 연 1회 350만 원의 결산비, 110만 원의 세무조정대리수수료가 소요되고 있습니다.

치과계 내부에서는 '외부회계감사'라는 용어에 대한 명확한 해석과

규정 자체가 혼동되고 있습니다. 회계감사를 통하여 적정 여부를 묻는 과정이 가능하려면 회계장부시스템을 구축해야 하고, 이는 회계감사를 수행하는 회계사와는 다른 독립된 회계전문가의 도움을 받아야 하는 것입니다. 이 과정에 소요되는 비용이 억대로 추산되고, 향후에도 이러한 시스템을 운영하는 비용도 만만치 않은 것이 사실입니다.

더욱 중요한 사실은 이러한 감사과정에서도 우리가 추구하는 회비 사용의 투명성은 발견할 수 없다는 것이 전문가들의 조언입니다. 즉 재무시스템과 지출 규정의 정비가 선행되지 않으면 불가한 것입니다.

치협은 일반기업의 경우와는 다르고, 치협만의 특수성이 있습니다. 무조건 일반기업의 회계감사만을 추구하는 것은 우리 치과의사들의 무지를 드러내는 것이며, 치협과 같은 회원의 권익단체인 사단법인의 성격과도 어울리지 않습니다. 의협, 한의협, 약협과 같은 유사단체에서 시행하고 있지 않는 것이 그 방증입니다.

선거라는 특수성을 감안하더라도 치과의사라는 지성인 집단을 혹세무민하는 외부회계감사라는 선동문구는 지난해 선거에서 한 번 속아주었으면 충분합니다. 이상훈 집행부에서도 일 년간 공약 시행을 위하여 많은 조사와 검토 후에 공약 철회를 심도 있게 고민했었습니다. 만약 이와 같은 검토과정을 몰랐다면 캠프가 무능한 것이고, 인지하고도 그 워딩의 매력에 빠져 있다면 혹세무민의 반복일 뿐입니다.

경기지부 회원을 위한 정책연구의 기틀을 마련하자

치과계의 여러 여건들이 회원들을 진료에만 매진할 수 없도록 하는 분위기로 보인다. 다양하고도 산적한 현안들에 대하여 협회나 지부 임원들은 나름의 노력을 하고는 있으나, 대내외적인 여건이 그리 녹록지 않은 것이 사실이다.

그럼에도 불구하고 전문가 집단으로서 고민하고, 국민을 위한 구강건강 증진을 최고의 목표점으로 하는 노력을 게을리할 수는 없는 것이다. 그러한 목표점에 다다르기 위한 효율적 정책방안의 수립과 추진을 위하여 많은 자료의 축적이 필요함은 너무나 당연하고, 이는 우리에게 주어진 중요한 과제라고도 할 수 있다.

치협 치과의료정책연구원은 2017년 연구주제 수요조사 결과 최종 3건의 연구용역을 발주하기로 했다. 이번에 선정된 연구과제는 '문재인 케어 대응 전략', '노인치의학 교육과정 및 전문가 양성과정 교육 프로그램 개발', '치과의사의 자율징계권과 자율규제기구 원칙과 전략' 등 3건이다. 그리고 '일본 건강보험 변화과정 연구', '치과의사법 제정안과 정책제언', '치매국가책임제 구강보건분야 정책제안' 등의 연구용역을 진행 중에 있다고 한다.

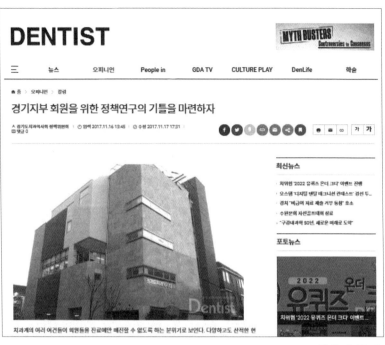

DENTIST

≡　뉴스　　오피니언　　People in　　GDA TV　　CULTURE PLAY　　DenLife　　학술

🏠홈 > 오피니언 > 칼럼

경기지부 회원을 위한 정책연구의 기틀을 마련하자

👤 경기도치과의사회 정책위원회 ｜ ⏱ 입력 2017.11.16 13:45 ｜ ⏱ 수정 2017.11.17 17:31 ｜
💬 댓글 0

최신뉴스
· 치위협 '2022 십퀴즈 온더 크다' 이벤트 진행
· 오스템 '디지털 덴탈 테그니션 콘테스트' 경선 두...
· 경치 '메급여 자료 제출 거부 동참' 호소
· 수원분회 자선골프대회 성료
· '구강내과학 50년, 새로운 미래로 도약'

포토뉴스

치과계의 여러 어건등이 핵원들은 진료예만 매진할 수 없도록 하는 분위기로 보연다. 다양하고도 산적한 현

〈출처: 덴티스트〉

　한편 경기도치과의사회 정책위원회에서는 다음과 같은 두 가지 주제를 연구과제로 제출하였으나, 작년에 이어 올해도 선정되지 못하였다. '대한치과의사협회 대의원제도의 개선안'과 'NCDs 관리 체계 분석을 통한 효과적 구강관리 항목 추가에 관한 자료조사(경기도 관내 보건소의 만성질환 관리체계에 관한 자료조사)'가 그것이고, '외국인 고용을 통한 치과보조인력 문제의 전향적 관점 확보방안'도 검토하였다.

　예산의 문제, 우선순위의 문제, 또 다른 문제 등으로 인하여 선정되지는 않았지만, 경기지부 정책위원회에서 제안한 연구 주제도

나름의 중요성이 존재한다.

이에 경기지부가 주도적으로 연구과제를 선정하고 추진하여, 대한민국 치과계의 정책적 자료 축적과 발전적 방향을 수립하는 데 일조하기를 바란다. 이에 대한 방법론적으로, 양적 측면은 물론 질적 측면의 전향적 발전을 위하여 노력 중인 가멕스의 활용을 경기도치과의사회 정책위원회에서 제안하는 바이다.

즉 가멕스라는 행사의 본연의 의미를 되돌아보고, 그 수익금의 발전적 활용이라는 목표점을 추구하면서, 경기도치과의사회의 최대축제인 가멕스의 행사를 통해서 그 축적된 정책적 자료들에 관하여 많은 회원들과 공감대를 형성하기 바란다.

치의신보 창간 특집-치과계 현안 해결 지부가 답하다

치의신보 TV에서 기획한 지부장 인터뷰를 준비하면서 다시 한 번 생각해 본 내용이다. 비록 미사여구는 보일지라도 무언가 정리해 보아야 앞으로 나아갈 방향이 보인다.

Q1. 취임 후 가장 중점을 두고 추진한 지부 회무 중 전체 회원들에게 강조하거나 관심을 당부하고 싶은 부분이 있으시면 말씀해 주시기 바랍니다.

저는 아시다시피 지난 몇 년간 경기지부장 선거를 통해서 많은 경험을 하였습니다. 2017년 첫 직선제에서 선출직 부회장으로 당선되었고, 지부장 사퇴로 인하여 일 년 만의 보궐선거와, 또다시 일 년 후에 선거무효판결을 통한 재선거라는 특수한 상황도 경험했으며, 그 와중에 지부 횡령사건이 쟁점사안이 되면서 수많은 준비서면과 판결문을 접하였고, 처리 결과 현재는 종결된 상태입니다.

지난해의 정기선거를 포함해서 경기지부 회원분들에게 치열한 지부 선거 후보자로서만 세 번의 공약을 약속드렸는데, 솔직한 심정으로 돌이켜보면, 그야말로 공약과 실제 회무 수행과정에서의 어려운 부분들도 깨닫게 되었습니다.

치과진료실의 인력문제, 건강보험 수가 문제, 불법광고와 같은 개원가의 상생을 저해하는 요인 문제, 회원들의 다양한 민의수렴 등이 선거과정 중의 아름다운 말로 해결되기는 어렵다는 점을 짧은 시간 동안 여러 번의 피드백을 통해서 뼈저리게 느끼곤 하였습니다.

물론 선거과정에서 외치는 이상적 공약들에 대하여 회원분들도 감안해서 받아들이시겠지만, 여러 사안들에 있어서 개인의 이기심과 공동체의 이상은 공존하기 어렵다는 생각을 많이 했었습니다. 우리나라 사회 세태나 제 자신을 포함한 국민들의 요구나 습성들도 함께 어우러지는 문제들이 대부분이기에 그 해결책이 공약과 같이 쉽지 않은 문제들이라는 생각입니다.

결국 공동체의 구성원 모두의 문제라는 인식과 절실함과 절박함 등이 함께 동력원으로 꾸려지지 않는다면, 선거과정의 공약들은 공염불이 될 가능성이 높다는 생각입니다.

저는 그래서 가장 초심의 마음, 즉 선거에 나설 때의 마음보다도 더욱 초심인 제가 치과의사로서의 첫걸음의 마음, 그리고 치과 개원의의 일원인 민초 회원으로서의 마음가짐으로 회무에 임하려고 항상 노력하고 있습니다.

그리고 회무의 가장 중요한 부분은 '철학'이라고 생각합니다. 각론에 있어서 다소 논쟁거리가 있을 수는 있지만, 결국 우리 치과의사 공동체가 장기적으로 발전하려면 어떻게 해야 할 것인가? 그것을 생각하려고 노력하고 있습니다. 그리고 그 과정에서 가장 중요한, 더 많은 우리의 동료 선후배님들과 공감대를 형성하려는 노력, 그 부분을 항상 염두에 두고 있습니다.

Q2. 현재 지부가 헤쳐 나가야 할 현안들 중 특히 애로사항이 있거나 문제 해결을 위해 반드시 필요한 요소들이 있다면 언급해 주시기 바랍니다.

위에 말씀드린 구체적 사안들은 정말 해결이 어려운 문제들입니다. 그러나 저를 비롯한 많은 회원분들이 간절히 원하는 내용들이기도 하고요. 치협과 여러 지부의 회원들에게 모두 대동소이하다고 생각합니다. 그런데 그러한 것들은 절대로 저절로 이루어진다고 생각하지 않습니다. 누군가 해줄 수도 없고, 어쩌면 우리가 아무리 간절히 원한다고, 혹은 어느 훌륭한 경기지부장이나 치협 회장이 선출된다고 가능하지 않을 수도 있습니다.

아마도 우리 치과계의 모든 구성원들이 우리 사회에서 그 직역인으로서 인정받을 때 비로소 해결의 길이 보일 수 있다고 생각하고, 우리 자신들이 무관심이나 패배의식에서 벗어나야 하는 것이 우선 가장 급선무가 아닐까 생각합니다.

Q3. 차기 대선이 내년 3월로 다가왔습니다. 전체 치과계가 직면한 최우선 현안 한 가지를 꼽고, 문제 해결 방향에 대해서도 조언해 주시기 바랍니다.

3월의 대선과 6월의 지방선거도 같은 맥락이라고 생각합니다. 정치의 속성상 표심에 좌우되는 것이 어쩔 수 없는 현실이라면, 정치인들과 다수 국민들이 요구하는 사항과 전문직역인으로서의 혜안이 만날 수 있는 지점을 논리적으로 제시해야 합니다. 예를 들면, 의료인으로서의 정당한 가치에 대한 주장과 소위 우리만의 밥그릇에 대한 주장이 표면적으로는 유사한 모양으로 보이더라도, 그 부분에 대한 정당성을 증명해 낼 수 있도록 전략적으로 고민해야 합니다.

즉 본질적 부분의 주장과 전략적 차원에서의 노력이 동반되어야 합니다. 프로 정치에 진출하고자 하는 치과계 동료들의 길을 함께 찾아주는 일, 정치권의 입맛에 맞도록 포장하는 일, 시민단체와 같이 대국민 홍보 수단을 통해서 우리 공동체의 진정성을 잘 전달할 수 있는 일 등에 대하여 장기적 시각으로 준비하는 과정이 필요하다고 생각합니다.

Q4. 이 같은 현안을 해결하기 위해 최근 새롭게 출범한 치협 32대 집행부가 선택해야 할 정책의 방향과 자세가 있다면 무엇이라고 생각하십니까?

보궐선거든 정기선거든 선출직 협회장의 선택은 어떤 면에서는 절대적이라고 생각합니다. 그러한 선택은 결국 유권자의 선택이라는 측면에서, 임기 동안 선출직 협회장의 선택을 존중해야 하는 정당성이 존재합니다. 다만, 그 선출직 협회장의 선택이 절대적으로 옳을 수는 없다는 가정이나 의견도 공존할 수 있다고 생각합니다. 선출직의 선택에 대한 존중이 필요한 만큼 신중해야 할 책무가 있으며, 그 한걸음 한걸음이 정말 중요하기에 계속적으로 평가의 대상이라는 점을 기억해 주시기 바랍니다.

Q5. 특히 향후 협회와 시도지부회의 건강한 역학 관계 및 역할 분담에 대한 회장님의 고견을 말씀해 주시기 바랍니다.

치협이라는 법인체의 하부조직인 시도지부는 당연히 치협의 방향성에 협조해야 합니다. 다만, 치협의 한걸음 한걸음이 현재는 물론 미래의 많은 회원들에게 미치는 영향력이 너무나 크기 때문에, 민초 회원들의 의견과 멀어지지 않는가에 대한 촉각을, 아무래도 회원들과의 접점이 더 많은 시도지부에서 치협으로 전달해야 하는 부분도 고려해야 하는 '이중성'이 존재한다고 생각합니다.

또한 선거라는 제도와 함께 민주주의의 보완책인 견제의 원리에 충실한 대의원제도의 특성을 고려해야 합니다. 즉 일선 시도지부장들이 치협의 회무에 협조하는 측면과 대의원으로서의 견제의 측면을 잘 조화해야 한다는 점을 말씀드리고 싶습니다.

일각에서는 지부장들을 치협 집행부의 일원으로 고려하면서 대의원 자격을 반납하는 것이 타당하다고도 주장하고 있으나, 그럴 경우의 문제점은 회무에 대한 정보가 너무나 편중되어 있다는 점인데, 일선 지부장들만큼 협회 집행부의 오류를 견제할 세력이 전무할 수도 있기 때문입니다.

결국 정관이나 규정의 세세한 자구들도 중요하지만, 협회장과 지부장 모두 당사자들의 철학과 책임감 혹은 사명감이 더욱 중요하고, 다수 회원들의 관심과 감시, 그리고 그러한 것들이 다음 선거에서 정확하게 반영되는 시스템, 이러한 많은 요소들이 동반 성숙되는 것이 이러한 사안들의 본질이라고 생각합니다.

Q6. 마지막으로 전체 회원들에게 당부하고 싶은 말씀이 있다면?

구체적 사안이나 중요한 내용들은 앞선 지부장님들께서 모두 짚어 주셔서 저는 평소에 생각하고 있던 내용들을 주로 말씀드리고 싶었습니다. 앞서 말씀드린 것처럼 제가 겪어온 힘든 과정들을 돌아보면, 보통의 경우처럼 선거를 치르고 평안하게 3년의 회무를 수행했을 경우에는 모르고 지나쳤을 내용들을 깨닫게 되었던 것 같습니다.

일 년마다 내리 세 번의 선거를 치르다 보니 선거공약과 실제적 회무 수행에 대하여 정말 많은 생각을 하게 되었습니다. 돌이켜보면, 어쩌면 그러한 과정들이 제게는 행운이었을지도 모른다는 생각도 해봅니다.

그동안 선거에 나섰던 분들이 회원의 민의를 수렴하겠다, 그리고 회원의 이익을 위하겠다고 했습니다. 물론 저도 마찬가지입니다. 하지만 회원이라는 실체를 들여다보면, 그 입장이 개원의인지 봉직의인지, 대도시권과 농어촌권의 치과인지, 대형 치과 혹은 소규모 1인치과인지, 각자의 연령대와 각자의 경제적 상황이 어떤지, 회비납부와 회무에 대한 긍정적인 경우와 매사에 불만이 많아서 기회만 되면 회비납부 거부를 주장하는지 등의 다양한 경우들을 고려해야 하는 어려움이 있다고 생각합니다.

그리고 치과계에 상존하는 많은 문제들이 우리 사회의 다양한 갈등 문제들과 서로 얽히고설켜 있는 형국에서, 과연 무엇이 문제인지를 구체화하고, 그것들을 주위 동료들이 공감하도록 하면서 우선순위에 따른 해결책을 제시할 수 있는 능력이 치과계 리더들에게는 더욱 절실하다는 생각입니다.

누구나 소통과 상생의 필요성을 말하지만 근본적인 철학이 매우 중요하고, 그래야만 각각의 각론적인 상황 속에서, 그리고 당면한 사안과 장기적 관점이 필요한 방향성에서 큰 흐름을 적절하게 잡아갈 수 있다고 생각합니다.

"왜 점점 치과 개원의로서의 삶이 힘들어질까?"라는 문제를 저는 이렇게 생각합니다. 이는 '기후문제'와 같이 사실상 해법이 정말 어려운 것이 엄연한 현실이고, 그럼에도 불구하고 우리가 반드시 풀어가야 할 문제라고 생각합니다. 결국 우리 동료, 선후배분들이 함께 풀어가야 할 '장기적 과제'입니다. 경청해 주셔서 감사합니다.

국가 필수 배치 치과의사가 비정규직?

얼마전 불거진 경기도 고양시보건소의 업무대행 치과의사 집단해고사건은 치과계에 큰 충격을 안겨 주었다. 지난 2008년과 2013년 사이 보건소와 의료업무 대행계약을 맺고 1~2년 단위의 계약 연장을 통해 근무해 온 치과의사 3명이 한의사 2명과 함께 일방적으로 계약 종료를 최종 통보받고 만 것이다.

사건 해결을 위해 고양시치과의사회, 경기도한의사회 등과 함께 공동성명을 내고, 또 더불어민주당 고양시을 한준호 국회의원을 만나 대책 마련을 촉구한 경기도치과의사회(이하 경치) 최유성 회장은 고양시보건소 업무대행 치과의사들의 진정서를 접하고 나서

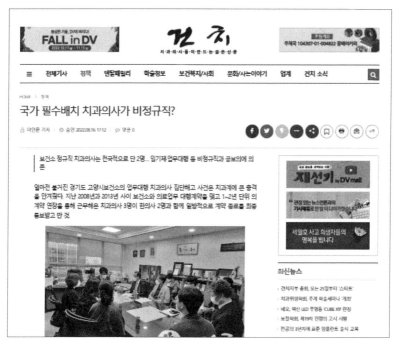

"매우 놀랐다"고 표현했다.

최유성 회장은 "지역보건법에 따르면 보건소에는 치과의사들이 의무적으로 필수 배치돼야 하는데 도심권 보건소에서 근무하고 있는 치과의사들이, 그것도 수도권 지역에서 이렇게 홀대받고 있을 줄은 꿈에도 몰랐다"며 "같은 치과의사 입장에서 자존심도 많이 상했다"고 말했다.

도대체 보건소 업무대행 치과의사란 무엇일까? 경치 최유성 회장이 지적한 것처럼 지역보건법 시행규칙 제4조 제1항 전문인력 배치기준을 보면, 전국의 보건소에는 치과의사 및 치과위생사를 각각 1명 이상씩 필수적으로 배치해야만 한다. 또한 지역인구가 10만 명을 초과할 경우 치과의사 1명 이상을 추가로 배치할 것을 '권고'하고 있으며, 치과위생사들은 치과의사 1명 당 2명 이상 배치할 것을 권고하고 있다.

사건 발생 이후 경치에서 긴급 조사한 '경기도 관내 보건소 치과의사 고용형태 조사' 결과를 보면 경기도 내 48개 보건소에서 근무하고 있는 치과의사 중 정규직은 1명, 임기제 6명, 시간선택 임기제 7명, 기간제 7명, 업무대행 7명 등 총 28명으로 파악됐다. 나머지 인원은 아마도 공보의들일 것으로 추측된다.(지난 2019년 기준 보건복지부가 집계한 통계자료에 따르면 전국 보건소에는 일반치과의사 101명, 공중보건치과의사 366명이 근무하고 있었다.)

참고로 경치 최유성 회장에 따르면 서울시 24개구 보건소 및 보건지소에는 총 31명의 임기제 치과의사들이 근무하고 있으며, 인천시 8개 구 보건소에는 9명의 임기제 치과의사. 광주시 5개 구 보건소에는 7명의 임기제 치과의사가 근무하고 있다. 부산시 8개 구·군 보건소에 근무하고 있는 치과의사는 경기도처럼 정규직 1명, 임기제 3명, 기간제 4명 등으로 고용형태가 다양했다.

전국적으로 딱 2명만 있는 정규직은 공무원 신분으로 보건소 직제상 팀장 대우를 받는 6급과 과장 대우를 받는 5급이 있다. 임기제는 계약직 신분으로 정규직 6급 대우를 받는 나급과 5급 대우를 받는 가급이 있다.(시간선택 임기제는 하루 근무시간이 7시간으로 8시간 일하는 임기제보다 한 시간 덜 근무할 뿐 나머지는 똑같다.)

급여는 정규직보다 조금 많은 편으로 정규직처럼 공무원 공인인증서가 발급되지만 행정문서 열람은 정규직과 달리 담당자가 협조자로 지정을 해줬을 때만 가능하다.(해당 지자체마다 다를 수 있음.) 구강보건사업계획 수립도 조언만 가능하며 사업 실행은 정해진 것만 수행해야 한다. 계약기간은 보통 1년으로 5년까지 연장이 가능하다. 정규직과 임기제 모두 시청이나 구청에서 모집한다.

업무대행은 정규직이나 임기제와 달리 보건소에서 직접 채용공고를 내 과장(5급) 면접을 통해 채용된다. 임기제 가급이나 나급 대우를 받고 급여도 비슷하지만 공무원 공인인증서는 발급되지 않으며 대신 사업자등록증을 발급받아야 한다. 일종의 배달라이더나 학습지 교사와도 같은 개인사업자 신분이다.

당연히 행정문서는 열람할 수 없으며 구강보건사업계획 수립 과정에서도 소외되고 사업 실행시에는 담당 팀장이나 치과실·구강보건실에서 근무하고 있는 정규직 치과위생사들의 지휘를 받아야만 한다.(최근에는 치과위생사들도 정규직보다는 임기제로 고용되고 있는 추세이다.)

기간제는 업무대행처럼 보건소에서 직접 채용공고를 내며 팀장 면접을 통해 채용된다. 1년을 단위로 일당제로 계약하며 업무대행처럼 공무원 공인인증서는 발급되지 않는다. 당연히 행정문서는 열람할 수 없고 구강보건사업 계획에 참여할 수 없으며 실행시에는 업무 대행처럼 상급자나 담당자의 지시에 따라야만 한다.

업무대행과 똑같이 보건소에서 구강보건사업이나 예방진료를 위탁받아 진행하는 형식을 취하고 있지만, 실제로는 정규직이나 임기제들처럼 보건소 내 시설 또는 외부 시설에서 보건소가 구입한 물품으로 사업 및 진료를 수행하고 있다.

보건소에서 근무하는 치과의사들의 고용형태가 왜 이렇게 다양한 형태를 띄게 된 것일까? 오랫동안 보건소에서 임기제 치과의사로 근무해 온 A치과의사는 업무대행이나 기간제의 경우 "2000년대 초반 여성들의 치과대학 진학률이 높아지고 또 치과대학이 치의학전문대학원 체제로 전환돼 공보의 확보가 부족해지면서 늘어나기 시작한 것 같다"고 증언했다.

서울에서 개원하고 있는 B원장도 "보통 치과의사들의 경우 공직으로 진출하기보다는 개원을 선호하기 때문에 보건소에서도 정규직으로 치과의사들을 고용하기가 어려웠을 것"이라고 의견을 밝혔다.

실제로 임기제 치과의사들은 정규직들에 비해 급여를 더 많이 받고 있으며 그 수준은 개원가 페이닥터 초봉보다 조금 높은 편이다. 하지만 급여 인상 폭은 크지 않아 임기제 치과의사 10년 차

정도가 되면 주변에서 "왜 아직도 개원을 하지 않느냐?" 하는 소리를 듣기 마련이다.

A치과의사도 "보건소에서 근무를 처음 시작할 당시만 해도 정규직과 임기제 중 선택할 수 있었는데 급여 등의 문제로 임기제를 선택했다"고 전했다. 그러나 현재는 2007년부터 지방자치제 총액인건비제도(2014년부터 기준인건비제도로 변경)가 시행되면서 보건소 정규직 직제를 늘리는 것이 행정안전부 소관으로 돼 있어 거의 불가능한 상태이다. 현재 보건소에 근무하고 있는 치과의사 중 정규직이 전국에서 딱 2명밖에 없는 이유이다.

보건소에서 근무하는 치과의사들의 직책이 정규직이 아닐 때 무슨 문제가 발생할까? 앞에서도 잠깐 언급했지만 정규직이 아니면 행정문서를 열람하는 데 제약이 발생하고, 또한 당해년도 구강보건사업 계획을 수립하는 것에서도 소외돼 다른 이들의 지시에 따를 수밖에 없다. 지역보건법에는 전문가로서 치과의사의 보건소 배치를 의무화하고 있는데 정규직이 아닌 임기제 등으로 채용되면서 전문가로서의 역할을 박탈당하고 있는 셈이다.

경치 최유성 회장은 "전문의료인력 배치가 법제화돼 있음에도 이렇듯 치과의사를 홀대하고 있는 것은 시대착오적"이라며 "임기제나 업무대행, 그리고 공보의 등의 형태로 근무하는 치과의사들은 기안자인 9~6급 팀장이나 치과위생사들의 지시에 따라야만 한다. 협조 결제를 요구할 수는 있지만 수용 여부는 전적으로 그들에게 달려 있다. 전문가로서 치과의사들이 오래 버틸 수 없는 구조"라고 지적했다.

특히 그는 "지역주민의 구강보건상태를 바탕으로 한 지역의 구강보건사업을 계획·실행하고 향후 구강보건정책에 반영하려면 치과의사를 단기근로 형태로 고용하는 것은 피해야 한다"면서 "지역 및 국가 차원의 구강보건사업의 연속성 등을 위해서라도 이 문제는 선진국의 척도인 예방과 공공보건의료에 관한 시스템 정립이라는 관점에서 새롭게 바라봐야 한다"고 강조했다.

대한치과의사협회(이하 치협) 홍수연 부회장도 "공공구강보건사업 확대를 위해서는 근무 인력들의 안정화가 절대적으로 필요하다"며 "현재와 같은 고용형태에서는 치과의사가 정규직 상관의 지시를 받아서 업무를 수행할 수밖에 없는 형편인데, 보건소에서 근무하는 치과의사 입장에서는 (급여 문제보다도) 이것이 가장 싫었을 수도 있다"고 피력했다.

그는 "최근 치협에서 무작위로 샘플링을 해서 설문조사를 실시했는데 40대 치과의사들의 경우 32.9%가 공공영역에서 근무할 의사가 있다고 밝혔다. 최근 개원가에서의 경쟁이 심화되면서 치과의사들의 생각도 달라지고 있는 것"이라면서 "전문의료인으로서 치과의사들이 보건소 등 공공의 영역에서 근무할 수 있도록 급여와 직급체계 등 여건들이 갖춰 줘야만 한다"고 주장했다.

아울러 홍 부회장은 "현재 보건소 정원이나 인력을 행안부에서 관할하면서 복지부는 업무 관리·감독만 하는 것도 이해할 수 없다. 업무를 관리·감독하는 복지부가 보건소 정원 및 인력까지도 함께 관할해야만 한다"며 "현행 지역의료법상에서 보건소장에 의사를 우선 임용하도록 하고 있는 것도 의료인으로 바꿔 치과의사들도 보건소장(4급)이 될 수 있는 길을 열어 줘야 한다"고 촉구했다.

끝으로 그는 "이번 고양시보건소 업무대행 치과의사들에 대한 일방적인 계약해지 사태를 계기로 치협은 지난달 12일 '보건의료발전협의체 제34차 회의'에서 복지부에 공공구강보건사업 확대를 위해서는 근무 인력들의 안정화가 절대적으로 필요하다는 점을 피력, 복지부로부터 우선 보건소 등 전국의 공공치과기관에서 근무하고 있는 치과의사와 치과위생사 등의 근무형태를 조사하기로 약속을 받았다"며 "실태조사 결과가 나오는 대로 국민 구강건강증진을 위해 전 치과계의 총의를 모아 보건소 등 공공기관에서 근무하고 있는 치과의사들의 근무 안정성을 확보할 수 있는 방안을 모색해야 할 것"이라고 덧붙였다.

홍 부회장은 "공중구강보건사업을 지역 및 국가 차원에서 적극적으로 시행해 가려면 전문의료인으로서 치과의사들이 중추적인 역할을 수행할 수 있는 체계를 반드시 갖춰야만 한다"고 강조했다.

다음은 경치 최유성 회장과의 일문일답 내용이다.

Q1. 최근 고양시보건소에서 업무대행 치과의사들에 대한 집단해고 사건이 발생, 사태 해결을 위해 동분서주한 걸로 알고 있다. 이 사건을 접하면서 치과의사로서의 소회가 어땠는지 궁금하다.

경치 회장이 아니라 같은 치과의사 입장에서 우리 사회가 고용이나 인권적인 측면에서 많이 발전했다고 생각해 왔는데 그렇지 않은 것 같아 마음이 많이 불편했다. 비정규직의 정규직화라는 시대 흐름에 편승하기는커녕 법적으로 필수 배치하도록 하고 있는 치과의사를 국가기관이 임시직도 아닌 업무대행 형태로 고용해 왔다는 사실이 그저 놀라울 따름이었다.

도심권 보건소에서 근무하고 있는 치과의사들이, 그것도 수도권 지역에서 이렇게 홀대받고 있을 줄은 꿈에도 몰랐고, 또 같은 치과의사 입장에서 자존심도 상했지만, 그보다는 지역 및 국가 차원의 구강보건정책과 사업의 연속성 등을 위해서라도 이래서는 안 된다고 생각했다.

Q2. 고양시보건소 사건 발생 후 경치 차원에서 경기도 내 보건소 치과의사 고용현황에 대해 조사를 진행한 것으로 알고 있다. 조사 결과가 어떻게 나타났는지 궁금하다.

상식적으로 생각해 보면 이 정도의 자료는 당연히 존재하리라고 예상했다. 그런데 그렇지 않다는 것을 알고 처음엔 많이 당황했다. 디지털 시대에 중앙정부와 지자체들은 도대체 무슨 생각을 하고 있는 것인지, 보건소에 치과의사들을 필수 배치하도록 법으로 규정해 놓은 것은 그만큼 일선에서 국민 구강건강 증진을 위해 활동하는 전문의료인으로서 치과의사들의 역할이 막대하기 때문일 것이다.

그런데 그들의 고용형태와 관련된 자료는 어디서도 찾아볼 수가 없었다. 정부와 지자체들이 국민의 구강건강에 대해 얼마나 홀대하고 있는 것인지, 그만큼 구강건강에 대한 생각이 우선순위에서도 한참 뒤로 밀려나 있는 것은 아닌지, 한편으로는 화도 나고 어이가 없기도 했다. 결국 경치에서 협조 공문을 보내 관내 보건소 치과의사 고용현황을 직접 조사할 수밖에 없었다.

조사 결과는 놀라웠다. 정규직은 1명이었고 임기제가 6명, 시간선택 임기제는 7명, 기간제 7명, 업무대행 7명 등 총 28명으로 파악됐다. 나머지 인원은 아마도 공보의들일 것으로 추측된다. 법으로 필수 배치하도록 규정하고 있는 치과의사들이 거의 대부분 임시 계약직으로 고용되고 있었다. 서울이나 인천, 광주, 부산 등도 경기도와 마찬가지였고 정규직은 부산에 1명이 더 있었다. 전국적으로는 단 2명에 불과한 것으로 알고 있다.

Q3. 조사 결과에 따르면 전국적으로 보건소에 정규직이 거의 없고 임기제나 심지어는 업무대행, 기간제 등의 형태로 치과의사들이 고용되고 있는데 이러한 고용형태의 가장 큰 문제점은 무엇이라고 생각하는가?

임기제나 업무대행, 기간제, 그리고 공보의 등의 형태로 근무하는 치과의사들은 행정문서를 열람하는 데도 제약이 따르고 기안자인 9~6급 팀장이나 치과위생사들의 지시에 따라야만 한다. 협조 결제를 요구할 수는 있지만 수용 여부는 전적으로 그들에게 달려 있다. 지역의 구강보건사업을 계획하고 지도해야 할 치과의사가 실제로는 결재라인에서 배제되고 있다는 것이다.

이렇게 고용이 불안정한 상태에서, 또 행정문서를 열람하는 데도 제약이 따르고 결재라인에서도 배제돼 있는 상태에서 공무원으로서의 공적인 사명감이나 치과의사라는 전문의료인으로서의 책임감, 그리고 지역사회의 공공구강보건정책의 수립 및 취약계층 진료에 대한 보람 등을 기대한다는 것은 어불성설일 뿐이다.

Q4. 전국 보건소에서 근무하고 있는 치과의사 현황을 보면 지난 2019년 기준 정규직은 고사하고 임기제, 업무대행, 기간제 고용형태를 포함해 일반의는 101명, 공보의는 366명이었다. 이러한 현실의 문제점은 무엇이라고 생각하는가?

공보의들은 어쨌든 병역의 의무를 대신해 일정 기간만 근무를 하고 있는 이들인데 이들에게 지역사회의 공공구강보건정책 및 사업 시행을 책임감 있게 맡기는 것은, 소정의 기간이 지나면 계속 근무하기가 힘들기 때문에 현실적으로 매우 어려운 문제라고 생각한다.

물론 보건소에서 일할 치과의사들을 구하는 것은, 특히 지방의 경우 매우 어렵다는 현실적인 문제도 상존하고 있지만, 지역 주민의 구강보건상태를 바탕으로 한 지역의 구강보건사업을 계획·실행하고 향후 구강보건정책에 반영하려면 치과의사를 임기제나 공보의 등 단기근로 형태로 고용하는 것은 피해야만 한다

지역 및 국가 차원의 구강보건사업의 연속성 등을 위해서라도 이제는 선진국의 척도인 예방 및 공공보건의료에 관한 시스템을 정립한다는 관점에서 바라보는 것이 타당할 것이다.

Q5. 전국의 보건소에서 공보의나 임기제 등의 계약직이 아니라 정규직 치과의사들을 고용해 이들을 중심으로 운용이 되게 하려면 치과계 내에서 어떠한 노력이 있어야 한다고 생각하는가?

법으로 필수 배치하도록 규정하고 있는 치과의사들을 공보의나 임기제, 업무대행, 심지어 기간제 등의 형태로 고용해 왔다는 것은 그만큼 중앙정부와 지자체들이 국민의 구강건강에 대한 중요성을 홀대해 왔다는 것을 뜻하는 것이 아닐까 한다. 인원이나 예산 배정에 있어 우선순위에서 뒤로 밀려났다는 것인데 우선은 치과계 전체가 국민의 구강건강을 책임지는 전문의료인으로서 반성부터 해야 한다고 생각한다.

하지만 최근의 연구 결과들을 보면 구강질환이 만성질환으로서 전신질환에도 큰 영향을 주고 있다는 점이 과학적으로 밝혀지고

있다. 더욱이 우리나라의 보건정책도 이제는 선진국들처럼 예방 및 만성질환을 적극 관리하는 것으로 전환되고 있다.

치협을 중심으로 전 치과계가 지역보건법에서 명시한 보건소 치과의사 필수 배치에 대한 근본적인 취지를 적극 홍보하고 대국민 설득작업에 나서야 한다. 표심에 민감한 정치권과 중앙정부 및 지자체에서 공공구강보건정책과 관련된 인원 및 예산 배정에 우선순위를 둘 수 있도록 적극 노력해야 한다.

아울러 보건소 등 공공기관에 근무하고 있는 치과의사들의 처우도 개선해 치과의사들이 공공기관에 진출하는 기반도 마련해 줘야 할 것이다. 급여는 물론 치과의사도 일정기간 경과시 무보직이라도 최소 4급으로 승진할 수 있는 기회를 부여해 공직의 형평성을 맞추고, 공공구강보건사업을 독자적으로 수립·계획하고 지도할 수 있는 행정력도 부여돼야 할 것이다.

6) 치과의사들의 온기가 주위에 전해지기를 바라는 마음

환자도, 우리도 힐링이 필요해!

지난 주말에는 치협회관에서 '치과의사윤리와 치과의료분쟁의 예방과 대책'이라는 강의와 함께 윤리의 정의, 건강한 사람이 되자, 무위자연을 실천하자, 자아를 구현하자, 나만의 브랜드 만들기,

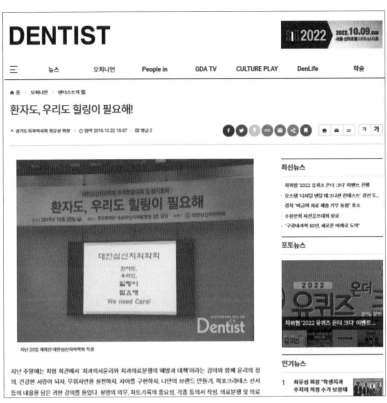

히포크라테스 선서 등의 내용을 담은 귀한 강의를 들었다. 설명의
의무, 차트기록의 중요성, 각종 동의서 작성, 의료분쟁 및 의료소송
에 대비해야 한다는 내용과 의료인으로서 윤리의 중요성 등등….

　다음날 20일에는 '환자도, 우리도 힐링이 필요해'라는 주제로 대
한심신치의학회 학술대회가 개최되었다. 우리 치과의사들이 직면
한 여러 면에서의 힘겨움과 치과에서 근무하는 치과계 가족들의
감정노동이 최근 화두가 되고 있다. 의과계에서도 비급여 진료를

주로 하는 진료과목에서 근무하는 종사자들이 유사한 스트레스에 시달린다는 정신과 의사의 이야기를 들었던 기억이 있다.

환자들은 왜 병이 생기는 것인지? 치과질환의 근본적인 원인은 무엇인지? 치과의사들은 왜 다른 의사들보다 스트레스를 더 받는 것인지? 치과의사들의 평균수명이 의사들 중에서 가장 짧다던데… 라는 화두로 시작된 강연을 통해서 환자를 위해서도, 우리 자신들을 위해서도 이제는 힐링이 필요한 때라는 제안이 있었다.

그리고 이어진 '세대간 문화적 차이와 스트레스'라는 한성열 고려대학교 심리학과 명예교수의 강의를 통해서 더 다양하고도 객관적인 시각을 가질 수 있었다. '나'를 중심으로 하는 서구의 개인주의적 문화에서의 '스트레스'를 통한 접근으로는 설명할 수 없는, '우리'라는 것이 더 자연스러운, 우리 문화를 통해서 설명하고자 하였다.

강연자는 간단한 예화로 청강생들과 공감대를 형성하고자 하였다. 남자친구로부터 받은 생일선물에 불만이 많은 여성을 예로 든다. 그 여성은 남자친구에게 말을 하지는 않았지만, 자신이 원하는 선물을 알아서 준비해 주기를 바란다고 한다. 남자친구와 나는 이미 말을 하지 않아도 '마음'으로 알아주는 관계인 것으로 알고 있는데 그렇지 않은 데 대하여 '화'가 난다는 것이었다. '이심전심'과 부부의 '일심동체'라는 비유를 들어주었다.

치과의사를 포함한 치과 종사자들이 힘든 것은 무엇일까? 서양에서 말하는 anger, 즉 '분노'와는 다른 우리 고유의 '화'와 가깝다고 한다. 내가 하는 일 자체보다는, 네가 나를 어떻게 생각하고 있는가? 내가 어떻게 생각하는지 알아주기를 기대하는 마음, 내가 기대했던 사회적 인정과 보상이 주어지지 않은 데 대한 감정이라고 한다.

다만, 한국 사회에서는 '화'를 풀기가 어려운데, 이유는 그 대상이 내가 화를 드러내기 어려운 가까운 사람들이기 때문에, 그 중요한 '관계'가 끊어질지도 모르는 두려운 상대이기 때문이라고 한다. 그러한 '화'가 밖으로 표출되면 폭력으로, 안에서 나를 때리면 울화가 생긴다는 것이다.

치과의사들의 '화', 즉 감정이 힘든 문제를 환자를 위하여 내 마음은 이러했는데 환자들이 그것들을 알아주지 않는 상황, 그러한 '관계'의 몰락에서 오는 상실감으로 볼 수도 있다는 해석이었다. 이에 대한 해결책으로는 크게 두 가지를 제시하였다.

치과 종사자들도 그 '화'를 풀어야 하는데, 환자에게 그렇게 할 수 없으니 동료들끼리 서로 들어주고 격려해 주는 방법을 먼저 제안하였다. 즉 심리치료 집단상담과 같이 대상을 임의로 정해서 하고 싶은 말이나 섭섭함을 시원하게 털어놓으면, 실제 당사자에게는 격한 감정이 줄어들면서 상대방의 입장을 이해할 수도 있다는 것이다.

두 번째로는 환자들과의 더욱 깊은 공감대 형성이 필요하다고 하였다. 이는 강연자 본인의 치과진료 경험을 통해서 환자 입장에서의 어려움을 예로 들었다. 초등학교 시절 치과의사에 대한 두려움의 상처와 입 안에서의 기계소리 등에 대한 무서움 때문에 오십 대가 넘어서야 방문한 환자에 대한 이야기였다. 아프면 손 들라는 설명에도 체면상 차마 손을 들지 못하는 심정, 대학병원에서 전공의에게 꾸지람을 하는 소리를 들었을 때 환자의 심정, 임플란트를 9개나 치료받은 환자의 입장에서 결국 가장 크게 섭섭한 요인은 자신의 불안한 감정들에 대하여 치과 종사자들의 공감이 부족했다는 내용이었다.

치과치료의 특성상 대부분의 진료과정이 의식하에서 이루어지며, 환자와 술자 양측의 주요 요구도가 다를 수 있고, 이로 인한 부적절한 '관계' 아래에서 각종 분쟁이나 스트레스가 발생하는 것 같다는 의견이었다. 이는 곧 술자와 환자의 '관계' 형성이라는 측면에서, 우리 사회에서, 한국의 독특한 관계문화를 통하여 독창적인 방법으로 고민해야 할 것 같다는 내용으로 강의는 마무리되었다.

치의학이 아무리 발전하더라도 구강기능이 영원할 수 없다면, 환자의 불편감을 진정으로 공감해 주는 방향이 어쩌면 가장 근원적인 해결책이 아닌가 생각해 본 주말이었다.

'60, 그리고' 전시회의 선한 영향력

우리 삶에서 60이라는 숫자는 매우 의미가 있다. 60세는 육십 갑자가 돌아오는 나이로, 예전에는 살아 있음을 기념하는 생일잔치를 하던 시절도 있었다. 이제 환갑잔치는 그 의미가 옅어졌지만, 60년이라는 삶의 의미마저 줄어들지는 않았으리라.

결코 짧지 않은 기간 동안 자연인으로서의 삶의 여정만으로도 충분히 축복받을 가치가 있는 세월임에는 틀림없다. 더구나 우리 사회에서 치과의사라는 전문직업인으로서 역할을 하면서도, 전공 이외의 다른 영역에서 취미 그 이상으로 도전한다면, 주위의 부러움과 찬사를 받을 만하다.

지하철 안국역에서 시작되는 인사동 거리는 일상과는 다른 깊은 무언가가 있는 듯하다. 매일매일을 바쁘게 살아가지만, 그동안의 것들이 그저 허무한 것일 수도 있다는 사실을 말해 주듯이 상점마다 진열된 물건들이 그렇고, 왠지 외국인으로서 한국을 바라보는 기분이랄까. 예술을 위한 소품들을 바라보면서 나도 예술가가 된 듯한 고즈넉함이랄까.

특히 아무 갤러리에라도 들어가 전시된 작품 앞에서 그 제목과 함께 생각에 잠겨보기라도 한다면, 최소 그 한 주 동안의 삶이 제법 고상해지는 것 같은 경험도 있었다. 오늘은 구체적인 목적지가 있다. '60'이라는 전시회 제목의 숫자도 결코 멀리 있는 것이 아니고,

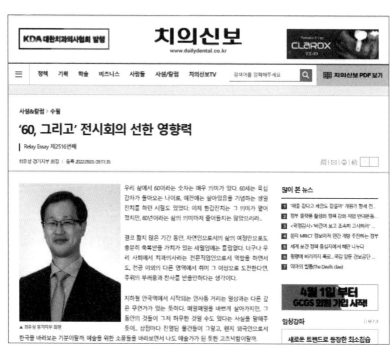

더구나 '60, 그리고'라는 제목이 더욱 심오하다.

갤러리에 그저 들러서 작품 앞에서 잠시 서 있기만 해도 바쁜 일상과는 다른, 깊은 무언가를 느끼곤 했는데, 자신의 이름을 걸고 자신의 작품세계를 보여 주는 그 마음은 어떠할까?

동양화와 십자수 작품 전시회를 환갑 기념으로 준비해 오신 부부 치과의사 작가의 전시회를 다녀온 후 많은 감동을 받았다. 추천사에서 언급되었던 것처럼 '자녀교육과 이 시대 여인들이 겪었을 책임과 의무에서 잠시 벗어나 온전히 우주와 하나가 되는 몰입'이 느껴지는 작품들이었다.

한지 위에, 모시 위에, 그리고 비단 위에 그려진 그림들을 보면서 번지지는 않을까, 떨어지지 않을까, 바래지 않을까 등의 어려운 기술들에 대한 설명을 듣기 전부터도 자연을 주제로 하는 작품들의 깊이가 마음속으로 스며들었다. 그리고 채색에 더한 자개의 정성 앞에서는 한동안 넋이 나갈 정도였다.

신경미 작가는 글로 이렇게 표현한다.
"수많은 오늘의 흔적이 모여 삶을 이루게 됩니다. 그중에서도 오래도록 기억되고 늘 마음속에 남아 있는 시간의 모서리들이 있습니다. 끊임없는 성장과 변화를 보여 주는 자연의 시간이 특히 그렇습니다. …흘러만 가는 자연의 시간을 더 오래도록 기억하고 싶어서 비단 위에 담았습니다."

작품의 주된 소재인 자연의 대상이 이촌동 1층 아파트 정원이라고 한다. 오래전 집들이 행사였는지 기억이 가물거리지만, 아름다운 정원을 방문했던 기억이 생생했고, 오늘 전시회에 대한 특별함이 더해지는 이유로도 충분했다.

한편, 20여 년 전부터 십자수를 시작하여 환자를 기다리는 시간에도, 점심을 먹고 잠시 쉬는 시간에도, 하루를 마무리하며 잠들기 전에도 매일매일 한 땀 한 땀 수를 놓았다고 하는 한훈 작가는 작품을 설명하는 동안 정말 행복해 보였다.

십자수 도안에 적힌 색이 아닌 본인만의 색 조합을 만들기 시작했고, 추상화처럼 점, 선, 면, 색 조합으로 표현하고 싶은 것을 수놓았을 즈음부터는 예술의 경지에 이르렀음이 분명하다.

또한 원래 계획했던 자리가 아닌 곳에 땀을 놓을 때도 있고, 어떤 땀은 조금 비뚤어질 때도 있었다고 한다. 특히 'Chaos'라는 작품은 십자수를 마무리하고 보니 도안 자체가 비뚤어져 매우 실망했는데, 의외로 작품 배열 자체를 흩트리니 더 멋진 작품이 되었다고 한다. 결국 대표작품이 되었다고….

이렇게 점차 창의적 자세로 발전하면서 인생의 모습으로 승화시켜 가는 철학적 차원으로, 두 부부는 환갑을 맞이했다고 한다.

도자기를 빚어 만든 환갑 잔칫상의 그릇을 배열한 작품도 전시되었는데, 작품 제목이 'Empty Nest Celebration'이었다. 부부가 지금까지 함께한 30여 년 동안, 정성스럽게 키운 두 자녀들이 장성하여 떠난 빈 둥지라는 의미이며, 부부만의 축하 잔칫상이라고 한다.

인생에서 60의 의미를 다시 한 번 생각하게 한다. 그저 살아남은 이들의 생일잔치를 넘어, 인생의 새로운 출발점으로서의 의미가 더욱 큰 요즈음이다. 이전 30여 년 동안의 직업적 삶과 자녀교육을 포함한 자연인으로서의 삶을 넘어서, 정말 오롯이 자신들만의 아름다운 인생을 위한 좋은 매개체가 필요한 시대이다.

어느 노랫말처럼 우리가 그저 늙어가는 것이 아니라 조금씩 익어가는 것이라면, 건강만큼 또 중요한 것은 아마도 그 삶에서 행복감을 안겨 줄 무언가의 매개체일 것이다. 그리고 이러한 노력은 자신만의 것이기에 타인이 대신해서 만들어 주기는 어렵다.

누군가 말하기를, '성공한 삶'이란 원하는 무엇인가를 성취하는 것과 그로 인하여 주위에 선한 영향력을 주는 것이라고 한다.

60의 나이를 몇 년 앞둔 8월의 어느 날, 필자는 두 작가 선배님들에게서 좋은 영향력을 듬뿍 받은 기분이다.

30년차 치과의사 최유성의 생각

펴낸날   초판 1쇄 2022년 12월 10일

지은이   최유성
펴낸이   서용순
펴낸곳   이지출판

출판등록   1997년 9월 10일
등록번호   제300-2005-156호
주소   03131 서울시 종로구 율곡로6길 36 월드오피스텔 903호
대표전화   02-743-7661 **팩스** 02-743-7621
이메일   easy7661@naver.com
디자인   김민정
인쇄   ICAN
물류   (주)비앤북스

값 25,000원

ISBN 979-11-5555-192-9 03510

※ 잘못 만들어진 책은 교환해 드립니다.